Prof. Dr. med. Gustav Dobos

# Die gestresste Seele

**NATURHEILKUNDE**
**für Körper und Gefühle**

**Wie Emotionen die Gesundheit beeinflussen**

**DAS 8-WOCHEN-PROGRAMM**
**für mentale Stärke**

Unter Mitarbeit von Dr. Petra Thorbrietz
Beratung: Marika Dobos (M. Sc. Psychologie)

SCORPIO

*Man kann einem Gefühl nicht befehlen,*
*stärker zu werden oder zu verschwinden,*
*so wie man dem Verstand befehlen kann,*
*zu sprechen oder still zu sein.*

DAVID SERVAN-SCHREIBER

Dieses Buch enthält Links zu externen Webseiten Dritter, auf deren Inhalte der Scorpio Verlag keinen Einfluss hat. Deshalb können wir für diese fremden Inhalte auch keine Haftung übernehmen. Für die Inhalte der verlinkten Seiten ist stets der jeweilige Anbieter oder Betreiber der Seiten verantwortlich. Die verlinkten Seiten wurden zum Zeitpunkt der Verlinkung auf mögliche Rechtsverstöße überprüft, rechtswidrige Inhalte waren nicht erkennbar. Bei Bekanntwerden von Rechtsverletzungen werden wir derartige Links umgehend entfernen.

Wichtiger Hinweis:
Die Informationen und Ratschläge in diesem Buch wurden mit größter Sorgfalt von Autor und Verlag erarbeitet und geprüft. Alle Leserinnen und Leser sind jedoch aufgefordert, selbst zu entscheiden, ob und inwieweit sie die Anregungen in diesem Buch umsetzen wollen. Eine Haftung des Autors bzw. des Verlags für Personen-, Sach- oder Vermögensschäden ist ausgeschlossen.

FSC www.fsc.org
MIX
Papier aus verantwortungsvollen Quellen
FSC® C014889


Umschlaggestaltung und Umschlagmotiv:
FAVORITBUERO, München
Autorenfoto: Dominik Asbach
Lektorat: Angela Kuepper
Illustrationen auf S. 30, 35, 67, 104, 134, 199, 200, 202-205:
Wolfgang Pfau, Baldham;
Layout & Satz: BuchHaus Robert Gigler, München
Gesetzt aus der Minion Pro und der Meta
Druck und Bindung: Pustet, Regensburg
ISBN 978-3-95803-333-7

www.scorpio-verlag.de

# Inhaltsverzeichnis


## Vorwort: Ich fühle, also bin ich! 11

## 1. Das Netz der Körpererinnerung 15

Erste Bauchgefühle 16 • Lernen durch Spüren 17 • Dynamisches Gleichgewicht 18 • Signale aus dem Selbst 19 • Können wir Gefühle kontrollieren? 21 • Wunsch und Wille 22 • Interozeption: sich wahrnehmen 24 • Intuition – was ist das? 25 • Das Bauchhirn 26 • Die Anatomie der Emotionen 27

## 2. Furcht und Freude: die Pole unseres Lebens 29

Theorie des Errötens 30 • Die ewige Schlange 32 • *Fallbeispiel: Angst als Ursache chronischer Schmerzen* 32 • Außer Kontrolle: Angststörungen 34 • Freude kann man üben 36 • Humor ist wichtig 38 • Die Psychologie des Positiven 39

## 3. Berührt werden: ein einzigartiges Gefühl 41

Berühren heißt binden 42 • Die Gummihand-Illusion 43 • Sich im anderen spiegeln 44 • Empathie zwischen Arzt und Patient 46 • *Fallbeispiel: Schutz, Hilfe und Zuwendung als Therapie* 47 • Die Körperlosigkeit der Medizin 48 • Das Besondere der Hand 49 • Social Distancing 51 • Heilsame Berührungen 53 • Die Macht der Zuwendung 54 • Massage als Therapie 55 • Fließend: Psyche und Soma 58

## 4. Hochspannung durch Stress 60

Die zwei Gehirne 60 • Symptome ohne körperliche Erklärung 61 • *Fallbeispiel: Stress und Reizdarm* 63 • Die Chemie der Gefühle 64 • Die schnelle Stressantwort 65 • Wenn die Belastung chronisch wird 66 • Zuwendung und Belohnung 69 • Kaskaden von Liebe und Hass 70 • Die Polyvagal-Theorie 71 • Dauerbeschuss 73 • Evidenzbasiertes »Chillen« 74 • Der Body Scan 75 • *Fallbeispiel: Trotz Schmerz keine Gefühle zeigen* 77 • Wie erkennt man Stress? 78

## 5. Psyche und Körperabwehr 80

Achtsamkeit stärkt das Immunsystem 81 • Immunologie der Gefühle 83

## 6. Lebenslinien: Von Liebeskummer bis Lachfalten 84

Pubertät: Kabelsalat im Kopf 85 • Liebeskummer: das gebrochene Herz 85 • Karrieren: »Toxic masculinity« und weibliche Doppelbelastung 90 • Beziehung: wertvoller denn je 94 • Einsamkeit macht krank 94 • Liebe hilft überleben 96 • Zuneigung und Instinkt 97 • Mobbing vergiftet 99 • *Fallgeschichte: Überreaktion – auf allen Seiten* 100

## 7. Gefühle aus dem Darm 101

Stress und Bakterien 102 • Gemütskrank durch Durchfall 103 • Vom Bauch ins Gehirn 104

## 8. Depression: Schwarze Löcher, dunkle Schatten, unklare Symptome 106

Begleitsymptom oder Ursache? 108 • Selbsttest: Bin ich depressiv? 109 • Unerklärliche Symptome 112 • Hilferuf des Körpers 113 • Naturheilkunde: ein neuer Ansatz in Psychosomatik und Psychiatrie 114

## 9. Gefühle regulieren – Heilung anregen 119

Akupunktur: Nadelstiche gegen die bösen Geister 122 • *Fallbeispiel: Der Herzpunkt als Therapiewende* 126 • Massage: verklebte Faszien, verbackene Gefühle 127 • *Fallbeispiel: Gebärde und Gefühl* 129 • Neuraltherapie: rätselhafte Rückführung 132 • *Fallbespiel: Der doppelte Schmerz* 135 • Ernährung als Stimmungsmacher 137 • Johanniskraut & Co. pflanzliche Arzneimittel 143 • Bewegung bewegt 147 • Kognitive Umstrukturierung 151 • Die Kraft der Meditation 152 • *Fallbeispiel: Abstand nehmen von den Schmerzen* 154

## 10. Sich selbst lieben lernen und gesund bleiben 157

Resilienz und Salutogenese: was uns gesund hält 158 • *Fallbeispiel: Ich habe gelernt, wieder in Würde zu sitzen!* 161 • Die Natur als Kraftquelle nutzen: Waldbaden 164 • Sinn finden – wie geht das? 166 • Selbstmitgefühl: Immuntraining für die Seele 169 • *Fallbeispiel: Die Wut auf sich selbst* 169

## 11. Ihr persönliches 8-Wochen-Programm: für bessere seelische Gesundheit und mehr Glücksgefühle 173

Einführung 176 • Selbsttest: Wo stehe ich? 178 •
Woche 1: Mit sich selbst freundlich sein und für sich sorgen 179 •
Woche 2: Die Sorgen pausieren – Glück planen! 191 •
Woche 3: Chronobiologie: den eigenen Rhythmus finden 196 •
Woche 4: Achtsamkeit – dort ankommen, wo du bist 206 •
Woche 5: Stressverschärfende Gedanken wahrnehmen und verändern 215 •
Woche 6: Achtsamer Umgang mit Gefühlen 223 •
Woche 7: Dankbarkeit kultivieren und anderen helfen 229 •
Woche 8: Soziale Kontakte pflegen und Liebe zulassen 237 •
Ausblick: Und jetzt …? 244

## Danksagung 251

## Literaturverzeichnis 253

# Vorwort: Ich fühle, also bin ich!

Das Denken – Sie haben es vielleicht schon geahnt – wird überschätzt. Zwar steckt in unseren Köpfen eine wichtige Steuerzentrale, und es gibt kaum etwas, was das Gehirn nicht registriert. Aber deshalb gelangt es noch lange nicht in unser Bewusstsein, denn nur etwa ein Prozent seiner Arbeitsleistung erreicht unsere Gedanken. Die meisten der Hunderttausenden Informationen, die täglich auf uns einprasseln, werden abgespeichert und verschwinden im Unbewussten. »Das Herz hat seine Gründe, die die Vernunft nicht kennt«, schrieb der französische Mathematiker und Philosoph Blaise Pascal (1623–1662) über dieses versteckte Wissen.

Pascal war Zeitgenosse von René Descartes (1596–1650), der mit seinem Satz »Ich denke, also bin ich« so berühmt wurde wie ein Popstar. Vor rund 400 Jahren war dies eine revolutionäre Aussage, denn Descartes war bereit, eher an Gott zu zweifeln als an seiner eigenen Fähigkeit zur Erkenntnis. Doch heute wissen wir, dass unsere Existenz bereits vor dem Denken anfängt, dass sich unsere Gefühle schlagartig in uns manifestieren, noch bevor wir überhaupt einen klaren Gedanken dazu fassen können. Die Gefühle sind es, die unsere Gedanken formen und unser Verhalten prägen.

In der Medizin machen wir tagtäglich diese Erfahrung: Wir können unseren Patienten noch so sehr ins Gewissen reden, wenn sie zum Beispiel dringend ihre Ernährung umstellen sollten. Es nützt alles nichts, wenn wir nicht erreichen, dass sie das wollen – oder besser gesagt, dass »es« in ihnen das will. Wenn sie keine Hoffnung auf Besserung haben, wenn grünes Gemüse sie an ihre ungeliebte Kindheit erinnert, wenn sie einfach keine Lust haben auf Müsli und wir nichts finden, was ihnen Befriedigung verspricht, dann brauchen wir erst gar keine Lebensstiländerung verordnen, denn sie wird scheitern.

Gefühle beeinflussen aber nicht nur unser Verhalten, sie verändern auch unseren Körper. Wir wissen zwar nicht genau, wie das geht, aber es ist faszinierend zu sehen, wie manche Therapien, die eigentlich auf ein bestimmtes körperliches Symptom abzielen, plötzlich auch Gefühle freisetzen. Die härtesten Fußballspieler, habe ich mir sagen lassen, fangen in der Kabine unter den Händen des Physiotherapeuten an zu weinen – nicht nur, weil die Massage der strapazierten Muskeln schmerzhaft ist, sondern weil sich aufgestaute Aggression, Enttäuschung und Anspannung Bahn brechen. Bei uns in der Klinik erlebe ich immer wieder, wie sich hinter einem Symptom wie etwa einem Bandscheibenvorfall ein traumatisches Erlebnis versteckt, das den Patienten oft gar nicht mehr bewusst ist. »Die Therapeutin hat eigentlich gar nichts gemacht, nur über mein Herz gestrichen«, sagte ein Physiker Anfang 30, ein Patient, der dringend an der Halswirbelsäule operiert werden sollte, weil man wegen eines Bandscheibenvorfalls einen Querschnitt fürchtete. »Plötzlich habe ich zu weinen angefangen. Und danach war der Nackenschmerz für ein paar Stunden völlig verschwunden!«

In diesem Buch soll es aber nicht etwa um Wunderheilungen durch Berührung gehen, sondern um die Rolle der Gefühle, die sie für unsere Gesundheit spielen. Und um die Frage, wie wir mit unseren Emotionen umgehen, sie als Teil unseres Lebens wahrnehmen und vielleicht auch bewusst gestalten können, um gesund zu bleiben oder zu werden.

»Ich fühle, also bin ich!« – dieses Buch führt Sie in den Irrgarten der Nervennetze und Botenstoffkaskaden, die unseren Körper überfluten, und in das Blitzlichtgewitter der Neuronen. Es ist eine Einladung zu einer Expedition in unser Innerstes, in das, was wir als Liebe oder Hass, als Wut oder Sehnsucht wahrnehmen, was uns schmerzt oder entspannt.

Gefühle verändern das Leben – ob es das unglaubliche Glück ist, ein Kind zur Welt zu bringen, die Schmetterlinge im Bauch, wenn man verliebt ist, oder auch die Trauer und Angst beim Verlust eines Partners, die Wut und Ohnmacht, ausgeliefert zu sein, zum Beispiel dem Klimawandel oder dem Coronavirus. Als Netz der Körpererinnerung prägen sich all diese Erfahrungen, die wir machen, in uns ein, und sie entscheiden mit darüber, ob wir uns wohl- und gesund fühlen.

Unbewältigte Gefühle sind es, mit denen viele Menschen ihren Hausarzt aufsuchen – sie verstecken sich hinter körperlichen Symptomen, für die es keine rechte physiologische Erklärung gibt. »Vegetative Überreizung« notiert der Arzt dann in seiner Karteikarte oder »somatoform«. Diese Patienten werden dann zwar behandelt – gegen Kopf- oder Bauchweh, gegen hartnäckige Entzündungen oder ständige Müdigkeit. Aber so richtig helfen die Maßnahmen nicht – weil häufig die emotionale Wurzel der Beschwerden nicht aufgedeckt, sondern vielleicht sogar durch Medikamente überdeckt wird.

Für mich ist das eine der interessantesten Beobachtungen an unserer Essener Klinik für Naturheilkunde und Integrative Medizin: dass naturheilkundliche, also ganzheitliche Therapien nicht nur auf körperliche Beschwerden wirken, sondern auch auf den seelischen Zustand unserer Patienten. Nach einer Woche Ruhe, Reiz-Reaktions-Therapien und Meditation sind sie kaum wiederzuerkennen: Ihre Symptome haben sich unter anderem auch dadurch gebessert, dass ihre Emotionen freigelegt und ihnen bewusst wurden. Diesen Menschen könnte ein Therapeut oder eine Therapeutin vermutlich auch helfen – aber die Schwelle, sich in die Hände eines Psychologen oder Psychiaters zu begeben, ist hoch, freie Plätze sind auf Monate nicht zu bekommen, und häufig haben die Betroffenen auch gar nicht das Gefühl, ein psychisches Problem zu haben. Wenn sie eine leichte oder mittelschwere Depression haben, eine typische Begleiterscheinung bei vielen chronischen Erkrankungen, dann sind sie mit naturheilkundlichen Therapien und Lebensstiländerungen in jedem Fall deutlich besser dran als mit Psychopharmaka – denn anders als diese haben sie keine Nebenwirkungen, und sie wirken zwar langsamer, aber dafür nachhaltiger (siehe Seite 109).

Das Ziel dieses Buches ist es also, einen neuen Blick auf die seelische Gesundheit des Menschen zu werfen – nicht auf psychische Erkrankungen an sich, dafür sind andere Experten da, sondern auf das heilende Potenzial für den Körper, das in unseren Gefühlen steckt.

Was können wir tun, um den häufig vergrabenen Emotionen auf die Spur zu kommen, mit ihnen »reif« umzugehen, ohne uns von ihnen überwältigen zu lassen oder in den Spiralen negativer Gedanken gefangen zu bleiben?

Ich lade Sie ein zu einer spannenden Expedition nicht nur in unsere Psyche, sondern in die Welt der Emotionen, die sich in jedem noch so kleinen Teil unseres Körpers widerspiegelt und die uns unser Leben lang begleitet.

# 1. Das Netz der Körpererinnerung

Am Anfang waren die Gefühle. Sie erst verwandeln unseren Körper aus biologischen Maschinen in reaktions- und anpassungsfähige Organismen. Wie sehr Gefühle mit dem Menschsein verbunden sind, zeigen Schöpfungsmythen, zum Beispiel der indische. Danach entsteht aus der Meditation des Urgottes Brahma heraus plötzlich eine Morgendämmerung – und er und die zehn Urväter, die er geschaffen hat, beginnen zu fühlen. »Du wirst die dauernde Schöpfung in Gang halten«, befiehlt Brahma dem Gott der Lebenslust, den er als Nächstes erschafft. Die moderne Biologie kann diese existenzielle Rolle der Gefühle nur bestätigen. Lange bevor unser Gehirn ganz ausgebildet ist, geschweige denn, wir denken können, haben wir bereits intensive Empfindungen. Diese Phase beginnt bereits im Mutterleib, ungefähr im Alter von 32 Wochen. Die meiste Zeit seines noch sehr jungen Lebens schläft der Fötus – manchmal fällt er in Tiefschlaf, oft aber weist er auch REM-Phasen auf, wie wir sie auch von Erwachsenen kennen. Dann zucken die Augen hinter den geschlossenen Lidern, und viele Neurowissenschaftler gehen davon aus, dass er träumt – von den vielen Eindrücken, die er im Bauch seiner Mutter erlebt hat: dem Pulsschlag ihres Herzens, dem Gurgeln ihres Darms oder auch lauten Geräuschen um sie beide herum. Da kann es schon vorkommen, dass er beim Zuschlagen einer Tür erschrickt und reflexhaft in den Bauchraum der Mutter tritt.

## Erste Bauchgefühle

In dieser frühen pränatalen Lebensphase entstehen bereits Urgefühle wie Furcht oder Freude, die in der Amygdala verankert sind, dem tief im Gehirn verborgenen »Mandelkern«, der entwicklungsgeschichtlich einer der ältesten Teile unseres Nervenzentrums ist. Er ist zentral für Nahrungsaufnahme, Geschlechtstrieb und das Überleben in der Auseinandersetzung mit Feinden.

Gleichzeitig speichert der Fötus bereits Empfindungen, auch wenn er sich noch nicht bewusst erinnern kann, und lernt dabei. Babys entspannen sich zum Beispiel beim Vorlesen, wenn es dabei um eine ganz bestimmte Geschichte geht, die sie auch schon im Bauch der Mutter gehört haben. Ihr Herzschlag verlangsamt sich dann. Auf fremde Stimmen hingegen, die sie noch nicht kennen, reagieren sie wachsam und weniger entspannt.

Auch Temperament und Verhalten werden bereits in der frühen vorgeburtlichen Phase geprägt. Janet DiPietro von der Johns Hopkins University in Baltimore hat sich mit pränatalen Persönlichkeitsmerkmalen beschäftigt. Das Leben der Mutter, zeigen ihre Studien, spielt dabei eine wichtige Rolle. Je nachdem, wie viel die Mutter schläft, ob sie angesichts der Schwangerschaft Freude oder Angst empfindet, aufgeregt oder gelassen ist, wird der Fötus über den gemeinsamen Blutkreislauf von Hormonen überschwemmt, die mit darüber entscheiden, wie schnell erregbar bzw. stressempfindlich er nach der Geburt sein wird. Diese Art von Einflüssen – Stress und Ernährung, aber auch Umweltgifte – spielt für die Entwicklung des Nervensystems und damit auch der Intelligenz möglicherweise eine wichtigere Rolle als die Genetik.

## Lernen durch Spüren

Ganz am Anfang unseres Bewusstseins steht also das sinnliche Wahrnehmen, wenn wir sehen, hören, tasten oder schmecken. Diese audiovisuellen, taktilen oder auch viszeralen, aus dem eigenen Bauchraum vermittelten Reize – noch im Leib der Mutter – sind die Basis dessen, was wir Menschen als Gefühle empfinden.

In frühen Stufen der Evolution waren diese Zustände dem Organismus, der sie erzeugte, natürlich noch nicht bewusst. Die Wahrnehmungen erfüllten rein regulatorische Funktionen. Sie riefen Handlungen hervor – zum Beispiel, wenn ein Einzeller sich Richtung Licht bewegte oder eine Qualle der Nahrung folgte.

Auch wenn das noch kein Bewusstsein ist, so ermöglichten diese Wahrnehmungen im Nervennetz bereits einfache Formen des Lernens, wie Nobelpreisträger Eric Kandel an der Aplysia, einer Meeresschnecke, zeigen konnte. Je öfter man sie berührt, desto seltener reagiert sie mit einem Rückzugsreflex: Die Schnecke gewöhnt sich an den Reiz, sie »habituiert« sich. Praktisch heißt das, dass weniger Kalzium in die Nervenzelle einströmt und als Folge weniger Botenstoffe ausgeschüttet werden. Ganz ähnlich automatisieren sich auch bei uns Verhaltensweisen oder Handlungen, zum Beispiel beim Fahrradfahren, wenn wir das Gleichgewicht halten. Wichtig ist: Wir lernen durch Spüren, indem Nerven entweder gehemmt oder aktiviert werden.

Nicht zufällig können wir mit dem Verb »fühlen« sowohl den Tasteindruck beschreiben – zum Beispiel von Härte – als auch den emotionalen Zustand, zum Beispiel einer harten Kindheit. Trotzdem ist es wichtig, wenn wir die Rolle von Gefühlen in unserem Leben besser verstehen wollen, immer wieder präzise zu trennen – zwischen der sinnlichen Wahrnehmung der dafür bestimmten Nervenzellen und dem, was unser Gehirn auf einer anderen Ebene daraus macht. Denn das spielt eine entscheidende Rolle dabei, wie wir unseren Gefühlshaushalt regulieren können, um unsere Gesundheit zu stärken.

Der portugiesische Neurowissenschaftler António Damásio, der an der University of Southern California forscht, unterscheidet deshalb zwischen »emotions«, den sinnlichen Wahrnehmungen, die im Körper als Nervenmatrix abgespeichert werden (wie bei der Aplysia). Diese bildet eine Art biografische Landkarte. Die andere Ebene sind die »feelings«, die im Gehirn verarbeitet werden – entweder als Erinnerung abgelegt oder in andere Areale des Gehirns verdrängt. Sie sind dann nicht mehr in unserem Bewusstsein, aber keinesfalls verschwunden. Diese »feelings« können, wie wir sehen werden, großen Einfluss auf unser Wohlbefinden, auf Krankheit und Gesundheit haben. Gleichzeitig macht es die enge Verbindung zwischen Körperempfindungen und Gehirn, betonte der französische Psychiater David Servan-Schreiber, leichter, über den Körper auf Gefühle einzuwirken als über die Sprache.

## Dynamisches Gleichgewicht

Damásio ist es zu verdanken, dass in den Neuro- und Kognitionswissenschaften der Körper wieder stärker in den Vordergrund gerückt ist, denn er bestreitet, dass das Gehirn allein unsere individuelle Identität ausmacht. Dabei unterzieht er auch das Konzept des biologischen Gleichgewichts, nach dem Organismen streben, einer kritischen Revision. »Homöostase« bezeichnet die koordinierten und weitgehend automatischen Reaktionen, die den Körper in einem stabilen Zustand halten – zum Beispiel durch die Regulation von Temperatur, Sauerstoffgehalt im Blut und pH-Wert. Häufig werden die Prozesse, die zur Homöostase führen, relativ mechanisch beschrieben, ähnlich einem Thermostat, der ein Regelsystem beeinflusst. Damásio verweist jedoch immer wieder auf die enge und dynamische

Vernetzung von Hormon-, Immun- und Nervensystem und betont die wichtige Rolle, welche die »emotions« und »feelings« dabei als Einflussfaktoren spielen.

Komplexe Organismen wie der Mensch, führt Damásio aus, leben in komplexen Umwelten, und sie benötigen deshalb umfangreiche Wissensrepertoires, um sich für unterschiedliche Handlungsoptionen entscheiden zu können. Das verleiht ihnen die Fähigkeit, vorauszuplanen, nachteiligen Situationen auszuweichen und aus positiven Umständen Nutzen zu ziehen. Das Streben nach Homöostase, so Damásio, existiert schon bei den einfachsten Lebewesen, aber erst ein komplexeres Nervensystem ermöglicht »feelings«, also ein spezielles Abbild unserer Körpereindrücke und Erfahrungen in unserem Gehirn. Das hilft uns nicht nur, mit (äußeren) Handlungen auf Herausforderungen unserer Umwelt zu reagieren, sondern auch, (innere) Vorstellungen zu aktivieren, die uns helfen können, als Reaktion auf Gefühle Problemlösungen zu entwickeln – uns allerdings auch, wie wir später sehen werden, belasten können.

»Emotions« sind nach außen gerichtet und öffentlich, wir zucken bei einer Berührung sichtbar zusammen, wenn wir erschrecken, oder wir werden rot, wenn wir uns schämen. »Feelings« sind hingegen nach innen gerichtet und sehr persönlich. Sie können unbewusst ablaufen oder aber auch in unser Bewusstsein dringen. Unser Innenleben ist also viel komplizierter als ein bloßes Nervennetz, das auf Reize reagiert.

## Signale aus dem Selbst

Zwei anatomische und funktionelle Anordnungen dienen dazu, komplexe Organismen wie uns zu steuern: Da sind die Kerngebiete des Hirnstamms, des Hypothalamus und des basalen Vorderhirns, wo Botenstoffe ausgeschüttet werden, die Aufgaben im Organismus erfüllen. Und es gibt Informationsstrukturen, die diese Regionen fortlaufend mit Signalen aus allen Teilen des Organismus versorgen – Nervennetze als »Verkehrswege« der Informationen und auch die chemischen Signale der Botenstoffe, die über die Blutbahn transportiert werden: Hormone, Glukose, Sauerstoff, Kohlendioxid oder der pH-Wert. Diese Botschaften werden von Nervenzellen »gelesen« und an die Kerngebiete des Gehirns übermittelt. Diese reagieren und schütten ihrerseits weitere Botenstoffe aus. Das bereitet den Körper in Bruchteilen von Sekunden auf Handlungen vor, etwa indem die Gefäße eng gestellt werden oder der Blutdruck erhöht wird.

Erst in diesem Wechselspiel von Reizen und Reaktionen, das immer komplexer wird, kommt es dann zu sinnhaften Mustern, den unterschiedlichen Gefühlen, die letztlich zu Bewusstsein führen. Das sieht vereinfacht dargestellt so aus:

| | |
|---|---|
| DENKEN | Individuelle Reaktionsmuster werden bewusst, können als Vorstellungen formuliert und als Verhalten ausgeführt werden. |
| ↑↓ | |
| GEFÜHLE (»feelings«) | Sensorische Muster, die Schmerz, Lust und Emotionen signalisieren, werden zu Vorstellungen (zum Beispiel Verlangen, Sehnsucht). |
| ↑↓ | |
| REAKTIONEN (»emotions«) | Komplexe stereotypisierte Reaktionsmuster (zum Beispiel Aggression, Ekel, Scham) |
| ↑↓ | |
| BASALE REGULATION | Einfache biologische Mechanismen (zum Beispiel Stoffwechsel und Reflexe) |

(nach Damásio: Ich fühle, also bin ich)

Dieses Netzwerk vieler gegenläufiger Faktoren federt unser Nervensystem bis zu einem gewissen Grad gegen Reize von außen ab. Es schützt unseren Organismus davor, aus dem Ruder zu laufen, wenn sich die Welt um uns gerade mal »heftig, tief greifend und häufig auch unvorhersehbar« verändere, so Damásio. Das Regelwerk aus aktivierenden und beruhigenden Faktoren puffert äußere Einflüsse ab, indem die Reaktionen des Körpers, einander gegenseitig korrigierend, sich in einer relativ schmalen Bandbreite bewegen und, so Damásio, »einen Hafen der Stabilität in einem Meer von Veränderung« garantieren.

Warum ist das so wichtig? Erlebnisse, Denken und Fühlen hinterlassen Spuren in unserem Gehirn, und über diesen Weg verändert sich auch wieder unser Körper bis hin zu seinen Erbanlagen. Nicht nur unser Gehirn, auch unser Körper hat also ein Gedächtnis. Seelische Prozesse senden biologische Signale aus, und diese können selbst das Schicksal künftiger Generationen beeinflussen. Vieles davon haben wir noch nicht verstanden, doch die Wissenschaft der Epigenetik zeigt uns bereits faszinierende Zusammenhänge.

## Können wir Gefühle kontrollieren?

Passiert das denn nun alles nach einem evolutionär vorgegebenen Schema, oder haben wir irgendeinen Einfluss darauf? Können wir unsere Gefühle, wenn sie denn so wichtig sind, auch unter Kontrolle bringen oder zumindest abschwächen oder verstärken?

In der Debatte um den freien Willen, also die Frage, wie eigenständig unser Bewusstsein ist, hatte der amerikanische Physiologe Benjamin Libet (1916–2007) Anfang der 1980er-Jahre die Anhänger des cartesianischen Rationalismus schwer verunsichert. Er hatte festgestellt, dass der Körper 500 Millisekunden früher reagierte, als das Gehirn sich das bewusst machte – in diesem Fall ging es um ein Fingerzucken als Beginn einer Handlung. Das »Bereitschaftspotenzial«

der zuständigen Nervenzellen für Handlungen, so die damaligen Messungen, existiere also unabhängig vom Bewusstsein.

Neuere Forschungen zeigen, dass die Frage, was den Impuls für Handlungen gibt, noch viel komplexer ist, denn die gemessenen Hirnwellen, das »Bereitschaftspotenzial«, führten nicht in jedem Fall zur Bewegung. Es ist also beeinflussbar. Zum Beispiel von meditationserfahrenen Versuchspersonen, die durch jahrelanges Training ihrer Achtsamkeit besser als andere Menschen in der Lage sind, innere Vorgänge zu beobachten. Einige von ihnen können den inneren Impuls zum Handeln zuverlässig identifizieren und die Handlung bewusst verzögern. Das allerdings bedeutet noch lange nicht, dass der Willen unseren Körper dominiert. Vielleicht handelt es sich eher um eine gesteigerte Fähigkeit zur Introspektion, also das Wahrnehmen der eigenen Körpersignale – und dann wären auch wieder die »feelings« im Sinne von Damásio die eigentlichen Akteure.

## Wunsch und Wille

Wie eng biologische Reaktionen und psychische Empfindungen miteinander verknüpft sind, zeigt das Beispiel einer Schokoladentorte. Nehmen wir an, Sie lieben Süßes und auch Schokolade – dann wird eine Region in Ihrem Gehirn aktiviert, die Taktgeber für viele Gefühle ist: das Belohnungssystem. Wichtiger Teil davon ist der Nucleus accumbens, der in den Basalganglien liegt und über sehr viele Rezeptoren für den Botenstoff Dopamin (siehe Seite 69) verfügt. Werden sie durch Nervenimpulse stimuliert, löst das ein intensives Glücksgefühl aus. Das bringt uns dazu, Anstrengungen auf uns zu nehmen (»runner's high«), aber es macht uns auch anfällig für Sucht, denn Substanzen wie Kokain oder Alkohol kürzen die Befriedigung sozusagen ab, indem sie stärkere Signale aussenden, als zum Beispiel durch Bewegung erzeugt werden.

Der Anblick der Lieblingstorte ruft im limbischen System, das Funktionen wie Emotion, Lernen und Antrieb verknüpft, ein Reaktionsmuster hervor, das die Großhirnrinde als Verlangen wahrnimmt und uns bewusst macht. Erfüllen wir uns dieses Verlangen, dann gelangt Dopamin in den Hippocampus, einen Teil des Gehirns, der für Gedächtnis und Lernen zuständig ist. Wenn die Torte geschmeckt hat, wird ihr Anblick deshalb beim nächsten Mal ein neues Glücksgefühl auslösen, schon bevor sie auf dem Teller liegt.

Brian Knutson, Neurowissenschaftler an der Stanford University, legte Probanden in einen Magnetresonanztomografen, der Aufnahmen vom Gehirn macht. Mitten im Versuch bot er ihnen Pralinés an. Bei denen, die zugriffen, reagierte der Nucleus accumbens bereits, bevor die Teilnehmer am Experiment überhaupt wussten, dass sie »Ja« sagen würden. Vor einer Ablehnung jedoch feuerte ein Teil der für Bewertung zuständigen Großhirnrinde, die Inselrinde – das »Nein, danke« war offensichtlich ein bewusster Akt der Entscheidung, während das Zugreifen instinktgesteuert war.

Wenn ein Mensch über ein Problem nachdenkt, Vor- und Nachteile abwägt oder seine Zukunft plant, dann benutzt er dafür die vordere Stirnhirnrinde, den präfrontalen Cortex. Dieses Gehirnareal ist mit dem limbischen System verschaltet und kann Emotionen unter Kontrolle halten — wenn das gerade vernünftig erscheint.

Wir lassen uns dabei aber relativ leicht von unseren Urinstinkten täuschen. Psychologen nennen das den Framing-Effekt: Wird dieselbe Tatsache unterschiedlich formuliert, entscheiden sich Menschen oft anders. Werden wir bei einem Spiel gewarnt, wir könnten einen möglichen Gewinn von 20 Euro verspielen, gehen wir Risiken ein, um das zu verhindern. Die Amygdala hat uns dazu motiviert. Bekommen wir hingegen 20 Euro geschenkt, bleibt die Amygdala passiv. Das Ergebnis ist letztlich dasselbe, wir haben in jedem Fall ein reines Gewissen – und das Gefühl, uns rational entschieden zu haben.

## Interozeption: sich wahrnehmen

Ein noch junges Forschungsfeld an der Schnittstelle von Neurowissenschaften, Biophysik und Psychologie ist die Interozeption. Dahinter verbirgt sich die Wissenschaft vom Spüren der »emotions«, der Signale unseres Körpers. Studien haben zum Beispiel gezeigt, dass es Menschen gibt, die ohne technische Hilfsmittel ihren eigenen Herzschlag sehr gut wahrnehmen können. Andere sind ausgesprochen schlechte »Herzwahrnehmer«.

Die Interozeption ist ein gutes Beispiel dafür, wie sich die unterschiedlichen Gefühlsebenen der »emotions« und »feelings«, also der körperlichen und seelischen Gefühle, in unserer Vorstellung vermischen und uns in die Irre führen können. Wenn ich vor einer Prüfung Herzklopfen habe und nervös bin, kann das daran liegen, dass ich in einer ähnlichen Lage schon einmal schlechte Erfahrungen gemacht habe und meine Psyche das als Versagensangst abgespeichert hat. Oder schlicht daran, dass ich nicht gefrühstückt habe und der Blutdruck niedrig ist, was mir der Körper signalisiert.

Bei schmerzkranken Kindern hat zum Beispiel Tanja Hechler, Psychologieprofessorin an der Universität Trier, festgestellt, dass diese häufig auf harmlose Körpersignale wie etwa Muskelanspannung mit Angst reagieren. Frühe Stresserfahrungen spielen dabei eine Rolle. Mit Bewegungsübungen (dem gehüpften »Hampelmann«) können sie lernen, das Gefühl der Angst (»feeling«) von dem körperlichen Auslöser (der Wahrnehmung der »emotions«) zu unterscheiden.

Studien zeigen, dass Menschen mit guter Interozeption sich beim Sport seltener überlasten oder, wie die englische Neurowissenschaftlerin Sarah Garfinkel von der University of Sussex an Londoner Aktienhändlern erhoben hat, die Wahrscheinlichkeit von Gewinn oder Verlust besser einschätzen können.

## Intuition – was ist das?

Das bringt uns zum Thema der Intuition, dem viel beschworenen Bauchgefühl, dem in unserem Unterbewusstsein verborgenen Wissen. Der Amerikaner Daniel Kahnemann, der einen Nobelpreis in den Wirtschaftswissenschaften für seine Forschungen über Entscheidungsfindung erhalten hat, beschreibt die Intuition als eine starke und vor allem schnelle Kraft, die VOR dem rationalen Denken einsetzt, aber gleichzeitig fehleranfälliger ist als die langsamere Rationalität des Abwägens.

Gerd Gigerenzer, deutscher Psychologe und ehemaliger Direktor des Max-Planck-Instituts für Bildungsforschung, misst der Intuition jedoch einen besonderen Wert zu. Es gebe ohnehin keine Entscheidung, die rein rational getroffen würde, und die Intuition, so seine Argumentation, folge heuristischen Prinzipien. Sie sortiere anhand früherer Erfahrungen quasi nach dem Prinzip der Abstimmung mit dem Daumen – rauf oder runter – Unwichtiges aus und erleichtere so eine rationale Entscheidung.

Forscher der Universität Amsterdam kamen zu dem überraschenden Ergebnis, dass simple Entscheidungen am besten rational getroffen würden, komplexe Fragen aber eher durch Intuition. In einem Experiment baten sie die Probanden, sich zwischen vier Neuwagen zu entscheiden anhand von ebenfalls vier Merkmalen wie der Größe des Kofferraums oder des Benzinverbrauchs. Sie hatten vier Minuten Zeit zum Überlegen, aber ein Teil der Gruppe wurde dabei abgelenkt. Erwartungsgemäß traf diese die falschen Entscheidungen.

Ganz anders aber war das Ergebnis, als die Anforderungen hochgeschraubt wurden: Die Teilnehmer sollten nun anhand von zwölf Kriterien ihre Wahl treffen – und hier schnitten diejenigen Probanden deutlich besser ab, die sich intuitiv entschieden. 60 Prozent fanden auf diese Weise den besten Wagen, bei der »Nachdenk«-Gruppe waren es nur 25 Prozent.

Intuition ist natürlich nicht irgendeine Eingebung, sondern eine Art automatisierte Mustererkennung, die auf viele gespeicherte Erfahrungen von Regelmäßigkeiten, Überraschungen und Ähnlichkeiten zurückgreift. Das Gefühl, das dabei erzeugt wird, fließt dann in einen bewussten Abwägungsprozess ein – die meisten Menschen entscheiden sich in einer Kombination aus Logik und Intuition, je nach Fragestellung und ihrem Grad an Erfahrung.

## Das Bauchhirn

Lässt sich Intuition mit dem sogenannten Bauchgefühl gleichsetzen? Ganz so einfach ist es nicht. Der Darm, der manchmal als »Bauchhirn« bezeichnet wird, ist entwicklungsgeschichtlich älter als unser Gehirn und entstand als das älteste Organ auch schon lange vor Herz und Lunge. Die ersten tierischen Lebewesen kamen ohne Kopfgehirn und nur mit dem Darm als Nervenzentrum aus. Deshalb hat er sich im Laufe der Evolution als hochkomplexes Steuerzentrum entwickelt – beim Menschen enthält er mehrere Hundert Millionen Nervenzellen, das ist mehr, als das Rückenmark aufweist.

In vielen Aspekten lässt sich das »Bauchhirn« durchaus mit dem Gehirn im Kopf vergleichen. Seine Nervenzellen reagieren auf viele Botenstoffe wie den Stressbotenstoff Adrenalin oder das Glückshormon Serotonin. Neurotransmitter helfen den Nervenzellen des Darms, miteinander zu kommunizieren. Denn das Darmhirn funktioniert weitgehend autark. Es analysiert selbst die Qualität der Nahrung, die durch den Verdauungstrakt fließt, und entscheidet, wie viele Verdauungssäfte der Körper produzieren muss. Das Gehirn meldet zwar dem Bauch wichtige Reize, zum Beispiel Stress, der die Darmmuskulatur hemmt. Doch 90 Prozent der Kommunikation laufen in die umgekehrte Richtung – vom Bauch zum Kopf. Das Gehirn wird also vom Darm ständig über die Vorgänge im Körper informiert. Wir nehmen das in der Regel nur wahr, wenn es um Warnsignale geht, zum Beispiel Erreger in der Nahrung, die das Brechzentrum im Gehirn aktivieren.

Das Bauchhirn hat also eine Art eigene Intelligenz, aber dafür, dass es Sitz der Intuition ist, gibt es keine Beweise. Es könnte allerdings sein, so Darmforscher wie der Humanbiologe Michael Schemann von der TU München, dass unbewusste Empfindungen aus dem Bauch eine Art Gefühlsteppich bilden, der unsere Entscheidungen beeinflusst. Die neueste Forschung zeigt jedenfalls immer mehr Beziehungen zwischen den beiden Gehirnen des Menschen, die über den Vagusnerv miteinander verbunden sind. Neurologische Erkrankungen wie Parkinson oder auch Multiple Sklerose werden nun mit dem Darm in Verbindung gebracht, und es gibt auch Hinweise, dass die Art der Ernährung Einfluss auf unser psychisches Wohlbefinden hat. Worauf Sie dabei achten können, erfahren Sie auf Seite 137.

## Die Anatomie der Emotionen

Eine Forschergruppe der Aalto University in Finnland hat an über 1000 Probanden aus Finnland, Schweden und Taiwan untersucht, wie und vor allem wo sich subjektive Empfindungen im Körper manifestieren – das Ergebnis ist eine Art Landkarte der Gefühle. Angst äußerte sich in dieser Studie zum Beispiel eher als Beklemmung in der Brust, Zuneigung als Wärme im Bauchraum. Je nach Art des Gefühls, aber auch individuell zeigten sich klare Unterschiede in der Anatomie, doch zwischen Europäern wie Asiaten gab es kaum Differenzen, was für ein universelles biologisches Prinzip spricht. Es ermögliche uns zum Beispiel, als soziale Wesen adäquat auf Sympathie oder Feindschaft zu reagieren, so die Forscherin Lauri Nummenmaa.

Diese körperlichen Signale sind bisher unterschätzt worden und sollen künftig bei der Forschung stärker berücksichtigt werden. Der Einfluss von Gefühlen ist bei allen mentalen Prozessen ablesbar, und je stärker die Wahrnehmung ist, desto stärker beeinflusst sie auch die Psyche. Jeder der Versuchsteilnehmer, so Lauri Nummenmaa, habe eine einzigartige Topografie der Körperwahrnehmung aufgewiesen, und viele hätten dabei den Sitz ihres »Selbst« interessanterweise intuitiv in ihrem Torso festgemacht und nicht im Gehirn.

António Damásio geht da noch weiter. Unser Geist, glaubt er, ist dazu bestimmt, dem Körper zu dienen. Das Bewusstsein mache Gefühle überhaupt erst der Erkenntnis zugänglich und verstärke deren Wirkung. »Vielleicht noch bedeutsamer«, schreibt er in *Ich fühle, also bin ich,* »ist der Umstand, dass Bewusstsein die entscheidende biologische Funktion ist, die uns ermöglicht, Kummer oder Freude zu fühlen, Leid oder Lust, Verlegenheit oder Stolz, Trauer über den Verlust eines Menschen oder die Vergänglichkeit des Lebens.«

Die Thesen dieses Neurowissenschaftlers haben mich immer besonders fasziniert, denn sie erklären für mich, warum das funktioniert, was wir in meiner Klinik tun: Sie geben eine plausible Erklärung, warum naturheilkundliche Therapien, die ganzheitlich den gesamten Körper ansprechen, auf allen Ebenen zu Veränderungen führen.

## 2. Furcht und Freude: die Pole unseres Lebens

Gefühle (an dieser Stelle möchte ich zum allgemeinen, wenn auch weniger differenzierten Sprachgebrauch zurückkehren) sind überlebenswichtig. Sie ermöglichen uns, auf Reize der Umwelt zu reagieren, insbesondere solche, die für unser Überleben nützlich oder gefährlich sind. Im Gehirn werden neuronale Netze aktiviert, die Signale an Hirnkerne senden. Hormone wie das Cortisol werden ausgeschüttet, welche das chemische Profil des inneren Milieus beeinflussen. Dadurch verändert sich auch vorübergehend die Arbeitsweise vieler zerebraler Schaltkreise – wir haben den Eindruck, unsere Denkprozesse beschleunigen oder verlangsamen sich.

Dabei scheint es universelle Grundgefühle zu geben, die im Laufe der Evolution tief in uns verankert wurden und in ähnlichen Reaktionsmustern immer wieder ausgelöst werden. Der amerikanische Anthropologe und Psychologe Paul Ekman, ein Experte für nichtverbale Kommunikation, hat sie beschrieben: Freude, Trauer, Furcht, Wut, Überraschung, Ekel und Verachtung.

Eine zweite, individuell unterschiedliche Gruppe von Emotionen überlagert dieses Spektrum. Sie ist sozial und kulturell geprägt – dazu zählen zum Beispiel Empfindungen wie Verlegenheit, Eifersucht, Schuld oder Stolz. Und schließlich gibt es noch eine Art emotionales Hintergrundrauschen wie Wohlbehagen oder Unbehagen, Ruhe oder Anspannung.

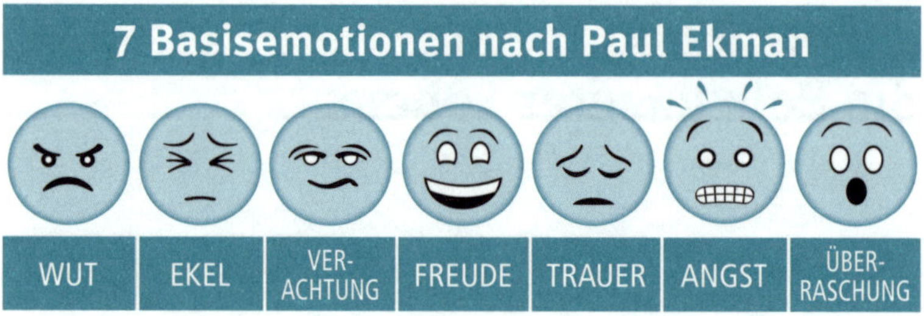
7 Basisemotionen nach Paul Ekman
WUT
EKEL
VERACHTUNG
FREUDE
TRAUER
ANGST
ÜBERRASCHUNG

Der Psychologe Paul Ekman identifizierte sieben Grundgefühle, die sich spontan in uns ausdrücken und die nur bedingt durch Denken dämpfen lassen.

Auf alle diese Ebenen, wie wir später (siehe Seite 74ff.) sehen werden, können wir mit etwas Übung Einfluss nehmen, allerdings in unterschiedlichem Ausmaß.

## Theorie des Errötens

Einer der Ersten, der die Rolle von Gefühlen für die menschliche Entwicklung erforschte, war Charles Darwin (1809–1882) – erst vor wenigen Jahren sind seine Schriften dazu neu entdeckt worden. Besonders interessierte ihn, wie Gefühle sich offenbaren, und er testete das an Gästen in seinem Londoner Wohnhaus: Er legte ihnen fotografische Platten des französischen Neurologen Guillaume Duchenne (1806–1875) vor, der mit elektrischen Impulsen die Gesichtsmuskeln von Menschen stimuliert hatte und das Ergebnis für authentische Gefühlsausdrücke hielt. Darwin zweifelte daran. Deshalb fragte er seine Besucher regelmäßig, welche Emotionen sie in den Bildern erkannten. Diejenigen Bilder, die übereinstimmend gleich bewertet wurden, ordnete Darwin dann universalen Grundgefühlen zu. Sein experimentelles Verfahren war für das Viktorianische Zeitalter kühn und ungewöhnlich.

Darwin stellte unter anderem fest, dass die elementarsten Gefühle auch im Tierreich vorhanden sind. Zum Beispiel verglich er das

Hochziehen der Oberlippe als Ausdruck der Aggression bei Menschen mit dem Verhalten des Hundes, der seine Vorderzähne entblößt, um seinem Gegner Furcht einzuflößen. Aber auch kulturell erworbene Emotionen erregten sein Interesse. So räsonierte er in einer »theory of blushing«, dass eine gezielte Aufmerksamkeit auf ein Körperteil dazu führe, dass sich dort die Blutgefäße weiteten, und je öfter das passiere, könne diese Reaktion möglicherweise auch vererbt werden. So wurde Darwins Theorie des Errötens zu einem ersten Ansatz der Epigenetik, der Vererbung von Gefühlen und Verhalten.

Manchmal sind es nur Bruchteile von Sekunden, in denen sich ein Gefühl in Gesicht oder Körperhaltung offenbart, aber wir sind trotz der Kürze der Zeit erstaunlich gut darin, den wahren Gemütszustand unseres Gegenübers wahrzunehmen – zumindest bei unverstellten Emotionen, die sich zwischen einer halben und vier Sekunden lang zeigen. Viel schwerer wird das bereits bei sogenannten Mikroausdrücken, die manchmal nur eine dreißigstel Sekunde anhalten, meistens dann, wenn wir unsere wahren Gefühle (zum Beispiel am Arbeitsplatz) nicht zeigen wollen. Solche minikurzen Gefühlssignale wurden beispielsweise erst dann offensichtlich, als man Versuchspersonen filmte und die Aufnahmen in Slow Motion ablaufen ließ. Denn die Signale sind sehr kurz, so kurz, dass sie nicht einmal in das eigene Bewusstsein dringen. Sehr wohl aber hinterlassen sie Spuren im Gehirn des Gegenübers: Das zeigte ein Experiment von Forschern der niederländischen Universität in Tilburg. Sie blendeten in eine Reihe neutraler Bilder ekelerregende Szenen ein, die so kurz waren, dass sie nicht ins Bewusstsein drangen. Danach lehnte diese Gruppe einen Test mit Lebensmitteln ab, ohne die Gründe dafür nennen zu können. Auf ähnliche Weise registrieren wir minimalste Äußerungen unseres Gegenübers und bilden uns innerhalb von Sekunden ein Urteil, obwohl wir gerade noch darüber nachzudenken glauben, wie wir den Menschen vor uns eigentlich finden.

## Die ewige Schlange

Nicht von ungefähr nähert sich der Teufel Adam und Eva in Gestalt einer Schlange, denn ihr Bild löst Furcht aus, eines der mächtigsten universellen Gefühle und ein Warnsignal. Es ist tief in uns eingebrannt, sodass wir auch dann erschrecken, wenn wir unverhofft einen Schatten wahrnehmen, der sich in ähnlicher Weise bewegt, obgleich wir wissen, dass wir zum Beispiel in unserem Wohnzimmer keiner Schlange begegnen werden. Der Psychoanalytiker C. G. Jung (1875– 1961) betonte, dass die Schlange alle Instinkte der Frühzeit repräsentiere.

Die Schlange als potenziell gefährliches Lebewesen hat im Laufe der Evolution die Ausbildung unseres emotionalen Gehirns begleitet, sie ist zur ewigen Schlange geworden. Ihr Symbol kann deshalb schon in unserer frühesten Kindheit als Archetypus Angst auslösen. Donner ist ein ähnlich intensives Signal.

Andere Emotionsauslöser bauen auf Erfahrungen und Erinnerungen auf, die wir erst im Laufe unseres Lebens gemacht haben: Ein Sturz von der Kellertreppe zum Beispiel kann sich zu einem generellen Unbehagen gegenüber Treppen verfestigen, die Erinnerung an eine ganz bestimmte Lebensmittelvergiftung bleibt häufig als Ekel gegenüber dem damaligen Auslöser lebendig.

## Fallbeispiel: Angst als Ursache chronischer Schmerzen

*Eine Patientin, 42 Jahre alt, kam zu uns mit schwersten chronischen Rückenschmerzen. Sie konnte nachts kaum schlafen und nicht lange sitzen oder stehen, sie war schon seit einem halben Jahr krankgeschrieben, weil sie ihren Beruf als Zahnarzthelferin wegen der Schmerzen nicht ausüben konnte. Körperliche Berührung war ganz schwierig, auf die täglichen kalten Brustwickel, die wir bei unseren Patienten einsetzen, um das Nervensystem »runterzufahren«, reagierte sie mit*

*muskulärer Anspannung, Akupunktur war ihr unangenehm, auch die Schröpfkopfmassage wurde nur mit Mühe toleriert. Eine vorsichtige Massage beim Physiotherapeuten brachte erste Erfolge – als Folge der Berührung fing sie an zu weinen und sich danach langsam zu entspannen. Berührung schien ein zentrales Thema zu sein.*
*Ich führte deshalb ein längeres Gespräch mit ihr und versuchte herauszufinden, welche Rolle Berührung in ihrem Leben spielte. Eher auf Umwegen wurde klar, dass die Frau und ihr Mann schon lange in getrennten Zimmern schliefen, er eine neue Beziehung hatte mit einer anderen, ebenfalls verheirateten Frau und dass der Verlust der früher innigen Beziehung, gepaart mit dem Nebeneinander in derselben Wohnung keine einfache Angelegenheit war. Die Patientin wollte dennoch nicht, dass ihr Mann auszog, sie hatte, sagte sie mir, große Angst davor. Eines Tages erzählte sie bei der morgendlichen Visite von einem seltsamen Traum, in dem sie wieder Kind war und die Möbel in ihrem Zimmer, an die sie sich in der Nacht haargenau erinnert hatte, mit lautem Ächzen nach und nach zusammenbrachen. Als ich nachfragte, wie alt sie in dem Traum gewesen sei, fiel ihr plötzlich ein, dass ihre Eltern zu der Zeit häufig gestritten hatten und sich scheiden lassen wollten. Das passierte dann zwar nicht, sagte sie, aber sie habe damals Angstzustände im Dunkeln entwickelt und nervöses Asthma.*
*Am nächsten Tag waren die Rückenschmerzen dieser Patientin deutlich geringer, die Anspannung der Muskeln auch. Das machte ihr deutlich, dass die ungeklärte Situation mit ihrem Mann Einfluss auf die Symptome hatte, vielleicht sogar der eigentliche Grund dafür war. Sie verließ die Klinik mit deutlich geringeren Schmerzen und der Absicht, die Ehe zu klären und womöglich zu beenden.*

Gegen Urgefühle wie Angst kann man sich kaum wappnen, sie sind als Warnsignale zu wichtig, als dass man sie einfach so aushebeln könnte. Nur Patienten, deren Amygdala verletzt, durch Krankheit zerstört oder verkalkt ist, reagieren völlig furchtlos. Auch wer die berühmte Szene in der Dusche im Film *Psycho* schon zwanzigmal gesehen hat, wird deshalb immer wieder erschrecken, wenn der Schatten des Messermörders hinter dem Vorhang auftaucht – dabei spielt der Regisseur Alfred Hitchcock (1899–1980) mit unseren inneren Vorstellungen und Ängsten, denn die eigentliche Tat ist gar nicht zu sehen.

## Außer Kontrolle: Angststörungen

Der Großteil der Emotionen spielt sich im Gehirn im limbischen System ab, und wir bemerken sie gar nicht. Erst wenn die Großhirnrinde involviert wird, werden uns Gefühle bewusst. Der präfrontale Cortex, der vordere Teil des Frontallappens, bewertet die Emotionen und kann sie auch abschwächen. So können wir uns nach dem ersten Schreck beruhigen und sozusagen pfeifend durch den Wald gehen, um die unangenehme Empfindung zu vertreiben. Bei Menschen mit Angstsyndromen hingegen bleibt die Amygdala ungebremst aktiv und stimuliert weiterhin ein Netzwerk von Hormondrüsen und Nervenregionen, wodurch die sogenannte Hypothalamus-Hypophysen-Nebennierenrinden-Achse aktiviert wird. Die Folge sind unter anderem Herzrasen und Atemnot, ein trockener Mund, Zittern und angespannte Muskeln. Von Kriegsveteranen mit einer posttraumatischen Belastungsstörung (PTBS) weiß man zum Beispiel, dass bei ihnen die Kontrollfunktion des Frontallappens deutlich geschwächt ist. Die Anfälligkeit für Ängstlichkeit scheint auch genetisch beeinflusst zu sein: Frauen haben ein doppelt so hohes Risiko, ein Angstsyndrom zu entwickeln. Dafür verantwortlich sind vermutlich die Hormone.

Wenn die Angst chronisch wird und bestimmte Auslöser wie leere Plätze oder enge Räume sich im Kopf festsetzen, kann das erhebliche Folgen für den Alltag der Betroffenen haben. Jeder dritte Europäer hat irgendwann im Laufe seines Lebens ein Angstsyndrom – Panikanfälle, Verlustangst, eine posttraumatische Belastungsstörung, eine Zwangsneurose oder eine Phobie. Bei normalen Ängsten verschwindet entweder der Auslöser, oder aber der präfrontale Cortex löst irgendwann eine entspannende Gegenreaktion aus. Er kann auch die Bewertung der Angst durch Lernen oder durch neue Erfahrungen verändern.

Gedanken und festgefahrene Überzeugungen sind die hauptsächlichen Trigger von Angststörungen – die Vorstellung etwa, in der Öffentlichkeit peinlich aufzufallen, oder ausgerechnet im Tunnel auf der Autobahn einen Schwächeanfall zu erleiden. Mit Verhaltenstherapien, die das Gehirn neue Erfahrungen machen lassen, können viele der Angstsyndrome gut behandelt werden. Wenn zum Beispiel

## Die Angst im Kopf

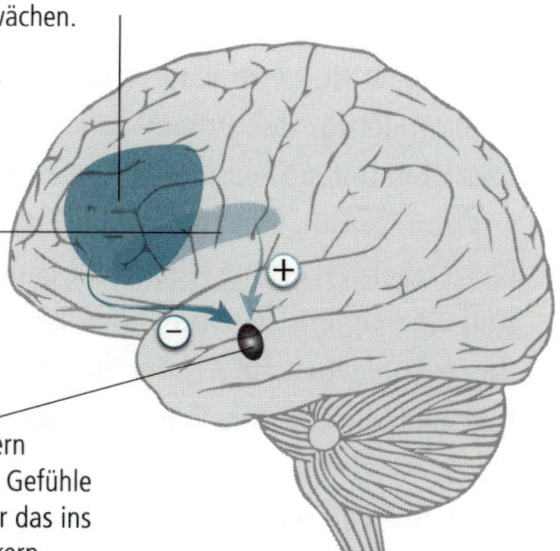

eine Person eine Spinnenphobie hat und dagegen erfolgreich eine Verhaltenstherapie gemacht hat, dann erregt der Anblick einer Spinne die Amygdala zwar immer noch im gleichen Maß. Aber der präfrontale Cortex wird nun viel stärker als früher einbezogen und »drückt« den Angstimpuls zurück.

## Freude kann man üben

Verschiedene Emotionen spielen sich in unterschiedlichen Regionen des Gehirns ab. Blickt man mit der funktionellen Magnetresonanztomografie, einem bildgebenden Verfahren, unter die Schädeldecke, erkennt man spezielle Aktivitätsmuster für Gefühle wie Glück, Traurigkeit, Ärger und Angst. Die neuronalen Netzwerke, die bei bestimmten Emotionen aktiv werden, überlappen sich allerdings zu erheblichen Teilen. Noch unbestätigt ist die These, dass in der linken Hirnhälfte mehr positive Gefühle verortet sind, in der rechten mehr negative.

Positive Gefühle, das leuchtet sofort ein, sind auf den ersten Blick weniger wichtig für das Überleben als die Furcht, die vor allem ein Warnsignal ist. Doch längerfristig gesehen spielt Wohlbefinden eine große Rolle für den Erhalt sozialer Beziehungen und somit die Kooperation unter Menschen. Ein Gefühl wie Freude, das einzig positive Grundgefühl, hilft zum Beispiel dabei, neue Fähigkeiten zu erwerben. Dabei gibt es eine Freude, die ganz natürlich aus uns herausfließt, und eine andere, die von außen hervorgerufen wird – zum Beispiel durch Lob. Doch die Art der Freude, die andere in uns erzeugen, das sagt auch die Lernforschung, ist naturgemäß flüchtiger.

Wir drücken Freude auf sehr unterschiedliche Weise aus – zum Beispiel mit einem Lächeln. Vielleicht machen Sie wie ich Yoga und werden von Ihrem Lehrer oder der Trainerin immer wieder mal ermahnt, nicht nur zu atmen, sondern auch das Lächeln dabei nicht zu vergessen. Wenn ich mich gerade anstrenge, das Gleichgewicht bei einem Asana nicht zu verlieren, dann fluche ich schon mal innerlich und bin versucht, eher die Zähne zusammenzubeißen. Aber wenn man es dann einfach tut, den Mund lockert und lächelt, dann spürt man sofort, wie die Entspannung noch viel weiter in den Körper fließt. Das geschieht sogar dann, wenn man bis eben kein Wohlbefinden empfunden hat.

Freude kann man also üben: Gezieltes Lächeln oder Lachen stimuliert Schaltkreise, die zum Beispiel dafür sorgen, dass Eiweißverbindungen (Neuropeptide) im Zentralnervensystem ausgeschüttet werden: Sie verbessern die Kommunikation der Nervenzellen und wirken stresslindernd. Jedes Lächeln sorgt auch dafür, dass die Wohlfühl-Neurotransmitter Dopamin, Endorphin und Serotonin in das Nervensystem entlassen werden. Sie sorgen dafür, dass der Blutdruck sinkt und das Herz ruhiger schlägt.

Lächeln führt dazu, dass wir von anderen Menschen als attraktiver empfunden werden. Bei den Betrachtern wird im orbitofrontalen Cortex eine Region aktiviert, die für sensuelle Befriedigung zuständig ist. Jemand, der angelächelt wird, fühlt sich im wahrsten Sinne des Wortes belohnt.

Lächeln ist auch ansteckend. Dafür sind Nervenzellen im Gyrus cinguli, einer Gehirnwindung im limbischen System, verantwortlich, die automatisch und für uns unmerklich anspringen. Versuchspersonen fällt es zum Beispiel schwer, beim Anblick einer lächelnden Person das Gesicht negativ zu verziehen – ihre Muskulatur bewegt sich immer wieder auf ein Lächeln hin. So hat die Evolution einen Mechanismus geschaffen, der sich selbst verstärkt und positive Gefühle so lange wie möglich lebendig erhält.

Eine aktuelle Metaanalyse, die 50 Jahre Emotionsforschung untersuchte, zeigte ebenfalls, dass der Gesichtsausdruck Einfluss auf unsere Gefühle hat. Die Wirkung sei zwar nicht so groß, dass man allein mit Lächeln ein glücklicher Mensch werden könne, betont

Nicholas Coles, einer der Forscher der University of Tennessee. Aber das Ergebnis zeige, dass es viele Feedback-Schleifen zwischen Körper und Gefühl gebe. Und es lohnt sich auch – das haben Sie jetzt sicher verstanden –, ab und zu mal ganz bewusst zu lächeln.

## Humor ist wichtig

Humor hat viel mit Lachen oder Lächeln zu tun, aber es ist kein Gefühl an sich, sondern die Fähigkeit zur Gelassenheit, die zu positiven Gefühlen führt und auch Heilung auslösen kann. Legendäres Beispiel: Anfang der 1970er-Jahre erkrankte der amerikanische Wissenschaftsjournalist Norman Cousins (1915–1990) an einer äußerst schmerzhaften Immunerkrankung des Knochengewebes, die damals schwer zu behandeln war. Die Ärzte gaben ihm nur geringe Überlebenschancen. Cousins recherchierte selbst und stellte fest, dass Depressionen eine negative Wirkung auf die Krankheit haben. Also, schloss er daraus, müsse doch Fröhlichkeit heilsam sein. Er zog vom Krankenhaus ins Hotel und sah sich täglich stundenlang lustige Filme an oder ließ sich witzige Bücher vorlesen. Nach jedem Lachanfall ließen die Schmerzen nach, irgendwann war Cousins wieder völlig gesund. Inzwischen hat sich eine Lachforschung entwickelt, die vieles an dieser Geschichte wissenschaftlich untermauern konnte.

Der Pariser Neurologe Henri Rubinstein, Autor des Buches *Heilkraft Lachen,* definiert das Lachen als »eine unwillkürliche Körperreaktion auf eine als angenehm empfundene Emotion«. Die gesamte Gesichtsmuskulatur wird einbezogen, aber auch Brustmuskeln und Zwerchfell sind aktiv. Der Darm wird massiert, die Bronchien weiten sich, die Stimmbänder vibrieren. Durch den intensivierten Gasaustausch in der Lunge reichert sich das Blut mit mehr Sauerstoff an. Rubinstein nennt das Lachen eine heilgymnastische Atemtherapie, mit der sich zum Beispiel auch Angst (mit flachem Atmen verbunden) behandeln lässt.

Lachen führt zu einem Abbau von Stresshormonen wie Kortikoiden und Katecholaminen. Das Immunsystem wird gestärkt: Die Zahl der T-Lymphozyten steigt an, die Aktivität und Anzahl der natürlichen Killerzellen ist erhöht, und Antikörper vermehren sich. Auch Gamma-Interferon, das die Zellen im Falle einer Virusinfektion ausschütten, ist im Blut nach Lachen vermehrt nachweisbar. Die Schmerzempfindlichkeit wird reduziert.

## Die Psychologie des Positiven

»Don't worry – be happy«, so einfach ist es natürlich nicht, und deshalb wird auch die Positive Psychologie für alle möglichen Ziele zweckentfremdet und überzeichnet. Doch die Grundlagen dieses Ansatzes, die der amerikanische Psychologe Martin Seligman in den 1990er-Jahren neu zusammenfasste, enthalten etwas ganz Wichtiges, das wir auch in der Naturheilkunde bzw. der Integrativen Medizin finden: Der Fokus wird von den Defiziten des Menschen auf seine Ressourcen verlagert. Wenn die Positive Psychologie also Menschen trainiert, diesen Perspektivenwechsel zu vollziehen, und ihre positiven Empfindungen dadurch stärken kann, dann ist das durchaus positiv auch für die Gesundheit.

Zum Beispiel sind positiv eingestellte Menschen unempfindlicher gegenüber einer Erkältung – denn das Immunsystem wird durch gute Gefühle gestärkt. In einem Experiment, in dem Probanden mit Schnupfenviren infiziert und dann unter Quarantäne beobachtet wurden, entwickelte die optimistische Gruppe entweder gar keine oder nur schwächere Symptome. Ein berühmtes Beispiel ist auch eine Studie an Nonnen, die beim Eintritt in das Kloster autobiografische Essays verfasst hatten. Sechzig Jahre später analysierten Forscher deren Inhalte und verglichen die Aussagen mit der Lebenserwartung. Das am meisten positiv eingestellte Viertel der Nonnen, stellte sich dabei heraus, lebte zehn Jahre länger als das psychisch anfälligste

Viertel. Das ist eine beeindruckende Zahl – Nichtraucher können gegenüber Rauchern nur sieben Jahre wettmachen. Eine positive Sicht auf das Leben verzögerte den Ausbruch des vollen Symptomenbildes bei HIV um 18 Monate, zeigt eine andere Studie. Auch das Schlaganfallrisiko sinkt.

Optimistisch zu sein bedeutet nicht, die negativen Seiten des Lebens zu ignorieren. Optimismus ist viel eher die Fähigkeit von Menschen, auch das Positive zu sehen und anzuerkennen. In der Arbeit mit unseren Patienten ist das ein ganz zentrales Ziel, und auch Sie können das lernen, wie ich Ihnen in Kapitel 9 und 10 zeigen werde.

# 3. Berührt werden: ein einzigartiges Gefühl

Neun von zehn Vätern sind bei der Geburt ihres Kindes im Kreißsaal dabei. Für uns Männer ist das ein existenzielles und wunderbares Erlebnis, das wir ohne die Schmerzen der werdenden Mütter erleben können. Doch Väter können auch ganz konkret therapeutisch wirksam werden – durch Berührung. Pavel Goldstein, ein israelischer Schmerzphysiologe an der Universität Haifa, hielt seiner Frau bei der Geburt ihrer Tochter die Hand, und das half ihr, wie sie ihm später sagte, enorm, um die Schmerzen der Wehen durchzustehen. Goldstein war stolz und beeindruckt, und er beschloss, dieses Phänomen an 22 weiteren Paaren zu untersuchen. So konnte er wissenschaftlich etwas nachweisen, das Sie vielleicht intuitiv für völlig einleuchtend halten: Wenn uns jemand die Hand hält – dann geht es uns gleich viel besser.

Aber warum? Goldstein konnte nicht nur belegen, dass der Körperkontakt Schmerzen lindert. Sogar der Herzschlag und die Atemzüge der Partner synchronisierten sich dabei. Das ist vielleicht die körperliche Erklärung für das nachweisliche Phänomen, dass soziale Unterstützung für unser Wohlbefinden wichtig und bei Krankheit heilsam ist. Das Gefühl der Geborgenheit wird hier durch das Spüren einer Berührung verstärkt, und das umso mehr, je vertrauter die Personen miteinander sind. Das reicht so weit, dass Hautkontakt wie Streicheln zum Beispiel bei Frühgeborenen den Stress durch notwendige medizinische Eingriffe (etwa Infusionsnadeln im Inkubator) mildert.

## Berühren heißt binden

Berührung und Kontakt zu empfinden ist der älteste Sinn der Welt und verantwortlich für unsere ersten Bindungen. Deshalb weinen Babys auch schnell, wenn man sie ablegt, obwohl man immer noch zu ihnen spricht und neben ihnen steht. Neugeborenen, die gleich Hautkontakt zu ihrer Mutter hatten, wird es dabei im wahrsten Sinne des Wortes warm ums Herz: Sie sind dadurch imstande, länger ihre Körpertemperatur zu halten, als wenn man sie in ein geheiztes Bettchen legen würde. Noch ein Jahr später werden sie weniger schnell frustriert sein und sich selbst besser beruhigen können als andere Altersgenossen. Frühchen haben es da schwerer, weil sie häufig ihre ersten Lebenstage in einem Inkubator verbringen müssen, wo sie nur über eine Schleuse von außen gestreichelt werden können. Doch wenn das geschieht, kann man den Erfolg noch zehn Jahre später messen: Sie haben bessere kognitive Fähigkeiten, sind weniger schnell gestresst und schlafen besser. Andersherum weiß man von Mäusen, die man von ihren Artgenossen trennt, dass sie antriebslos und depressiv werden. Auch wenn man Menschen und Mäuse nicht direkt vergleichen kann, zeigt auch das, dass stressreiche Ereignisse in der Kindheit die Anfälligkeit für spätere seelische Leiden erhöhen.

Ein berühmtes Experiment ist das von Harry Harlow (1905–1981), einem US-amerikanischen Psychologen und Primatenforscher in den 1960er-Jahren – er überschrieb seine Studie »The Nature of Love« (Vom Wesen der Liebe). Für junge Rhesusaffen ließ er aus Draht Ersatzmütter basteln – der eine Teil blieb nackt, aber erlaubte es, über ein Behältnis Milch zu saugen. Der andere Teil ließ die kleinen Äffchen hungrig, war aber mit kuscheligem Fell bespannt. Wurden die Affenkinder erschreckt oder gestresst, retteten sie sich immer zur Fellmutter und kuschelten dort. Für die damalige Entwicklungspsychologie war das ein sensationelles Ergebnis. Es stellte die herrschende Theorie auf den Kopf: Zum ersten Mal wurde erkannt, dass Zuwendung eine wichtige biologische Funktion erfüllt – und kein bloßer Luxus für »verzärtelte« Babys ist. Sie war in bestimmten Situationen sogar wichtiger als Nahrung.

Unser Tastsinn enthält unter anderem ganz spezielle Nervenleitungen – die C-taktilen Fasern. Sie sind langsamer als andere Hautrezeptoren, vermitteln Wahrnehmungen aus dem Inneren des Körpers, wie Schmerz oder Kälte, nach außen – und sie reagieren besonders auf Streicheln! Optimal wahrgenommen wird eine Berührung bei etwa 32 Grad – das entspricht der Temperatur unserer Fingerspitzen – und mit einer Geschwindigkeit von einem bis zehn Zentimeter pro Sekunde. Das klingt jetzt vielleicht wie eine Aufgabe aus dem Physiklehrbuch, doch wir wenden diese Regel intuitiv an, wenn wir jemanden streicheln. Die Wirkung lässt sich bis ins Gehirn verfolgen. Zum Beispiel wird dort Oxytocin ausgeschüttet, ein Hormon, das unter anderem die Bindung an einen geliebten Menschen verstärkt. Kinder, die weniger Liebe empfangen, produzieren als Erwachsene selbst weniger Oxytocin. Das kann ihre eigene Elternrolle erschweren, wenn es ihnen nicht gelingt, die Defizite aus ihrer Kindheit anderweitig zu kompensieren.

## Die Gummihand-Illusion

Wer oder was spürt eigentlich? Die Hand oder der Kopf? Wie schwer das auseinanderzuhalten ist, zeigt die Gummihand-Illusion. Das geht so: Man lege eine Gummihand auf den Tisch neben die echte Hand der Versuchsperson. Die lebendige Hand wird von einem Sichtschutz optisch abgeschirmt, sodass nur noch die Gummihand zu sehen ist.

Nun werden beide Hände mit einem Pinsel im selben Rhythmus gestreichelt, die Gummihand offen, die andere verdeckt. Nach einer Weile haben die Versuchspersonen den klaren Eindruck, dass die Gummihand, die sie sehen, zu ihrem Körper gehört – und sie zucken zusammen, wenn man dem unbelebten Objekt mit einem Hammer auf den Daumen schlägt.

Spüren beeinflusst also auch unser Körperbild, und mit solchen kleinen Tricks können wir sozusagen außerkörperliche Erfahrungen erzeugen – die im Übrigen bereits therapeutisch eingesetzt werden, um Wahrnehmungsstörungen zu behandeln. Laura Schmalzl vom Karolinska-Institut in Stockholm zum Beispiel behandelt Patienten mit starkem Phantomschmerz mithilfe eines Spiegels. Der vermittelt beispielsweise einer Frau, der die Hand amputiert werden musste, die Illusion einer gesunden Hand, die gestreichelt wird, während gleichzeitig jemand den Stumpf der abgetrennten Hand berührt. Das reduziert die teilweise sehr heftigen Phantomschmerzen, weil dem Gehirn eine intakte Hand »vorgespiegelt« wird. Der genaue Mechanismus des »Phantom-Spürens« ist uns allerdings noch nicht bekannt.

## Sich im anderen spiegeln

Gefühle bezeichnen also auch Wahrnehmungen und Empfindungen, die über unseren eigenen Körper hinausgehen. Das betrifft nicht nur Gummihände, sondern vor allem auch andere Lebewesen. An kleinen Kindern kann man das ganz deutlich sehen: Wenn eines weint, fängt ein anderes oft auch an, weil es mitfühlt. Evolutionär gesehen ist Empathie – also die Fähigkeit des Mitempfindens – von Vorteil. Wenn eines der Zebras in der Savanne ein Raubtier sieht und erschrickt, scheucht das sofort die ganze Herde auf.

Wenn wir also empathisch sind, gehen wir in Resonanz mit den Gefühlen eines anderen Menschen oder Tieres – Furcht, Trauer oder

Freude. Daran beteiligt sind bestimmte Nervenzellen in unserem Gehirn – die Spiegelneuronen. Entdeckt wurden sie in den 1990er-Jahren von einer italienischen Forschergruppe in Parma. Die Wissenschaftler wollten eigentlich herausfinden, wie im Kopf Bewegungen geplant werden. Deshalb platzierten sie eine haarfeine Elektrode im Gehirn eines Makaken und verfolgten, welche Nervenzellen feuerten, wenn es nach unterschiedlichen Gegenständen griff. Zufällig stellten sie fest, dass dasselbe Neuron bei dem Tier feuerte, als es nicht selbst, sondern einer der Forscher nach einer Rosine griff. Das Gehirn des Äffchens spiegelte, was der Mensch tat.

Wir müssen diese Fähigkeit erst lernen. Babys können sich selbst von ihrer Umgebung, zum Beispiel der Mutter, noch nicht abgrenzen. Doch wenn sie dann drei oder vier Jahre alt sind, fangen sie zum Beispiel an, ihre Mutter zu trösten, wenn diese traurig ist – sie nehmen ihr Gefühl wahr. Anfangs löste der Fund der Spiegelneuronen einen richtigen Hype in der Wissenschaft aus, und man glaubte, nun die Quelle des Mitgefühls im Kopf verortet zu haben. Heute sieht man das etwas sachlicher: Die wichtigste Aufgabe der Spiegelneuronen, die – in unterschiedlichem Ausmaß – auch viele Tiere besitzen, scheint darin zu liegen, Bewegungsmuster unbewusst zu analysieren und dadurch bereit zur Kooperation zu sein. Das funktioniert sogar dann, wenn die Handlungen von Robotern gespiegelt werden – wo Mitgefühl also keine Rolle spielen sollte. Trotzdem gibt es immer noch einige seltsame und bisher ungeklärte Phänomene: So reagieren Spiegelneuronen nicht auf Pantomimen oder bedeutungslose Gesten. In ihnen oder ihren Nervennetzen ist anscheinend genau einprogrammiert, was »echte« Gefühle sind.

Euphorie, aber auch viel Kritik – die Rolle der Spiegelneuronen, die man inzwischen auch in anderen als den motorischen Hirnregionen entdeckt hat, ist noch lange nicht vollständig aufgeklärt. Spiegelneuronen sind zwar eine Grundlage für soziales Handeln, aber sie selbst vermitteln noch kein Verstehen, sondern sind Teil eines mehrschichtigen Systems von Nervenzellen – erst dieses führt letztlich zu Empathie.

## Empathie zwischen Arzt und Patient

Mitgefühl ist eine der wichtigsten Motivationen, den Beruf eines Arztes zu ergreifen, doch im Laufe des Studiums nimmt die Empathie ab. Das liegt nicht nur an den Realitäten des Arbeitsalltags, wie etwa Zeitmangel, sondern auch daran, dass Mediziner lernen müssen, sich emotional zu distanzieren, um im Krisenfall entscheidungs- und handlungsfähig zu bleiben. Ich selbst bin froh, dass ich heute nicht mehr in meinem ursprünglichen Fachgebiet, der Intensivmedizin, tätig bin, wo es um schnelle Reaktionen und einen kühlen Kopf geht. In der internistischen Medizin und erst recht in der Naturheilkunde hat die Arzt-Patienten-Beziehung weit mehr Platz und auch Bedeutung für die Therapie.

Während man früher mehr rationale Nüchternheit von einem Arzt erwartete, hat Empathie in der modernen Medizin wieder einen hohen Stellenwert erhalten – auch aufgrund der Ergebnisse der Hirnforschung. Studien zeigen, dass Patienten, die ihren Arzt oder ihre Ärztin als einfühlsam empfinden, ihre Beschwerden genauer schildern, den Empfehlungen besser folgen (Adhärenz) und seltener unzufrieden mit der Behandlung sind. Auch körperlicher Kontakt des Arztes, der nichts mit der Therapie zu tun hat, eine leichte Berührung oder ein Händedruck, wird als angenehm empfunden. Und auch die Ärzte bleiben gesünder und äußern sich zufriedener über ihre Arbeit, wenn sie sich ihren Patienten persönlicher widmen können.

Ein Punkt, warum die Naturheilkunde so beliebt bei Patienten ist, ist sicher, dass sie mehr Kontakt zu Ärzten und auch den Pflegenden ermöglicht – mit ausführlichen Anamnesen, Gesprächen und Zuwendung, aber auch im Rahmen der Anwendungen, mit Wickeln, Auflagen, Kneipp-Behandlungen oder Massagen. Nach meiner eigenen Erfahrung ist es sehr wichtig, im Kontakt mit den Patienten zu bleiben, ihnen zu helfen, ihre aktuelle Befindlichkeit wahrzunehmen, und zu versuchen herauszubekommen, was hinter den Beschwerden liegen könnte – persönliche Lebenssituationen, biografische Muster. Hier das Beispiel einer Patientin.

## Fallbeispiel: Schutz, Hilfe und Zuwendung als Therapie

*Sabine G., 42, Ärztin, wegen einer seltenen neurologischen Erkrankung bei uns zur Behandlung, schildert, wie sie die Therapien wahrgenommen hat:*
*»Während des stationären Aufenthaltes waren der größte Effekt ein tiefes Zur-Ruhe-Kommen und das Gefühl, vertrauen zu können. Dies hat sich in der ersten Woche langsam aufgebaut und dann an Boden gewonnen. Der Kontrast zu den Erfahrungen in der ärztlichen Behandlung in den zwei Jahren zuvor war für mich das wichtigste Erleben. Das Gefühl, dass so ein kindlicher Wunsch nach Schutz und Hilfe und nach Zeit und Geduld durch eine junge Ärztin erfüllt wurde. Nach den Erfahrungen von Fehldiagnosen, falschen Einschätzungen und fehlender Kommunikation über meine seltene Erkrankung hat mir das, die ich ja selbst Ärztin bin, die Möglichkeit gegeben, loszulassen und der tiefen Erschöpfung nachzugeben. So viel erholsamen Schlaf erinnere ich zu keinem anderen Zeitpunkt in den vergangenen Jahren. Später war für mich sehr wichtig, dass auch der Chef, vom Urlaub zurück, regelmäßig und empathisch mit mir gesprochen hat, dass ich nicht als Problemfall (›Oje, eine Ärztin!‹) gesehen, sondern als denkender Mensch mit einer schweren Erkrankung ernst genommen wurde. Dies war auch im Kontakt mit den übrigen Ärzten heilsam. Alle anderen Elemente der Behandlung waren auch enorm wichtig,*

*vor allem das Berührtwerden, etwa durch die Massagen. »Heilsam«, das trifft meine Erfahrung in den zwei Wochen am ehesten, ein Wort aus alten Zeiten, eine heilsame körperliche und seelische Erfahrung.«*

Mein Kollege Tobias Esch, Professor am Institut für Integrative Gesundheitsversorgung und Gesundheitsförderung der Universität Witten/Herdecke, führte ein Forschungsprojekt »GAP – Glück in der Arztpraxis« am Krankenhaus Köln-Merheim durch. Er berichtet, dass Sucht, Depression und Selbstmordgefahr unter Medizinern zunehmen, wenn Empathie und das Erleben, sozial eingebunden zu sein, abnehmen. Ärzte, die hingegen lernen, empathiefähig zu werden, sind nicht nur zufriedener und gesünder, sondern auch ihren Patienten geht es dann besser. Chirurgen zum Beispiel, die ein Empathietraining bekommen haben, erzielen deutlich bessere Heilungserfolge nach der OP als andere.

Wenn ein Arzt einem Patienten ein Stethoskop auf die Brust setzt, erfährt er mehr als Herzschlag und Lungentöne – er baut eine Beziehung auf. Diese ist nicht nur für den Erfolg einer Behandlung wichtig, sondern sie kann auch die Diagnose verändern. Ärzte, die Körper noch leibhaftig in Augenschein nehmen, sie untersuchen, abtasten, abhören, und vielleicht darüber hinaus auch noch ihre Patienten schon längere Zeit kennen, bekommen ein Gespür für Diagnosen, die irgendwo zwischen das Raster der Daten fallen, die normalerweise erhoben werden. Und sie haben auch ein Ohr für noch so unbestimmte Gefühle der Patienten.

## Die Körperlosigkeit der Medizin

Der Berliner Internist Michael de Ridder sieht in der sinnlichen Entfremdung der Mediziner den Kern des Problems. Ärzte nämlich spüren nicht mehr – sie analysieren. Nur noch das Wort »Be-hand-lung«

zeugt von einer Tradition, in der Fühlen, Riechen, Schmecken und der Augenschein die wichtigsten Instrumente des Arztes waren. Früher, so erzählten es uns unsere Lehrer, setzte man sich bei einer Visite ans Bett, legte, während man ein Gespräch begann, als Erstes die Hand auf die Bauchdecke des Kranken. Und wusste damit gleich, wie es um Muskeltonus, Darmgeräusche, Körpertemperatur und Schweiß bestellt war. Heute stehen Mediziner in den meisten Kliniken am Fußende des Kranken, halten ein Datenblatt und diskutieren untereinander die Laborbefunde.

Noch gehören Tasten, Abhören und Abklopfen zur Grundausbildung, doch die meisten Ärzte vertrauen eher Messwerten und bildgebenden Verfahren. Selbst die Chirurgen, die Handwerker ihres Berufsstandes, kommen immer seltener mit Körpern in Berührung. Sie schneiden und nähen mithilfe von Lasern und Robotern, den Blick häufig eher auf einen Computerbildschirm gerichtet als auf den Patienten selbst. Der Arzt ist vom Hand- zum Kopfarbeiter geworden. Der Empathie tut diese Entfremdung von der eigenen sinnlichen Wahrnehmung nicht gut.

## Das Besondere der Hand

Eine Freundin erzählte mir von einem Erlebnis, das ihr selbst die Tränen in die Augen trieb. Zu Besuch auf einer Orang-Utan-Station im Zoo von Jakarta, durfte sie gemeinsam mit Tierpflegern eines der Gehege betreten und wurde von den dort lebenden Affenweibchen neugierig inspiziert. Eine Orang-Utan-Dame, beinahe so groß wie sie selbst, nahm ihre Hand, drehte sie um und tastete mit ihren warmen, langen Affenfingern ausgiebig die Innenfläche ab, wie eine Handleserin, während sie die Besucherin unverwandt anblickte. »Das war wie eine Prüfung«, sagte meine Freundin später. »Als das Ergebnis anscheinend positiv ausfiel, zog mich die Äffin zum Wasserhahn und wollte, dass ich den für sie öffne.« Sie war sehr berührt von der Unmittelbarkeit des Kontaktes: »Das ist schon sehr speziell«, sagte sie, »wenn einem ein Tier die Hand gibt.« Sie haben das vielleicht auch während der verheerenden Waldbrände 2019 in Australien gesehen: Die Koalabären sind von den rußigen Bäumen geklettert und haben sich in ihrer Angst dicht an die Menschen gedrängt. »Ein Koalabär war so verschreckt, er wollte meine Hand über eine Stunde nicht mehr loslassen«, erzählte eine Tierärztin der BBC.

Was ist das, was Hände so besonders macht? Studien zeigen zum Beispiel, dass leichte Berührungen mit der Hand dazu führen, dass Gäste in einem Wirtshaus mehr Trinkgeld geben oder auch der Empfehlung der Kellnerin folgen, was das Essen angeht. Man nennt das den »Midas-Effekt«, nach dem mythologischen König, bei dem der Sage nach alles zu Gold wurde, was er anfasste. Genau erklären können wir das nicht, aber ein Grund ist vermutlich, dass wir die Empfindung von physikalischer Wärme auch mit emotionaler Zuwendung, Sympathie und Wohlbefinden assoziieren. Das kennen Sie sicher auch: Manchmal, wenn ein Tag so richtig mies gelaufen ist, tut eine heiße Dusche einfach richtig gut!

Berührungen führen wie auch Kuscheln zur Ausschüttung von Botenstoffen, die in den Medien häufig etwas pauschal als »Glückshormone« bezeichnet werden. Gemeint ist eine Gruppe von Substanzen, die zum menschlichen Belohnungssystem gehören, unter anderem Endorphine, Opioidpeptide, die in der Hypophyse und im Hypothalamus von Wirbeltieren produziert werden. Im Bild eines Gehirn-Scanners kann man mithilfe einer Positronen-Emissions-Tomografie gut erkennen, wie diese Strukturen bei angenehmer körperlicher Berührung aktiv werden. Das entspannt und führt auch dazu, dass soziale und emotionale Reize gelassener verarbeitet werden. Dies ist eine der Erklärungen, warum das Handhalten während der Geburt die Wehen besser erträglich macht – es werden körpereigene Schmerzmittel freigesetzt.

## Social Distancing

Wie einschneidend es für unsere Psyche ist, wenn uns Berührungen untersagt werden, zeigt die Covid-19-Pandemie – mit Abstandsregelungen, Gesichtsmasken und Handschuhen. Plötzlich wird vielen Menschen bewusst, wie sehr ihnen Körperkontakt, und sei es nur ein Händedruck, abgeht. Dabei spielt auch eine Rolle, wie Berührung jeweils kulturell kodiert wird und akzeptiert ist – Italien, das besonders dramatisch von der Infektion betroffen war, ist nicht nur ein Land mit großen Familien, in denen häufig noch mehrere Generationen zusammenleben, sondern dort fassen sich Menschen auch viel häufiger an, es ist eine »taktile« Gesellschaft. In Puerto Rico, so eine Studie, berühren sich Liebespaare, die gemeinsam in einem Café sitzen, 180-mal in der Stunde, in Großbritannien aber kein einziges Mal. Sogar bei der deutschen Wiedervereinigung wurden anfangs Unterschiede zwischen der Lebensweise in West und Ost deutlich: Während die Wessis schnell mal »Hallo« sagten und weitereilten, waren die Ossis es gewohnt, einen Moment stehen zu bleiben und sich mit Nachdruck die Hand zu geben.

Berührung ist ein wichtiger Teil der sozialen Interaktion. Selbst bei der Videotelefonie, die durch die Pandemie stark an Bedeutung gewonnen hat, »fehlt eben doch die physische Nähe, von Berührung nicht zu reden«, sagte zum Beispiel die Neurowissenschaftlerin Rebecca Böhme, Assistenzprofessorin an der Universität Linköping in Schweden, in einem Interview. »Sie trägt ja nicht nur mit denen, die uns nahestehen, sondern auch mit Menschen, denen wir nicht so nahestehen, zur Kommunikation bei.«

Der Rückzug in die eigenen vier Wände während des Höhepunkts der Pandemie im Frühjahr 2020 führte weltweit zu einer Zunahme von Depressionen und Angstzuständen. Vor allem bei denjenigen, die bereits unter einer psychischen Krankheit litten, verstärkte sich diese durch die soziale Isolation. In den USA wies ein Brief des

Psychiatrischen Verbandes an den US-Kongress darauf hin, dass jeder dritte Amerikaner fürchte, Covid-19 und die notwendigen Maßnahmen zur Eindämmung könnten seine psychische Gesundheit beeinträchtigen.

In Deutschland erforscht unter anderem das Leibniz-Institut für Resilienzforschung in Mainz die psychischen Auswirkungen der Corona-Krise. Auch hier sorgten sich 37 Prozent einer Gruppe von Online-Befragten um ihre seelische Gesundheit. (Wie Sie Resilienz trainieren können, finden Sie auf Seite 158 ff.)

Das Phänomen der zunehmenden Kontaktlosigkeit könnte sich auch nach dem Abklingen der Covid-19-Pandemie fortsetzen. Wirtschaftsprognosen gehen davon aus, dass zu den mittel- und langfristigen Effekten der Gesundheitskrise der Trend zu einer »Low-Touch«-Economy gehört, in der kontaktlose Zahlungsmethoden, ein Rückgang von personalintensiven Dienstleistungssparten wie der Gastronomie (Lieferdienste statt Restaurant), Videokonferenzen statt Dienstreisen, mehr Roboter und Selbstbedienung usw. veränderte Konsumgewohnheiten fortschreiben werden. Das während der Pandemie gelernte Verhalten wird sich nicht wieder verlieren, so die Annahme. Berührung könnte auf diese Weise ein kostbares Gut werden.

### Erste Hilfe bei Social Distancing

In der Abgeschiedenheit und Isolation der Kontaktverbote können Sie mit Selbstfürsorge durchaus etwas Gutes für sich tun, was den Berührungsverlust zumindest physiologisch ein wenig wettmacht. Deshalb hier ein paar Tipps für diese und alle anderen Pandemien, die vielleicht noch auf uns zukommen:

- Machen Sie es sich unter einer Decke gemütlich, vielleicht mit einer Wärmflasche oder, wenn die Temperaturen es zulassen, in der Sonne! Der Körper »verbucht« einen Teil der physikalischen Wärme als emotionale Wärme.

- Das gilt auch für ausgiebiges warmes oder fast heißes Duschen oder ein Vollbad mit angenehmen Kräuterölen, etwa beruhigendem Lavendel oder Melisse (15 Minuten).
- Führen Sie Gespräche mit positiven, unterstützenden Menschen – das geht auch online!

## Heilsame Berührungen

»Be-handeln« – wer denkt bei diesem Wort noch an dessen Ursprung, das Handauflegen, das in alten Kulturen eine der wichtigsten Heilmethoden war. Äskulap, Sohn des Apoll und Gott der Heilkunst, soll zu den Träumenden niedergestiegen sein und sie durch seine Berührung gesund gemacht haben. Hippokrates berichtete von einer »geheimnisvollen Heilkraft«, die seinen Händen innewohne. Und Jesus soll nur durch seine Berührung Lahme gehend und Blinde sehend gemacht zu haben.

In der Neuzeit hat man versucht, diese bis dahin als göttlich geltende Heilkraft wissenschaftlich zu erklären. Franz Anton Mesmer (1734–1815), ein deutscher Arzt, erkannte, dass er bei seinen Patienten Schmerzen durch rhythmisches Streichen über ihren Körper lindern konnte, und erklärte sich das – seiner Zeit gemäß – mit der Kraft des Magnetismus. Für seine Kuren mit jener angeblichen Wirkkraft lud er zu magisch anmutenden Seancen: Die Kranken hatten im Kreis um einen mit Eisenspänen gefüllten Bottich zu sitzen und einander mit den Fingerspitzen zu berühren. Währenddessen ging Mesmer mit einem Eisenstab von einem zum anderen, wobei er alle mit starrem Blick in seinen Bann gezogen haben soll. Auf diese Weise soll er Lähmungen, Migräne, Asthma und Gicht kuriert haben. Seine Methode wurde – ohne die Eisenspäne – von Schülern weiterentwickelt, 1882 von der Pariser Akademie der Wissenschaften anerkannt und als »Hypnose« berühmt.

## Die Macht der Zuwendung

Das Handauflegen als Heilmittel ist in vielen Kulturkreisen eigentlich religiösen Ursprungs und kommt von der Segnung. Dieses symbolische Element existiert auch heute noch in der Medizin, es hat sogar großen Einfluss. Ich meine hiermit den Placebo-Effekt. Sie haben sicher schon davon gehört oder darüber gelesen: Ärzte und Pflegende, die Schmerzmittel verabreichen, lindern deutlich besser Schmerzen, als wenn dieselben Schmerzmittel automatisiert über einen Dosierautomaten (Perfusor) verabreicht werden. Der weiße Kittel bringt mehr Therapieerfolg als Straßenkleidung, und sogar dann, wenn der Patient weiß, dass die Tabletten nur aus Zucker bestehen, helfen sie, wenn der Arzt ankündigt, dass es Aussichten auf eine positive Wirkung gibt. Ted Kaptchuk, Professor für Globale Gesundheit und Sozialmedizin an der Harvard Medical School, hat das an Patienten mit Reizdarm untersucht. Sie könnten es mit einem Medikament versuchen, das zwar keinen Wirkstoff enthalte, aber auch nebenwirkungsfrei sei und in vielen Fällen schon geholfen habe, erzählte er den Betroffenen. Das ist auch völlig richtig: Wenn man Menschen ein sogenanntes Scheinmedikament verabreicht, reagiert ungefähr ein Drittel so, als hätte es einen Wirkstoff eingenommen.

Bei alldem sind positive Erwartung und Zuwendung entscheidende Faktoren. Kaptchuk beschreibt deshalb auch den Placebo-Effekt als »eine Handlung, in der fürsorgliche Zuwendung verbunden mit Hoffnung zu einem klinischen Ergebnis führt«. Aber es gibt auch ein biologisches Korrelat: Ein Enzym namens COMT beeinflusst im Gehirn den Spiegel an Dopamin, eines Botenstoffs, der für Motivation und Belohnung wichtig ist. Je nachdem, wie viel COMT dem Organismus zur Verfügung steht, sind Menschen mehr oder weniger empfänglich für den Placeboeffekt. Auch konventionelle Medikamente haben alle einen relativ hohen Placebo-Anteil: Bei rund 30 bis 50 Prozent der Patienten hilft ein Scheinmedikament genauso gut.

Verantwortlich dafür ist ein Genabschnitt namens rs4680, der zwischen unterschiedlichen Menschen stark variiert. Rund ein Drittel der Bevölkerung spricht sehr stark auf Zuwendung an, ein weiteres Drittel weniger stark und der Rest kaum oder gar nicht. Placebo-Forscher wie Manfred Schedlowski von der Universität Duisburg-Essen plädieren dafür, die Scheinmedikamente nicht nur als mögliche Alternative zu herkömmlichen Wirkstoffen in Betracht zu ziehen, sondern auch die bisherigen Erkenntnisse über die Wichtigkeit des Rituals in der Medizin zu nutzen. Damit lasse sich auch die Wirksamkeit herkömmlicher Medikamente weiter verbessern.

## Massage als Therapie

Das Bedürfnis nach Berührung ist groß, denn sie gehört zu den Grunderfahrungen unseres Lebens. Das Fehlen von Berührung oder ihr Missbrauch machen deshalb oft krank. Es ist kein Zufall, dass zum Beispiel viele psychiatrische Erkrankungen etwas mit negativer Körpererfahrung zu tun haben – entweder mit traumatischer wie durch Schläge, Missbrauch oder Folter – oder mit einem Mangel an empathischer Berührung. Massagen oder andere Körpertherapien können hier hilfreich sein – sie verbinden das körperliche Spüren mit dem seelischen Empfinden. Ich habe selbst eine Ausbildung als Masseur während meiner Wehrdienstzeit als Sanitäter gemacht und war immer wieder beeindruckt, welche Wirkung man damit erzielen kann.

Auf eine völlig andere Weise, als Lehrbücher es vermitteln können, lernte ich tastend den menschlichen Körper kennen. Später half mir das Massieren dabei, mein Studium zu finanzieren, und ich praktizierte auch Shiatsu, eine japanische Druckpunktmassage, die in Asien als Selbsthilfe von Laien eingesetzt wird. An unserer Klinik setzen wir häufig Schröpfkopfmassagen oder auch GuaSha ein, eine chinesische Schabemassage und Reiztherapie, die Botenstoffe im Unterhautgewebe aktiviert und so besonders bei Schmerzen hilfreich ist.

Massage wird in der Öffentlichkeit häufig als Wellness verstanden, aber das ist sie nicht. Als manuelle Behandlung ist sie eine der ältesten Therapien der Welt. Soweit wir wissen, wurde sie systematisch zum ersten Mal in der traditionellen chinesischen Medizin vor über 5000 Jahren eingesetzt. In historischen Schriften wird erwähnt, dass ein »Reiben« der Gliedmaßen gegen Erkältungen helfen, die Organe besser versorgen und Schmerzen lindern solle. Einen besonders hohen Stellenwert hat die Massage in der klassischen indischen Medizin, dort gehört sie, in Kombination mit heilsamen Ölen, zum therapeutischen Standardrepertoire. Hippokrates forderte, dass ein guter Arzt auf jeden Fall das »Reiben« beherrschen müsse. Als Prävention gegen Krankheiten schlug er vor, sich jeden Tag ein Bad und eine Ölmassage zu gönnen. Der römische Arzt Galen, der unter anderem auch als Gladiator-Arzt tätig war, ließ die Kämpfer vor ihren Auftritten massieren. Er verfasste mehrere Bücher über die unterschiedlichen Techniken.

Doch nach dem Untergang der antiken Kultur und unter dem körperfeindlichen Einfluss der katholischen Kirche war die Massage einige Jahrhunderte lang tabu, bis sie in der Renaissance erneut auflebte. So setzte sie der Pariser Wundarzt Ambroise Paré (ca. 1510–1590), ein ganz wichtiger Wegbereiter der modernen Chirurgie, nach Operationen erfolgreich zur besseren Wundheilung ein. In anderen Kulturen war sie nie verschwunden: Der Weltensegler James Cook (1728–1779) schrieb in seinen Tagebüchern, wie er auf Tahiti vom Hexenschuss geheilt wurde, als ihn mehrere Frauen gleichzeitig massierten (die Synchronmassage wird auch im Ayurveda praktiziert und scheint einen speziellen Einfluss auf das Nervensystem zu haben). Zu Beginn des 19. Jahrhunderts legte dann der schwedische Turner Per Hendrik Ling (1776–1839) die systematische Grundlage vieler moderner Massagetechniken.

Sigmund Freud (1856–1939) war einer der ersten Ärzte der Moderne, der gezielt eine Verbindung zwischen körperlichem und seelischem Empfinden herstellte: Er empfahl die Massage zur Behandlung der Hysterie, damals ein Sammelbegriff für unterschiedliche psychische bzw. psychosomatische Symptome. Sein Schüler und späterer Kontrahent Wilhelm Reich (1897–1957) hatte die Theorie, dass verhärtete Muskulatur (»Körperpanzer«) einen negativen Einfluss auf die Lebensenergie und damit auch die Psyche habe. Als er aber versuchte, seelische Leiden mithilfe von manuellen Techniken und Atemübungen zu behandeln, stieß das auf allgemeine Empörung: Ein Nervenarzt habe nichts am Körper zu suchen. Ein Teil der reichschen Thesen ging später in die Bioenergetik ein, eine körperbezogene Psychotherapie.

Durch manuelle Manipulation kann man die verschiedensten therapeutischen Effekte erzielen – durch Stechen, Streicheln, Klopfen, Kneten oder Reiben. Dabei werden auch die Reflexzonen aktiviert, die über Nervenbahnen weit entfernte Regionen des Körpers miteinander verschalten. Elisabeth Dicke (1884–1952), eine deutsche Physiotherapeutin, entwickelte auf dieser Grundlage 1929 die Bindegewebsmassage. Massagen, und dazu gibt es ausreichend wissenschaftliche Evidenz, lindern Angst und Depression, Stress und Fatigue – chronische Müdigkeit – bei Krebs. In den USA sind sie das am häufigsten genutzte Naturheilverfahren in der Klinik. Jeder fünfte Krebspatient wird zur Linderung der Nebenwirkungen seiner onkologischen Therapie und zur Verbesserung der Lebensqualität massiert. Die amerikanische Kinderärztin und Psychiaterin Tiffany Field, Professorin an der University of Miami School of Medicine, konnte zeigen, dass Massagen die Entwicklung von Frühgeborenen unterstützen und ihren Müttern helfen, falls nach der Geburt eine Depression auftritt.

Was ist für diese wohltuenden Effekte verantwortlich? Eine Erklärung ist, dass Massage die Aktivität des autonomen Nervensystems von (anregenden) sympathischen Reizen zu (beruhigenden) parasympathischen Reizen umschaltet. Außerdem scheint die intensive Berührung einigen Studien zufolge Einfluss auf den Botenstoffhaushalt des Körpers zu haben – sie führt zur Ausschüttung von Serotoninen, Endorphinen und Oxytocin.

## Fließend: Psyche und Soma

Wir machen in der Naturheilkunde die Erfahrung, dass körperliche Berührung sehr häufig seelische Prozesse anstößt, nicht immer unbedingt sofort, aber Stück für Stück – und manchmal, zum Beispiel als Folge der Neuraltherapie, entlädt sich eine seelische Blockade völlig unerwartet und spontan. In der Fachsprache nennt man das »emotional release«. Und in der Folge verschwinden dann nicht selten auch die körperlichen Beschwerden, oder sie werden zumindest deutlich gelindert.

Eine mögliche Verbindung von Körper (Soma) und Psyche liegt in der Theorie von der Grundregulation, die der österreichische naturheilkundliche Arzt Alfred Pischinger (1899–1982) in den 1950er-Jahren aufstellte. Er beschrieb das Bindegewebe als eine Art Ökosystem aus Zellen und der sie umgebenden Flüssigkeit, die durch eine Matrix aus verschiedenen Eiweißen gefiltert wird. Dieses Sieb verbindet das Bindegewebe über Nervenfasern mit dem Zentralnervensystem und dem Drüsensystem des Körpers bis ins Gehirn. Störungen wie Entzündungen oder Ablagerungen im Bindegewerbe beeinträchtigen sowohl das Abwehrsystem – über die Immunzellen, die in der Flüssigkeit leben – als auch den Elektrolythaushalt des Körpers. Diese von Pischinger beschriebene Extrazelluläre Matrix (ECM) gilt in der Naturheilkunde als wichtiger Mittler zwischen psychischen und somatischen Prozessen. Denn letztlich postuliert seine Theorie, dass es keine körperliche Erkrankung ohne psychische Beteiligung gibt und umgekehrt. Und sie könnte einen Teil des

Zusammenhangs zwischen Psyche, Körper und Abwehrsystem erklären, der in der Psychoneuroimmunologie untersucht wird.

Das Konzept der Grundregulation konnte sich in der Schulmedizin nie wirklich durchsetzen und wurde häufig belächelt. Doch im Frühjahr 2018 berichtete das renommierte Wissenschaftsjournal *Nature*, amerikanische Forscher hätten eine »bisher unbekannte anatomische Struktur« im Bindegewebe entdeckt – eine stützende Matrix, in der Kollagenbündel und Lymphgefäße lägen, welche durch eine alles umspülende Flüssigkeit verbunden seien.

# 4. Hochspannung durch Stress

## Die zwei Gehirne

David Servan-Schreiber (1961–2011), der früh verstorbene französische Neurologe und Psychiater, schreibt in seinem Buch *Die neue Medizin der Emotionen*: »Die Bedeutung, die mit Stress verbundenen seelischen Störungen in der westlichen Gesellschaft zukommt – darunter Depressionen und Angstzustände – ist bekannt. Die Zahlen sind alarmierend.« Stress sei in drei von vier Fällen die eigentliche Ursache für Arztbesuche, führt er weiter aus, und die am häufigsten eingesetzten Medikamente zielten alle auf Symptome, die durch Stress verursacht würden. Um dem etwas entgegenzusetzen, müsse man also eine ganz neue Art von Medizin entwickeln, eine, welche die Selbstheilungsmechanismen im Kopf anspricht und nutzt. Das wichtigste Vehikel dabei: die Emotionen.

David Servan-Schreiber hat unsere Essener Klinik besucht, und es war sehr spannend, viele Parallelen zwischen seiner und unserer Arbeit zu entdecken. Wir diskutierten Erklärungen dafür, warum naturheilkundliche Therapien, häufig mit körperlichen Reizen verbunden, so grundsätzlich Wirkung zeigen – indem sie nämlich, als ganzheitlicher Ansatz, auch an die Gefühlsebene rühren. Unser französischer Gast war sehr interessiert an dem, was wir bei unseren Patienten mit körperbezogenen naturheilkundlichen Therapien erreichten, aber auch mit der Mind-Body-Medizin, einem Ansatz, der den Einfluss von Geist und Psyche auf den Körper nutzt, um gesundheitsförderndes Verhalten zu stärken.

Aber er war damals schon gezeichnet von seinem Gehirntumor, einem Rezidiv, das er kein zweites Mal besiegen würde. Er ist 2011 verstorben. Was bleibt, ist sein beeindruckender therapeutischer Ansatz, der das »emotionale Gehirn« in den Vordergrund stellt, den innersten Kern, den entwicklungsgeschichtlich ältesten Teil. Schmerzliche Eindrücke, das ist auch die Erfahrung mit unseren Patienten, werden mithilfe naturheilkundlicher Therapien bewusst, und man kann sie dann quasi »umpolen« – die Patienten können sie in die Gegenwart einbringen und lernen, damit umzugehen. Sie sind nicht länger gefesselt an Gefühle, die in der Vergangenheit liegen, an der sie naturgemäß nichts ändern können. »Das emotionale Gehirn«, schreibt Servan-Schreiber, »verfügt über natürliche Mechanismen der Selbstheilung: die angeborene Fähigkeit, wieder zu Harmonie und Wohlbehagen zu finden; sie sind anderen Mechanismen der Selbstheilung des Körpers vergleichbar, etwa der Vernarbung einer Wunde oder der Überwindung einer Infektion. Verfahren, die auf den Körper einwirken, nutzen diese Mechanismen.«

## Symptome ohne körperliche Erklärung

Das kognitive, rationale Gehirn, das Bewusstsein schafft und der Außenwelt zugewandt ist, ist seinem Counterpart, dem emotionalen Gehirn, nur scheinbar überlegen. Denn enger mit dem Körper verbunden ist dieses unbewusste Innere des Gehirns, das – immer aufs Überleben bedacht – reflexhaft reagiert. Die Nervenzellen sind hier nicht, wie beim Bewusstsein, in komplexe Schichten und Netzwerke geordnet, sondern miteinander verschmolzen. Dieses limbische System erhält ununterbrochen Informationen aus allen Körperregionen – über Atmung, Herzrhythmus, Hunger, Schlaf, Hormone und die

Tätigkeit des Immunsystems. Und weil das so ist, kann man auch über körperliche Veränderungen – zum Beispiel eine andere Atmung oder bestimmte Augenbewegungen – viel besser auf dieses zentrale Gehirn Einfluss nehmen als über Sprache und Gedanken.

Unter großem Stress übernimmt das innere limbische Gehirn die Kontrolle – denn die Evolution gibt dem Großhirn keine Zeit, um über Entscheidungen lange nachzudenken. Adrenalin legt das kognitive Gehirn lahm, und es kommt zu einer Art emotionalem Kurzschluss: Der Herzschlag beschleunigt sich, der Puls rast, der Magen verkrampft sich, Schweiß bricht aus. Ist der Stress milder, kann das Bewusstsein die Aufmerksamkeit regulieren und die gefühlsmäßigen Reaktionen dämpfen. Es kann aber auch sein, dass die unangenehmen Erfahrungen in einem Teil des Gehirns eingeschlossen werden, wo sie nicht mehr bewusst gespürt werden. Häufig sind solche traumatischen Erfahrungen mit Krankheitssymptomen verknüpft, ohne dass wir diesen Bezug realisieren. Das heißt, wir reagieren dann mit Verkrampfungen oder anderen körperlichen Reaktionen auf einen Stressreiz, den wir längst vergessen haben und auch nicht mehr wahrnehmen. Wir produzieren Symptome, für die es keine wirkliche Erklärung gibt.

Tatsächlich lassen sich bei 40 bis 50 Prozent der Menschen, die ihren Hausarzt aufsuchen, keine körperlichen Ursachen ihrer Beschwerden finden. Der Brustkorb tut vielleicht weh, aber in 90 Prozent der Fälle steckt kein physisches Problem dahinter. Auch Kopfschmerz hat zu 80 Prozent keine organische Ursache, wie meine Mitarbeiterin Heidemarie Haller das in einem umfangreichen Review analysiert hat. Früher hätte man solche Patienten vielleicht für Hysteriker gehalten oder für Menschen, die sich per Krankschreibung ein paar Tage Ruhe vom Arbeitsplatz verschaffen wollten. Heute versteht man das viel eher als psychosomatisches Phänomen, als eine Art Körperstörung unserer Gesellschaft.

Wenn die Psyche körperliche Spuren hinterlässt

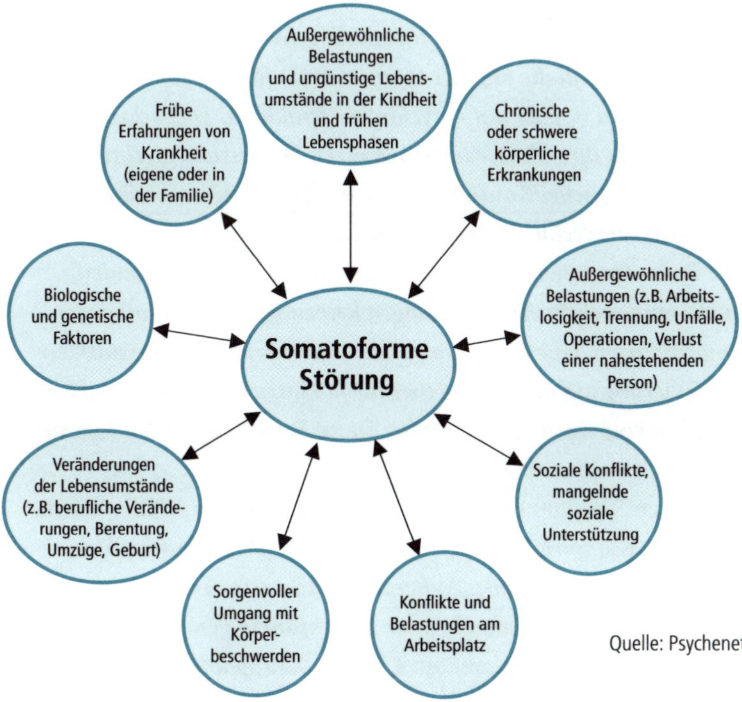


Quelle: Psychenet

Somatoforme Störungen sind krankheitsähnliche Zustände, die aber keine eindeutig Ursache haben wie etwa Bakterien oder Viren. Stattdessen werden sie durch Belastungen oder Konflikte ausgelöst.

## Fallbeispiel: Stress und Reizdarm

*Der Reizdarm ist ein sehr unangenehmes Syndrom, von dem wir nicht einmal wissen, ob es sich dabei um ein bestimmtes umschriebenes Krankheitsbild handelt oder um verschiedene Ursachen, die sich alle gleich oder ähnlich äußern. Die Patientin, eine Supermarktkassiererin Mitte 50, hatte seit rund fünf Jahren Probleme mit ihrem Darm, mal Verstopfung, mal das Gefühl, Durchfall zu bekommen – die Symptome*

*reichten von einem anhaltenden Völlegefühl bis hin zu Krämpfen und Blähungen. Die Frau musste immer wieder ihre Arbeit an der Kasse unterbrechen und bekam deshalb Schwierigkeiten mit ihrem Arbeitgeber, denn die hinzugezogenen Ärzte fanden keine organischen Ursachen und tippten auf »psychische« Probleme. Das belastete die Frau sehr, da ihre Mutter unter schweren Depressionen gelitten hatte. Ein psychologisches Konsil lehnte sie ab. Ein Gastroenterologe diagnostizierte schließlich einen »Reizdarm«.*
*Die Patientin entwickelte große Angst, an Darmkrebs zu leiden, auch wenn mehrfache Spiegelungen keinen Hinweis darauf gaben. Empfehlungen, eine darmschonende Diät einzuhalten, verstärkten die Fixierung auf den Bauch eher noch. Hinzu kamen diverse Stresssignale – eine wachsende Unruhe, die zu Schlaflosigkeit und wiederkehrenden Kopfschmerzen führte.*
*Mit diesen Symptomen kam sie schließlich in unsere Klinik. Warme Auflagen, Kümmelölmassagen und Heilkräutertees brachten eine Linderung der Symptome. Außerdem machte sie in der Klinik die Erfahrung, dass sie – mit ein paar Einschränkungen – durchaus mehr essen konnte als nur Schonkost. Unsere Ökotrophologin erarbeitete mit ihr einen Ernährungsplan mit mediterraner Vollwertkost.*
*In der Ordnungstherapie wurde besprochen, welche stressfördernden Faktoren den Alltag der Patientin beschwerten und was sie dagegen tun könnte. Am wichtigsten waren das Thema Angst und die Erfahrung, mithilfe von Visualisierung und Atemübungen darauf selbst Einfluss nehmen zu können.*

## Die Chemie der Gefühle

Wie psychische Traumata zu körperlichen Reaktionen führen, hängt mit einem komplexen Regelsystem von Botenstoffen zusammen, in dem Psyche, Nerven, Abwehrsystem und Hormone eine wichtige

Rolle spielen. Am Anfang jedoch steht immer eine Stressreaktion. Wir hatten uns ja schon mit Furcht als einem der Urgefühle beschäftigt (siehe Seite 29 ff.). Was hat nun Stress damit zu tun? Um das zu verstehen, müssen wir uns an dieser Stelle ein wenig mit der Chemie der Gefühle befassen.

Menschen haben eine unterschiedlich hohe Schwelle, ab wann sie etwas als Bedrohung wahrnehmen. Wer sehr empfindsam auf Belastungen und Reize reagiert, bei dem wird schnell der Hypothalamus aktiviert – das oberste Regulationszentrum für alle vegetativen und endokrinen (von Drüsen gesteuerten) Vorgänge. Er kontrolliert Atmung, Kreislauf, Körpertemperatur, Sexualverhalten sowie die Flüssigkeits- und Nahrungsaufnahme.

## Die schnelle Stressantwort

Als Folge produzieren der Mandelkern (Amygdala), das Angstzentrum im Gehirn, und der Hippocampus einen Stoff, der Corticotropin-freisetzender Faktor (CRF) heißt, ein Peptid (Eiweißmolekül). Als entscheidender Teil einer schnellen Stressantwort unterdrückt CRF langes Nachdenken, erhöht die Wachsamkeit und erzeugt in höherer Konzentration Furcht (was den Fluchtinstinkt stärkt). Gleichzeitig wird der Neurotransmitter Noradrenalin in vielen Hirnregionen freigesetzt und wirkt dort als Verstärker der Kommunikation zwischen den Nervenzellen. Das erhöht die Alarmbereitschaft und erleichtert emotionales Lernen.

Noradrenalin wird aus dem Botenstoff Dopamin synthetisiert und entweder als Hormon über das Nebennierenmark in das Blut oder als Neuromodulator im Gehirn freigesetzt. Das geschieht immer dann, wenn das Gehirn etwas Neues registriert, unabhängig davon, ob es ein positiver oder ein negativer Reiz ist. Es fokussiert seine Aufmerksamkeit auf das Unbekannte. Das funktioniert am besten in einem Zustand entspannter Wachsamkeit.

Gestresste Menschen haben deshalb eher Schwierigkeiten, sich zu konzentrieren – ihre Aufmerksamkeit wandert im schnellen Wechsel zwischen verschiedenen Reizen hin und her. Das sind dann zum Beispiel die vielen Gedanken, die im Kopf miteinander »rangeln«, wenn man versucht, eine Entspannungsübung zu machen oder zu meditieren – das kennen Sie vielleicht aus eigener Erfahrung. Evolutionär macht diese Reaktion des Gehirns Sinn, weil es im Alarmzustand in Windeseile unterschiedliche Handlungsoptionen durchgehen kann, um einer akuten Bedrohung zu begegnen.

Zum Problem wird das jedoch bei chronischem Stress. Noradrenalin hemmt dann nämlich diejenigen Zonen des Gehirns, die sich mit der Abwägung und Bewertung befassen, der Organismus schaltet um – er aktiviert die Amygdala, unser Instinktgehirn, und löst automatische Reaktionen aus, zum Beispiel die Anspannung der Muskeln. Das kann dann auf Dauer Schmerzen verursachen oder zu Blockaden oder anderen Symptomen führen.

## Wenn die Belastung chronisch wird

In einer zweiten, langsameren Stressreaktion kommt die Hypothalamus-Hypophysen-Nebennierenrinden-Achse, kurz HPA-Achse, ins Spiel. Sie führt zur Ausschüttung von Glucocorticoid-Hormonen, vor allem Cortisol. Diese Substanz produzieren wir regelmäßig, sie hilft uns zum Beispiel täglich beim Wachwerden, indem sie jeden Morgen den Stoffwechsel und das Gehirn aktiviert. Doch bei Stress werden weit größere Mengen ausgeschüttet. Die HPA-Achse wird vor allem bei anhaltenden körperlichen und sozialen Belastungen aktiviert – zum Beispiel bei Familienkonflikten, Mobbing, Trennung oder Zurückweisung. Ein anhaltend hoher Cortisolspiegel – als Folge von chronischem Stress – kann Nervenzellen schädigen und die Bildung neuer Nervenzellen unterdrücken.

## Negative Gefühle und ihre körperlichen Folgen

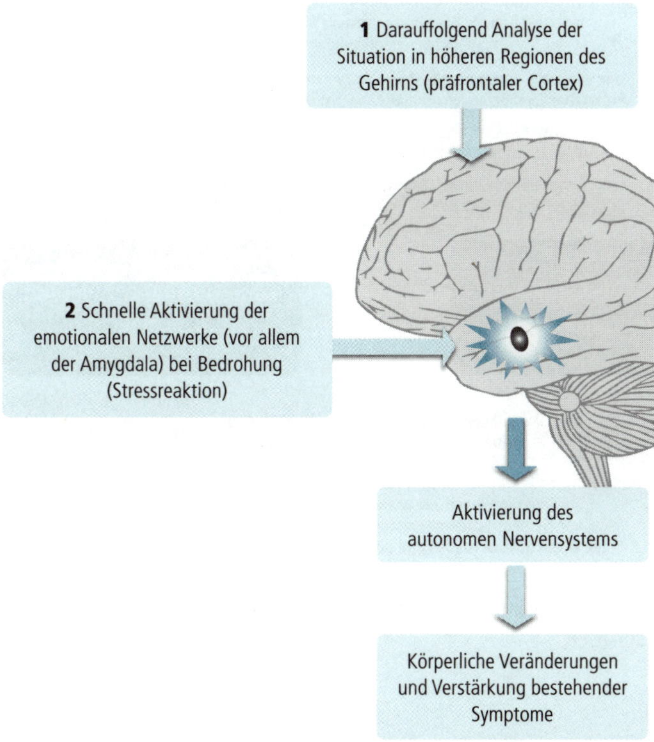


Cortisol senkt die Menge des produzierten Neurotransmitters Serotonin, eines Botenstoffs, der sich stark auf unsere Stimmung und unsere psychische Befindlichkeit auswirkt. Ein Mangel ruft Depression, Ängstlichkeit und Risikoangst hervor. Die Betroffenen erfahren die Welt bedrohlicher als andere – bei Männern schürt das die körperliche Gewalt, bei Frauen führt es eher zu Schuldgefühlen. Bei beiden Geschlechtern aber fördert es die Depression, weshalb ein Teil der Antidepressiva hier ansetzt: Die Serotonin-Wiederaufnahmehemmer (SSRI) zielen darauf ab, die Konzentration des Neurotransmitters im Gehirn so lange wie möglich stabil zu halten – bevor die Substanz wieder von den Synapsen aufgenommen wird.

## Der Kreislauf von Psyche und Soma

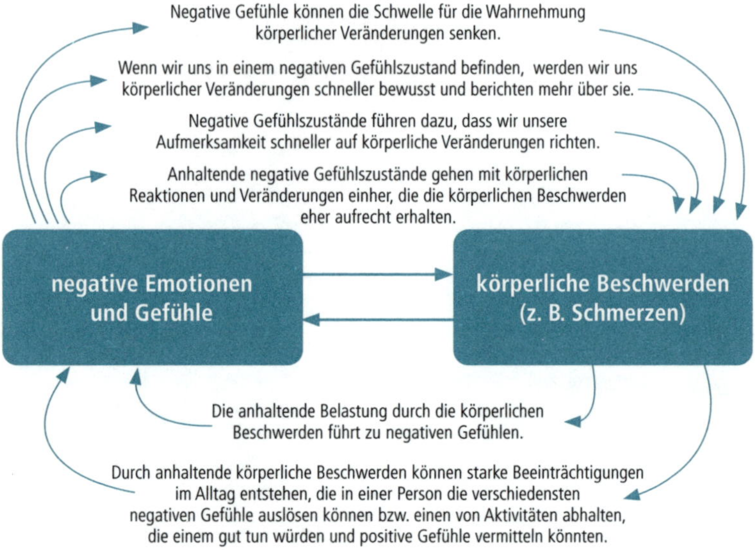


Wie eine Negativspirale können sich negative Gefühle und körperliche Symptome gegenseitig anheizen.

Welche Art von Persönlichkeit wir werden, hängt zwar nicht ausschließlich, aber auch von unserem Serotoninhaushalt ab, und der wiederum wird von verschiedenen genetischen Faktoren geprägt. Auch das Risiko psychischer Erkrankungen hängt damit zusammen. Liegt eine kurze Form eines bestimmten Chromosomen-Abschnitts vor, ein S-Allel, dann wird weniger von einem Transportprotein im Gehirn synthetisiert, das für die Verteilung des Serotonins zuständig ist. Wer davon betroffen ist, ist unter Umständen ängstlicher, reagiert sensibler auf bedrohliche Reize, spürt Stress schneller und tendiert eher als andere zu Depression oder Reizbarkeit. Welche weiteren Faktoren notwendig sind, damit das so ist, darüber wird noch spekuliert. Denn auch die soziale Umwelt spielt eine große Rolle: Im Tierversuch kann man sehen, dass zum Beispiel Nager, die von ihrer Mutter getrennt aufwuchsen, einen veränderten Serotoninhaushalt haben, und Ähnliches lässt sich auch bei misshandelten und traumatisierten Kindern ablesen.

Diese Wechselwirkung von erblichen Faktoren und sozialem Umfeld – die berühmte Frage nach »nature or nurture« – ist natürlich komplex. So kann ein kurzes S-Allel anscheinend durch eine liebende Mutter weitgehend kompensiert werden, während Kinder mit einem langen L-Allel diese Unterstützung in weit geringerem Maße benötigen, weil sie weniger abhängig von Zuwendung sind. Dafür sind sie anfälliger für Gefühllosigkeit und Narzissmus.

## Zuwendung und Belohnung

Welche Stresstoleranz ein Mensch hat, wird stark von seinem Erleben in der Kindheit geprägt. Vor allem in den ersten Lebensjahren wird das Ansteigen des Cortisolspiegels durch die elterliche Fürsorge stark gebremst. Fehlt diese Zuwendung aber, zum Beispiel bei Kindern im Heim oder nach Missbrauch, dann wird in ihnen eine Überempfindlichkeit für Stress angelegt, die sie ein Leben lang als Prädisposition begleitet.

Auf das körpereigene Belohnungssystem wirkt ein Stoff, der aus einer Aminosäure (dem Tyrosin) aus der Nahrung (zum Beispiel Nüssen und Kernen, Seefisch) synthetisiert wird. Er heißt Dopamin, und er bereitet den Organismus auf Befriedigung vor – was die Motivation zum Handeln stärkt. Gegenspieler zum Dopamin ist das Serotonin – ist sein Spiegel hoch, dann wird die Aktivität eher gebremst. Es dämpft und beruhigt die Handlungsbereitschaft. Das kann bis zur Starre reichen – im Tierreich kennen wir das vom Totstellreflex.

Schließlich ist da noch als wichtiger Botenstoff das Oxytocin. Dieses Hormon erfüllt sehr viele und sehr unterschiedliche Funktionen. Es ist für den Geburtsvorgang und die Milchsekretion wichtig, hat aber auch psychische Auswirkungen. Es wird im Hypothalamus gebildet und gelangt von dort über die Hypophyse ins Blut. Gleichzeitig erreicht es über die Gehirn-Rückenmarksflüssigkeit größere Bereiche des Gehirns, was seine Wirkung verstärkt und möglicherweise verlängert. Es fördert die Freisetzung von Serotonin und hemmt das Stresshormon Cortisol. Möglicherweise hat dies die Funktion, die Ablehnung des Neugeborenen zu verhindern. Als »Bindungshormon« verstärkt Oxytocin die Fürsorge der Eltern. Der Spiegel im Blut von Eltern und Kind ist dann deutlich erhöht.

Interessant ist, dass der Oxytocin-Gehalt unter anderem davon abhängig ist, wie lange die Mutter Augenkontakt mit ihrem Kind hat bzw. der Vater sich mit dem Kind beschäftigt. Auch jede Form des Tröstens erhöht den Oxytocinspiegel, weshalb zum Beispiel auch Streicheln die Ausschüttung von Stresshormonen reduziert (siehe Seite 41ff.).

Das Oxytocin gibt es auch als Nasenspray (bitte nur nach Rücksprache mit Arzt oder Ärztin verwenden). Studien zeigen, dass es, als Medikament verabreicht, die Streitlust bei Erwachsenen mildert und die positive Kommunikation fördert. Der Kampf-oder-Flucht-Instinkt wird gebremst, das schützende und beruhigende parasympathische Nervensystem wird hingegen gestärkt. Oxytocin fördert soziales Verhalten, Einfühlungsvermögen, Vertrauen und Empathie – allerdings nicht allein, sondern im Konzert mit vielen weiteren biologischen und sozialen Faktoren.

## Kaskaden von Liebe und Hass

In der Realität sind diese Regelkreise noch viel komplizierter, als ich sie hier für Sie darstellen konnte. Selbst die einzelnen Botenstoffe haben nie nur eine einzige Funktion, je nach den Aktionen ihrer »Mitspieler« können sie sogar gegensätzliche Wirkungen entfalten. Und das gilt nicht nur für den Stresskreislauf, sondern auch für diejenigen Feedback-Systeme, die für Bewertungen zuständig sind oder Belohnung bzw. Bestrafung signalisieren, Impulse hemmen oder zu Bindung führen. Unser Körper hält also eine Vielzahl von Regelmechanismen bereit, deren Ziel es ist, auf die Außenwelt reagieren zu können und danach wieder zu einem Gleichgewicht zurückzufinden.

## Die Polyvagal-Theorie

Verwirrend? Der US-Psychiater Stephen Porges von der Indiana University hat ein neuro-anatomisches Modell entworfen, um das komplexe Netzwerk des Stresses besser darzustellen: die Polyvagal-Theorie. Im Mittelpunkt steht das autonome Nervensystem, das hierarchisch gegliedert ist – und je nach den Schlüsselreizen von Sicherheit und Gefährdung unterschiedlich reagiert. Ganz oben rangiert auf der nervlichen Ebene das »Social Engagement System« – Porges entschied sich für diesen etwas sperrigen Namen, weil hier der bauchseitige (ventrale) Vagusnerv eintritt, der zentral für soziale Kontakte ist. Er beeinflusst das Mittelohr, das Hintergrundgeräusche herausfiltert, um das Hören zu erleichtern, aber wirkt auch auf die Gesichtsmuskulatur sowie den Kehlkopf und damit die Stimme, außerdem auf den Herzschlag. Dieser (jüngere) parasympathische Ast des Vagusnervs ermöglicht uns, dass wir schnell auf unsere Umgebung eingehen und rasch mit anderen Menschen in Beziehung treten können.

Auf der mittleren Ebene stellt der Organismus über die Wahrnehmung seiner Nerven fest, ob Gefahr droht. Das kommuniziert er dem Gehirn. Kommt von dort keine Entwarnung, dann tritt das sympathische Nervensystem in Aktion, das den beruhigenden Einfluss des Parasympathikus verdrängt. Es enerviert den Rumpf und die Glieder und aktiviert den Fluchtreflex. Wenn Wegrennen aus irgendeinem Grund keine Option ist, übernimmt der Kampfreflex. Wir fühlen uns gefordert bis gestresst. Das Herz schlägt schneller, der Blutdruck steigt, die Atmung wird kurz und flach.

Wenn das die Gefahr nicht bannt und die Situation eskaliert, reagiert der Körper auf der untersten Ebene des Nervensystems auf eine lebensbedrohliche Herausforderung. Dann springt automatisch das parasympathische Nervensystem an, dieses Mal aber der rückseitige Zweig (dorsal): Wir reagieren mit Wahrnehmungsstörungen, Ohnmacht und Schock. Als letzter Ausweg erfolgt eine Art Notabschaltung, als Energiesparmodus von Körper und Geist. Aus dem Tierreich kennen wir das als Totstellreflex oder Schreckstarre, zum Beispiel bei Vögeln, wenn sie angegriffen werden.

Unter normalen Bedingungen funktioniert unser Nervensystem über Augenkontakt und eine ruhige Stimme. Dann ist der Sympathikus positiv mobilisiert – er hilft uns, körperlich aktiv zu sein, Sport zu treiben, zu tanzen, Yoga, Sex und Kunst zu betreiben. Wenn wir uns ausgepowert haben, dann erholen wir uns auf der Ebene des Parasympathikus, zum Beispiel durch Schlaf.

All diese Stadien können sich in alle Richtungen hin und her verschieben – von der aufreizenden zur beruhigenden Seite und umgekehrt, von der sozialen Seite bis hin zur Schreckstarre und wieder zurück. Deshalb gibt es auch verschiedene therapeutische Ansätze, zu einer Heilung zu kommen. Zum Beispiel fand Stephen Porges in seinen Experimenten heraus, dass Musik im Frequenzbereich der menschlichen Stimme positive Emotionen hervorruft.

Was mir wichtig ist, Ihnen zu vermitteln, ist, dass Gefühle sich immer in körperliche Reaktionen übersetzen, wie auch umgekehrt der Zustand und die Aktivität des Organismus Einfluss auf unsere Empfindungen nehmen. Das bedeutet aber auch, dass wir unseren Gefühlen nicht ausgeliefert sind, sondern aktiv auf sie einwirken können – mental genauso wie körperlich. Besonders wichtig ist es dabei, Belastungen so gut wie möglich abzufedern oder auch rasch abzubauen – denn der Stress, den sie auslösen, ist schädlich für Körper und Seele. Vor allem dann, wenn der Stress chronisch wird und – quasi im Hintergrund – zu unserem ständigen Begleiter wird.

## Dauerbeschuss

Viele Menschen, diese Erfahrung machen wir bei unseren Patienten, wissen gar nicht, dass sie unter chronischem Stress stehen. Sie leiden zwar unter Bluthochdruck oder Reizdarm, Arthritis oder Spannungskopfschmerz, doch die wenigsten von ihnen bringen das mit Stress in Verbindung. Natürlich, »gestresst« sind wir irgendwie alle, das gehört fast schon zum guten Ton – als würde man sich sonst im Leben nicht genügend anstrengen. Aber viele Menschen glauben, wenn sie mal abschalten, mit einem guten Glas Rotwein oder einem heißen Bad, dann ist der Stress weg. So einfach ist es aber leider nicht. Wir können ihn immer noch messen. Unsere Patienten sind dann völlig überrascht, wenn wir ihnen zur Demonstration einen Biodot auf den Handrücken kleben, der über die Temperatur die Durchblutung misst. Er wechselt eiligst die Farbe von entspanntem Blau zum tiefen Schwarz (bei Stress verengen sich die peripheren Gefäße). Erst dann fangen die Patienten an, über den Zusammenhang nachzudenken zwischen ihrer nervlichen Belastung und ihren Symptomen, die ganz unterschiedlich sein können.

Den Stress entdeckt, wenn auch noch nicht so bezeichnet, hatte der amerikanische Physiologe Walter B. Cannon, unter anderem, weil er an Soldaten im Ersten Weltkrieg die traumatischen Folgen ihrer Erlebnisse an der Front beobachten konnte. Manche fanden sich immer wieder in das Kanonengewitter rund um die Schützengräben zurückversetzt und reagierten mit Angstzuständen und Schlaflosigkeit. Andere entwickelten ein schweres Zittern, einen Tremor, für den man keine organischen Ursachen fand. Cannon untersuchte die vielfältigen körperlichen Reaktionen auf Alarmsituationen. Die Evolution, war seine Erkenntnis, versetzt den Körper reflexhaft in Stress, um auf Bedrohungen reagieren zu können – der Blutdruck wird erhöht, das Herz schlägt rascher, der Muskeltonus wird gesteigert, die Verdauung und das Gehirn schalten weitgehend ab, Schweiß bricht aus.

Sein ungarisch-kanadischer Zeitgenosse Hans Selye (1907–1982), der den Terminus »Stress« prägte, erweiterte dieses Modell dann zu einer unspezifischen körperlichen Anpassungsleistung an Stimuli von außen. Ist die Bedrohung vorbei, hat die Löwin ein Zebra gerissen und lässt die anderen nun in Ruhe, dann versetzt das Nervensystem den Körper in eine Art Umkehr, der Organismus entspannt sich, und die Herde grast weiter, oft in Sichtweite der Raubtiere.

Im modernen Alltagsleben sind wir jedoch einem Bombardement von unterschiedlichsten Reizen ausgesetzt – und müssen mit wachsendem Tempo reagieren. Das führt dazu, dass die geschilderte Umkehrreaktion nicht mehr oder zu selten eintritt. Der Stress chronifiziert sich: Unser Nacken bleibt angespannt, der Blutdruck hoch, der Atem flach. Wir versteifen in einer Art Totstellreflex.

## Evidenzbasiertes »Chillen«

Der amerikanische Kardiologe Herbert Benson fand jedoch in den 1970er-Jahren eine Methode, wie man die natürliche Anti-Stressantwort – heute würde man salopp sagen, das »Chillen« – gezielt einleiten kann, und er nannte sie die Entspannungsantwort (»relaxation response«). Angeregt dazu wurde Benson durch seine Erforschung der Transzendentalen Meditation. Sie, so konnte seine Arbeitsgruppe nachweisen, erhöhte den Anteil an körpereigenen Cannabinoiden im Nervensystem. Das reduzierte Blutdruck und Muskeltonus, das Herz schlug langsamer, und seine Fähigkeit, sich Belastungen anzupassen, stieg. Bei entspannten Menschen, so zeigen

Hirnstrom-Messungen, ändern sich auch die Frequenzen des Gehirns. Es arbeitet dann vermehrt mit Theta- und Beta-Wellen, die sonst eher im Schlaf auftreten.

Einen ganz ähnlichen Weg ging zu etwa derselben Zeit der Stressforscher Jon Kabat-Zinn, der Atemtechniken und Konzentrationsübungen aus der Meditation entlieh und diese gleichzeitig ihrer spirituellen Inhalte entkleidete, um sie möglichst vielen Menschen und unabhängig von deren Kultur zur Verfügung zu stellen. Seine Methoden finden heute in der ganzen Welt Schüler als »Mindfulness based stress reduction« (MBSR) oder auf deutsch »Achtsamkeitsbasierte Stressreduktion«. Die Mitarbeiter meiner Klinik und ich haben diesen beiden Pionieren, mit denen wir persönlich gearbeitet und von denen wir viel gelernt haben, einiges zu verdanken. Ihre Therapieprogramme sind Teil der Mind-Body-Medizin, die ein ganz wichtiger Bestandteil unseres Behandlungsansatzes ist.

## Der Body Scan

Viele Menschen sind, wenn sie zu uns kommen, es gewohnt, unangenehme und häufig auch karrierehinderliche Symptome mit Medikamenten wegzudrücken. Das ist auf den ersten Blick einfacher, als sich der Wahrnehmung seines eigenen Körpers auszuliefern, zum Beispiel im Body Scan, einer in der Achtsamkeitslehre zentralen Übung: 30 Minuten lang mit gezielter Aufmerksamkeit den gesamten Körper mental durchzugehen, vom kleinen Zeh bis zur Haarwurzel und ohne sich dabei zu bewegen, bringt anfangs manche Patienten an den Rand ihrer Nerven. Sie halten sich selbst nicht aus, empfinden ihren Atem als zu flach, ihren Herzschlag als zu schnell, den Hals als zu eng. Sich selbst zu akzeptieren, sein zu lassen, wie man ist, ist das Hauptziel dieser Übung, die sich an Meditationstraditionen anlehnt. Das ist nicht nur eine Frage der Philosophie: Heute weiß man aus den

Neurowissenschaften, dass der Body Scan im Gehirn mindestens drei neuronale Netze aktiviert und ihre Zusammenarbeit stärkt: die Fähigkeit der selektiven Aufmerksamkeit, der allgemeinen Wachheit (Vigilanz) und der sogenannten exekutiven Aufmerksamkeit, die konkurrierende Impulse abschaltet oder zurückdrängt. Anfangs erfordert das allerdings Geduld und regelmäßige Praxis: Sechs Wochen dauert es im Schnitt, bis die Übung nachhaltige Wirkung zeigt. Danach ist allerdings weniger Aufwand nötig, man kommt schneller in eine Entspannung.

Sich selbst wieder spüren zu lernen ist Teil der inneren Heilung – es fördert die Selbstregulation des Körpers. Das funktioniert auch mit feucht-kalten Wickeln. Unsere meist überstressten Patienten bekommen fast alle am Vormittag im Bett einen solchen frostigen Brustwickel verpasst – in ein, zwei Minuten weicht der kalte Schreck wohliger Wärme, die sich von tief innen breitmacht, weil der Organismus dem Temperaturreiz entgegenarbeitet. Kein synthetisches Beruhigungsmittel wirkt so entspannend und aktivierend zugleich wie diese uralte Methode aus dem kneippschen Lehrbuch.

Wer sein Körpergefühl verlernt hat, findet es nicht von einem Tag auf den anderen wieder: Dauergestresste Menschen haben das Gefühl der Entspannung vergessen. Statt nun Beruhigungsmittel zu verschreiben, ist es viel sinnvoller, die eigene Körperwahrnehmung zu trainieren – passiv, wie durch Temperaturreize und Wickel, oder auch aktiv, durch mentale Übungen. Das ermöglicht längerfristig, dass der uns angeborene natürliche Entspannungsreflex wiedereinsetzt, wenn der Anlass für eine nervliche Anspannung vorbei ist.

Das alles dauert also und ist ein Prozess: Meine Erfahrung mit unseren Patienten ist die, dass es eine magische Grenze um den fünften Tag herum gibt. Während viele anfangs nörgeln, sich ihre Beschwerden vielleicht sogar verschlimmern oder sie das Gefühl haben, es tue sich nichts, kommen sie dann ganz plötzlich an einen Wendepunkt, nicht selten über eine persönliche Krise. Als hätten die körperlichen Therapien eine Tür aufgeschlossen, tauchen plötzlich Erinnerungen und Gefühle auf. Das folgende Beispiel habe ich schon in meinem Buch *Endlich schmerzfrei* erwähnt, aber es ist so deutlich, dass ich hier darauf zurückgreifen möchte.

## Fallbeispiel: Trotz Schmerz keine Gefühle zeigen

*Zunächst scheinen die Schmerzen des Patienten anatomisch begründet. Hannes G., 51, Pilot einer Linienfluggesellschaft, musste einen Großteil seiner Arbeitszeit im Sitzen verbringen, im Cockpit oder in der Wartehalle irgendeines Flughafens. Gleichzeitig setzte der Schichtdienst seinen Organismus ständigen Zeitverschiebungen aus, die ihm auch dann den Schlaf raubten, wenn er ausnahmsweise mal länger als eine Woche zu Hause bei seiner Frau war, die er, wie er fand, leider zu selten sah. Das Paar hatte keine Kinder. Der Mann hatte eine warme und sympathische Ausstrahlung und konnte genau beschreiben, wo seine Belastungsfaktoren lagen, die ihm Muskelschmerzen am ganzen Körper bereiteten. Er litt unter Fibromyalgie.*
*Nach etwa einer Woche wurde der Patient plötzlich erst still, und dann, nach zwei Tagen, öffnete er sich vorsichtig. Eher beiläufig erzählte er, welche Erschütterungen für seinen Berufsstand der vermutete Suizid eines Piloten verursacht hatte, der 2015 mit 150 Menschen abgestürzt war. Schmerzmittel wären in seinem Beruf generell »ganz schwierig«. Auch jeder Verdacht, irgendetwas könnte mit seiner Psyche nicht stimmen, sei für ihn vernichtend. Deshalb könne er auch nicht ein amerikanisches Mittel gegen Fibromyalgie nehmen, weil es in Deutschland nur gegen Depressionen zugelassen sei. Deutlich wurde vor allem der Drill im Hintergrund, mit dem er und seine Kollegen gelernt haben, Gefühle auf Kommando abzuschalten, um alle Sinne*

*auf das Lenken der Maschine konzentrieren zu können. Auch jetzt war ihm wichtig zu betonen, dass er es in jeder Situation beherrschte, seine Emotionen beiseitezuschieben. Er beschrieb den Stress, immer voll fit und handlungsfähig sein zu sollen, sogar die Schwierigkeit, in der Beziehung zu seiner Frau ungeschützt er selbst zu sein.*
*Doch nun änderte sich das. Der Patient telefonierte häufiger mit seiner Frau. Die beiden beschlossen, nun wieder mehr Zeit miteinander zu verbringen, und wenn er dafür den Job wechseln müsste. Seine Beziehung und seine Gefühle seien ihm wichtig, sagte er jetzt – wie wichtig, das habe er erst in dieser Phase der Nachdenklichkeit erkannt. Am meisten geholfen hätten ihm die Entspannungsübungen, weil er dort die Erfahrung gemacht habe, dass er Einfluss auf seinen Körper nehmen könne. Die Beschwerden sind zwar nicht verschwunden, aber deutlich geringer geworden.*

## Wie erkennt man Stress?

Eine alltagsnahe Checkliste, was körperlich, psychisch und vom emotionalen Empfinden her auf Stress hinweist, haben die australischen Autoren Matthew Johnstone und der Psychologe Michael Player erstellt. Auch auffällige Verhaltensänderungen gehören zu den Symptomen. Hier können Sie sich selbst testen und überprüfen, in welchen Bereichen Sie am dünnhäutigsten sind:

| KÖRPER | PSYCHE | SOZIALER KONTAKT | GEFÜHLE |
|---|---|---|---|
| Muskuläre Verspannungen | Konzentrationsstörungen | Rückzugstendenzen | Traurigkeit |
| Kopfschmerzen | Vermeidungsverhalten (Prokrastination) | Mangelnde Fähigkeit, zuzuhören | Überempfindlichkeit |
| Schlafstörungen | Entscheidungsschwierigkeiten | Meiden von Menschen und Verpflichtungen | Schlechte Laune |

| KÖRPER | PSYCHE | SOZIALER KONTAKT | GEFÜHLE |
|---|---|---|---|
| Müdigkeit | Sorgen und negative Gedanken | Sehnsucht nach Ruhe | Niedergeschlagenheit |
| Herzrasen | Grübeln, ohne Lösungen zu finden | Weniger Freundeskontakte | Leere |
| Atemnot | Reizbarkeit, Frust | Gereiztheit mit anderen | Angst |
| Erschöpfung | Vergessen wichtiger Dinge, die erledigt werden müssen | Krankschreibung | Unruhe |
| Appetitlosigkeit oder Essattacken | Aggressivität im Straßenverkehr | | |
| Zähneknirschen | Mehr Süßes, mehr Alkohol | | |
| Bauchkrämpfe, Verdauungsstörungen | | | |

Nach: Johnstone/Player 2019

Was Sie selbst am besten gegen Stress tun können, das finden Sie im Kapitel: *Gefühle regulieren,* S. 119 ff.

# 5. Psyche und Körperabwehr

In den 1980er-Jahren liegen die ersten Anfänge der Psychoneuroimmunologie (PNI), einer Forschungsrichtung, die sich mit den Wechselwirkungen zwischen Psyche, Nerven- und Immunsystem beschäftigt. Die Psychologin Janice Kiecolt-Glaser und der Immunologe Ronald Glaser von der Ohio State University wollten überprüfen, ob die Ergebnisse aus Tierversuchen sich auf den Menschen übertragen ließen. Und wirklich: Auch bei Studenten wurde in einer Stresssituation das Immunsystem geschwächt: Während ihrer Prüfungszeit produzierten die Probanden deutlich weniger Gamma-Interferon, ein immunstimulierendes Protein. Außerdem machten ihre T-Helferzellen, wichtige »Soldaten« der Abwehr, im Labortest einen eher »müden« Eindruck.

Dieses Ergebnis führte zu einer Flut von Studien: 2004 erstellten Suzanne Segerstrom und Gregory Miller einen Review über bereits rund 300 wissenschaftliche Arbeiten zu diesem Thema. Vor allem Langzeit- und chronischer Stress zehrten am Immunsystem, stellte sich heraus, und beeinträchtigte so gut wie alle seiner vielfältigen Zelltypen. Zum ersten Mal wurde auch belegt, dass Menschen mit dem Alter anfälliger für Krankheiten werden, weil ihr Immunsystem abbaut. Auch eine leichte Depression, so zeigte sich, reichte bereits aus, um die Aktivität von Lymphozyten einzubremsen. Die Länge der Depression schien dabei wesentlicher zu sein als die Schwere. Einsamkeit und soziale Isolation schwächen das Immunsystem ebenso, das ließ sich zum Beispiel bei Erstsemestern beobachten, die noch keinen Freundeskreis aufbauen konnten.

In einer Studie aus dem Jahr 2003 wurden 52 Personen, die vor beinahe 50 Jahren ihren Universitätsabschluss gemacht hatten, nach ihren Biografien gefragt, nach intensiven Glückserfahrungen, aber auch nach Trauer, Furcht oder Wut. Während sie diese aufschrieben, wurde ihre Hirnaktivität gemessen. Danach erhielten sie eine Grippeimpfung, und über das nächste halbe Jahr wurde immer wieder das Immunsystem überprüft. Das Ergebnis war eindeutig: Diejenigen Personen, die viele positive Erlebnisse beschrieben, hatten ein stärkeres Immunsystem.

Woran kann das liegen? Eine der Thesen ist, dass die Hirnaktivität im präfrontalen Cortex (positive Erinnerungen machen sich an einer anderen Stelle bemerkbar als negative) über ein System von Botenstoffen auf das Immunsystem zurückwirkt.

## Achtsamkeit stärkt das Immunsystem

Bereits wenige Wochen nach der Befruchtung der menschlichen Eizelle beginnt die Reifung des Immunsystems. Sie hält etwa bis zum 20. Lebensjahr an. Der »unspezifische« Teil besteht aus unterschiedlichsten Zellen, die alle verschiedene, meist mehrere Aufgaben haben: Monozyten, Makrophagen, Granulozyten, dendritische Zellen und natürliche Killerzellen. Sie räumen Erreger wie Bakterien, Pilze oder Viren aus dem Weg. Daneben gibt es aber auch noch eine »erworbene« Immunreaktion. Dazu zählen T-Helferzellen – der eine Typ (TH-1) greift Zellen an, die von Viren besetzt wurden, und vernichtet sie. Der andere Typ (TH-2) stimuliert B-Lymphozyten zur Bildung von Antikörpern, welche die Fremdkörper markieren. Die TH-1-Zellen können dann daran andocken und ihre Arbeit verrichten.

Ist der Organismus gestresst, zum Beispiel durch eine chronische Entzündung, schüttet er das Hormon Cortisol aus. Cortisol aber bremst die Aktivität der TH-1-Zellen. Langfristig macht das auch anfälliger für Krebs, da ständig einzelne Krebszellen im Körper unterwegs sind und vom Abwehrsystem gefunden werden müssen. Tumorerkrankungen scheinen durch chronischen Stress befördert zu werden, immer wieder treten sie auch in der Folge massiver emotionaler Ereignisse auf, wie zum Beispiel einer Scheidung oder einem anderen emotionalen Trauma. Eine häufige Erfahrung ist auch, dass Infektionserkrankungen wie Erkältungen oder eine Grippe bevorzugt dann zuschlagen, wenn der Organismus erschöpft ist.

Die Unterdrückung der TH-1-Zellen führt zusätzlich auch noch zu einem Übergewicht der TH-2-Abwehr. Diese Zellen können dann solch eine Fülle an Antikörpern produzieren, dass sich diese gegen den Organismus selbst richten. Allein schon der Stress der Mutter während der Schwangerschaft kann bei den Kindern dazu führen, dass diese eine höhere Anfälligkeit für Allergien oder Autoimmunerkrankungen haben. Solche Menschen mit einer deutlich erhöhten Stressantwort reagieren schon auf kleinste Störungen mit einer Ausschüttung von Stresshormonen.

Das muss aber nicht bedeuten, dass Sie diese Schwächung der Körperabwehr hinnehmen müssen. Entspannungsverfahren, Achtsamkeitsübungen, Meditation und Bewegungslehren wie Yoga, Qigong oder Tai Chi wirken auf das Nerven- und Botenstoffsystem und sind effiziente Mittel der Stressabwehr. Auch regelmäßig Bewegung hilft. Es ist jedenfalls wichtig, dass Sie Ihren täglichen Stress wahrzunehmen lernen und ihm aktiv etwas entgegensetzen. Ihr Körper dankt es Ihnen.

## Immunologie der Gefühle

»Sigmund Freud war eigentlich Immunologe, er wusste es nur nicht« – Fulvio D'Acquisto, aus Italien stammender Professor für Immunopharmakologie an der Queen Mary University in London, hat sich mit den Parallelen des Gefühls- und des Immunsystems beschäftigt. Er ist ein Verfechter der »affektiven Immunologie«, eines neuen Forschungsgebiets. Denn beide Bereiche, so argumentiert er, seien eng miteinander verbunden. Beide dienten dazu, unser Innenleben an die äußeren Umstände anzupassen. Sie könnten sehr positiv regulierend wirken, aber auch entgleisen und sich dann gegen den Körper richten. Beide seien in hohem Ausmaß plastisch und veränderbar.

Das angeborene Immunsystem vergleicht D'Acquisto mit einer extrovertierten Persönlichkeit, das erworbene versteht er als introvertiert und gleichzeitig zuständig für den Aufbau eines immunologischen Gedächtnisses, in das sich die Spuren des Lebens eingraben. Eine Meta-Analyse hat gezeigt, dass sich Charaktereigenschaften in speziellen Immunmustern abbilden: Zum Beispiel weisen besonders gewissenhafte Menschen eine geringere Menge an C-reaktivem Protein (CRP) auf und damit eine reduzierte Abwehrbereitschaft gegenüber Entzündungen. Viele solcher Bezüge zwischen emotionalen Zuständen und Teilen des Abwehrsystems, Zellen, aber auch Botenstoffen, sind inzwischen aufgefallen und werden weiter studiert, und es scheint so, dass die Körperabwehr sehr genau zwischen zu eliminierenden Fremdkörpern und den Folgen von Stress unterscheiden kann, dafür sogar eigene Signalstoffe produziert. Das, so Fulvio D'Acquisto, eröffnet die Möglichkeit, eines Tages einen Impfstoff für Menschen zur Verfügung zu stellen, die ein besonderes Risiko für mentale Erkrankungen haben.

Auf die Besonderheit depressiver Erkrankungen kommen wir in Kapitel 8 noch gesondert zu sprechen.

# 6. Lebenslinien: von Liebeskummer bis Lachfalten

»Du wirst schon noch sehen«, haben meine Eltern immer gesagt, wenn ich in jugendlichem Überschwang Pläne schmiedete. Heute ertappe ich mich manchmal dabei, dass ich Euphorie und Tatendrang meiner beiden erwachsenen Töchter dämpfe, obwohl da eigentlich gar nichts zu dämpfen ist, weil sie selbstbestimmt und ziemlich klar ihren eigenen Weg gehen.

Scheuert sich unser Gefühlsleben mit den Jahren durch, oder werden wir vielleicht sogar »weiser«, was unsere Emotionen angeht? Diese Frage lässt sich nicht leicht beantworten. Fest steht, wie ja auch unser Immunsystem zeigt: Unsere Gefühle tragen die Spuren unseres Lebens in sich, nicht nur in den abgespeicherten Erinnerungen, sondern auch in den Botenstoffkreisläufen bis hin zu den einzelnen Immunzellen. In jeder biografischen Phase stehen andere Themen im Mittelpunkt – aber immer ist es so, dass wir unseren Gefühlen nicht völlig ausgeliefert sind, so wie wir sie nicht völlig beherrschen können. Es geht darum, sie wahrnehmen zu lernen, anzuerkennen und dann – wie wir es in der Meditation üben – mit einem gewissen Abstand ziehen zu lassen wie die Wolken am Firmament.

## Pubertät: Kabelsalat im Kopf

Legendär ist das Gefühlschaos in der Pubertät, von dem wir heute wissen, dass sich dabei Regionen im Gehirn neu verdrahten und vernetzen. Diese innere »Unordnung« zeichnet sich ganz klar im Verhalten ab: in Renitenz, Trotz, tiefster Melancholie und hysterischer Begeisterung für bestimmte Idole. Eine zentrale Rolle spielen dabei die Geschlechtshormone. Die graue Substanz der Großhirnrinde, die bis dahin für Lernprozesse da war, bildet sich schrittweise zurück. Die weiße Substanz nimmt hingegen zu, und die Geschwindigkeit der Denkprozesse erhöht sich um ein Vielfaches. Weil Jugendliche noch nicht so viele Dopamin-Rezeptoren besitzen, suchen sie intensiver nach »Kicks«, um ein Gefühl für Befriedigung zu erhalten – übergroße Risikobereitschaft und Drogenkonsum hängen damit zusammen. Der präfrontale Cortex, jener Teil der Hirnrinde, der für Impulskontrolle zuständig ist, ist noch im Aufbau. Auch die Oxytocin-Rezeptoren im Gehirn verändern sich – bei Jugendlichen ist dieses Hormon (siehe Seite 65f.) vermutlich für die Selbstwahrnehmung und Selbstbehauptung wichtig. Der Melatoninhaushalt verändert sich, was sich in einem gesteigerten Schlafbedürfnis äußert. In diesem Alter gibt es auch spezielle Risiken für die Psyche: vor allem Essstörungen und die sehr riskante jugendliche Depression.

## Liebeskummer: das gebrochene Herz

Fällt auch noch ein erster Liebeskummer in diese Phase, dann ist die Verwirrung besonders groß. Aber das Alter ist bei Liebeskummer nicht wirklich entscheidend für die Schwere des Leides. Es kann genauso groß sein wie Trauer und Hilflosigkeit beim Tod eines Angehörigen oder bei einem anderen schweren Verlust. Die Psychologinnen Lauren Howe und Carol Dweck von der Stanford University haben »Liebeskranke« in zwei Gruppen aufgeteilt – eine mit einem starren Selbstbild, die sich eher stur verhielt (»So war ich schon immer, so werde ich auch bleiben, komme, was wolle!«), und eine, deren Mitglieder angaben, aus Erfahrungen lernen zu wollen. Wie es kaum verwundert, litt die erste Gruppe länger unter Liebeskummer, die Kränkung des Ich war größer.

Liebeskummer greift die Gesundheit an. So schickt die Liebeskummer- und Eheberaterin Silvia Fauck aus Berlin, schreibt die *Süddeutsche Zeitung*, jeden dritten Klienten erst mal zum Arzt, weil körperliche Beschwerden wie Migräne, Panikattacken, Rückenschmerzen und Magen-Darm-Probleme sie quälen. Studien zeigen, dass Personen, die eine Trennung durchlebt haben, in der Zeit danach depressive Symptome wie sich aufdrängende negative Gedanken und Schlafstörungen zeigen. Zudem ist das Immunsystem beeinträchtigt, die geringere Immunantwort kann bis zu sechs Monate anhalten.

Schließlich ist auch das »gebrochene Herz« nicht nur sprichwörtlich zu verstehen, denn das »Broken-Heart-Syndrome«, das 1990 zum ersten Mal klinisch in Japan beschrieben wurde, führt dazu, dass die linke Herzkammer sich zusammenzieht ohne vorher erkennbare körperliche Ursache. Wird das bei einer Katheteruntersuchung richtig erkannt und behandelt, bleiben keine Schäden zurück, im anderen Fall kann die Erkrankung lebensbedrohend sein. Meistens sind Frauen betroffen. Und die Ursache sind häufig seelische Krisen.

Extremer Stress führt nach Schätzungen auch in Deutschland bei jedem Fünfzigsten zu solch einem Krampfanfall des Herzens, der einem Infarkt ähnelt, aber keiner ist. Als Reaktion auf akuten oder schon länger anhaltenden Stress schüttet der Körper Botenstoffe im Übermaß aus, Katecholamine, zu denen auch das Adrenalin gehört. In großer Menge können diese Hormone die Herzmuskelzellen schädigen und den Blutfluss in den kleinsten Gefäßen, den Kapillaren, stören. Die Folge: Die betroffenen Areale am Herzen werden außer Gefecht gesetzt, zumindest kurzzeitig.

Also sollte man Liebeskummer nicht einfach abtun, sondern als seelische – und vielleicht auch körperliche – Verletzung ernst nehmen. Eine schlecht verarbeitete Trennung kann auch eine Depression begünstigen (siehe auch Kapitel 8). Wer mehr als vier Wochen lang weder richtig schlafen noch essen kann oder sich durch eine Trennung stark psychisch belastet fühlt, sollte seinen Hausarzt oder eine psychologische Beratung aufsuchen und das besprechen.

Verliebte Paare schütten durch Berührung, emotionale Verbindung und Sex vermehrt die Hormone Oxytocin (Kuschelhormon) und Dopamin (Glückshormon) aus. Im Falle einer Trennung reduziert sich die Ausschüttung dieser Hormone, und sie werden durch die Stresshormone Cortisol und Adrenalin ersetzt.

Die körperliche Reaktion auf die Trennung von einem geliebten Partner wird in der Wissenschaft häufig mit den Symptomen eines Kokain-Süchtigen während des Entzugs verglichen, da nach der Trennung von einem geliebten Menschen die gleichen Hirnregionen aktiviert werden. In diesem Moment befinden Sie sich in einem emotionalen Ausnahmezustand, in dem die eigene Wahrnehmung durch den Entzug des Ex-Partners verzerrt ist. Sehnsüchtige Gedanken an positive Eigenschaften des Ex-Partners, gemeinsame Erlebnisse und verpasste Zukunftspläne fördern diese Sucht weiter und erschweren den Prozess der Überwindung des Herzschmerzes.

Betroffene hören von ihrer Umwelt häufig den Tipp, dass die Zeit die Wunden heilen wird. Im Falle von Herzschmerz ist dieser Ratschlag zum Teil richtig. Im Schnitt hält der Schmerz des Liebeskummers drei Monate an. Für manche Menschen kann dieser Prozess allerdings um einiges länger, bis zu Jahren andauern, ehe sie sich wieder emotional stabil fühlen und die Trennung überwunden haben.

Was kann man tun, um den Prozess der Heilung zu unterstützen und zu beschleunigen?

Im ersten Moment nach einer Trennung wird empfohlen, jegliche Verbindung und Kommunikationswege zum Ex-Partner über Telefon, SMS, E-Mail oder soziale Medien erst mal zu kappen. Erschwerend kommt hinzu, dass sich viele ehemalige Paare einen Freundeskreis teilen. In diesem Fall wecken selbst die sozialen Kontakte, die in diesem Moment besonders wichtig sind, Erinnerungen an den Ex-Partner/die Ex-Partnerin. Hilfreich ist es, für sich zu prüfen: »Welche Freundschaften tun mir aktuell wirklich gut?«, um unnötigen Schmerz zu vermeiden. Es könnte auch helfen, mit gemeinsamen Freunden über diese herausfordernde Situation zu sprechen und zu vereinbaren, eine Zeit lang nicht über den oder die Ex zu reden und das Thema ruhen zu lassen. Wenn es Freunde gibt, die nicht geteilt werden, kann die Intensität dieser Freundschaften für den Anfang erhöht werden.

Kurz nach der Trennung haben viele Menschen damit zu kämpfen, das endgültige Aus der Beziehung zu akzeptieren. Sie verlieren sich monatelang in grüblerischen Gedanken über all die positiven Aspekte des Ex-Partners und Möglichkeiten, wie die Trennung hätte verhindert werden können. Liebeskummerforscher empfehlen deshalb, sich eine Liste anzulegen mit all den negativen Eigenschaften, schlechten Angewohnheiten und unangenehmen Verhaltensweisen des Ex-Partners/der Ex-Partnerin, die Sie gestört haben. Wenn sich sehnsüchtige Gedanken und Erinnerungen an den Ex-Partner einschleichen, dann holen Sie diese Liste hervor und korrigieren Ihr verzerrtes, idealisiertes Bild der Person.

Wenn Sie sich selbst in dieser Phase des Haderns wiederfinden, ist es wichtig, sich die Gründe für die Trennung vor Augen zu führen und diese anzuerkennen. Wenn Sie sich dabei erwischen, dass Sie ungewollten Gedanken nachhängen, setzen Sie einen sogenannten

Gedankenstopp ein: Verbieten Sie sich selbst, diese Gedanken weiter auszuführen, und setzen Sie Ihre eigenen, rationalen Gründe, warum die Beziehung nicht funktioniert hat, dagegen.

Neben dem körperlichen Entzug bedeutet eine Trennung, besonders wenn sie ungewollt eintritt, meist auch eine starke persönliche Kränkung und verletzt den eigenen Selbstwert. Besonders diese soziale Kränkung stellt eine Gefahr zur Entwicklung depressiver Symptome dar. Im zweiten Schritt sollten Sie deswegen Ihre emotionalen Ressourcen stärken, indem Sie die folgenden Bereiche ausbauen: sichere soziale Kontakte, Sport, gesunde Ernährung und Entspannung oder Yoga (viele wichtige Hinweise finden Sie im 8-Wochen-Programm auf Seite 172 ff.).

Durch eine Trennung verliert man meist nicht nur eine geliebte Person, sondern auch der eigene Alltag, das Selbstgefühl und alle relevanten Lebensbereiche werden substanziell beeinträchtigt. Es gilt, sich einen neuen Alltag und neue Rituale aufzubauen. Zudem ist es wichtig, die eigene Identität und Zukunftsperspektive – ohne den Ex-Partner – neu zu definieren. Es kann hilfreich sein, sich genau zu überlegen, welche Lebensbereiche durch den Ex-Partner positiv beeinflusst wurden, und sich systematisch Ersatz für die jeweiligen Bereiche zu überlegen.

Haben Sie regelmäßig ein gemeinsames Hobby ausgeführt, sich gegenseitig massiert, gemeinsame Freundschaften gepflegt, oder sind Sie gemeinsam gereist? Dann überlegen Sie sich Alternativen wie: das Hobby mit einem anderen Freund oder einer Freundin ausführen, eine professionelle Massage oder Besuche in einem Spa, ein neues Hobby beginnen, um dort Menschen kennenzulernen und möglicherweise neue Freundschaften zu schließen, sich besonders intensiv um die vorhandenen Beziehungen kümmern oder eine organisierte Gruppenreise oder eine abenteuerliche Reise alleine antreten. Individuell unterschiedlich ist der Umgang mit den sexuellen

Bedürfnissen. Einige Menschen brauchen eine Weile, um nach einer Trennung wieder Intimität zu einem anderen Menschen aufzubauen, andere können sich schneller in ein neues sexuelles Abenteuer stürzen.

Fast jeder Mensch hat schon einmal einen schweren Liebeskummer durchlebt. Teilen Sie sich anderen mit, fragen Sie nach Hilfe, und umgeben Sie sich mit Menschen, die Ihnen wohlgesinnt sind. Stärken Sie Ihren Selbstwert, indem Sie anderen Hilfe in Bereichen anbieten, die Ihnen liegen, oder entwickeln Sie neue Fähigkeiten. Tun Sie sich selbst regelmäßig etwas Gutes, gönnen Sie sich alles, was Sie brauchen, um sich etwas besser zu fühlen. Haben Sie Mitgefühl mit sich selbst, es ist in Ordnung, dass es schmerzt. Vertrauen Sie aber darauf, dass es – auch wenn der Schmerz vielleicht in Wellen zurückkommt – langfristig immer besser werden wird.

## Karrieren: »Toxic masculinity« und weibliche Doppelbelastung

2019 veröffentlichte die American Psychological Association ihre ersten Leitlinien zum Umgang mit männlichen Klienten. Die »traditionelle männliche Ideologie«, heißt es dort, könne zur psychischen wie auch körperlichen Belastung werden (»gender role strain«) und zu Gesundheitsproblemen führen. Für Jungen und erwachsene Männer sei das vor allem auch dann der Fall, wenn sie vom tradierten Rollenbild der Männlichkeit abwichen, entsprechende Erwartungen nicht erfüllten oder Konflikte zwischen ihrem Selbstbild und dem der Gesellschaft entstünden.

Auch wenn es durchaus unterschiedliche Ideologien über die Männlichkeit gäbe, so die Leitlinien, so gäbe es gewisse Einstellungen, die sich in breiten Schichten der (amerikanischen) Bevölkerung wiederfänden. Dazu zählten eine geringschätzige Haltung gegenüber

Frauen, Leistungsdruck, keine Schwäche zeigen zu dürfen, Risikoverhalten und eine Neigung zu Gewalt.

Diese Sozialisation innerhalb starrer Rollenbilder, zeigt die Forschung, stellt hohe Forderungen an Erfolg, Karriere, Macht und Konkurrenz. Gefühle werden tendenziell unterdrückt, vor allem die zwischen Männern, und es wird von der Gesellschaft erwartet, dass der Beruf vor der Familie kommt. Männer, die sich nicht an diese Erwartungen halten, werden schnell gemobbt, teils offen, teils verdeckt, und erhalten weniger Chancen, sich sozial zu verwirklichen.

In unserer Klinik sind etwa 78 Prozent der Patienten weiblich – das spiegelt wider, dass Frauen mehr Schmerzkrankheiten durchmachen, was eines der Hauptbeschwerdebilder bei uns ist. Frauen haben auch ein größeres Interesse an Naturheilverfahren. Bei unseren männlichen Patienten, so fällt mir häufig auf, ist aber das »Aha«-Erlebnis immer wieder größer als bei den Frauen. Wenn sie einmal an den Punkt kommen, wo sie sich eine Krankheit zugestehen, dann sind sie entschlossener als die Patientinnen, etwas zu ändern, während viele Frauen mehrmals Anlauf zu besserer Selbstfürsorge nehmen, aber immer wieder hängen bleiben in den Anforderungen des Alltags, wie Kinder, Beruf, Mann oder Pflege von Angehörigen. Aber es gibt natürlich auch Ausnahmen: Ein junger Mann, noch keine 30, ist mir in Erinnerung, der eine heftige chronische Darmentzündung hatte und zur Bekämpfung der Schube Medikamente mit schwersten Nebenwirkungen einnahm, die langfristig sogar seine Zeugungsfähigkeit beeinträchtigten. Der Student der Betriebswirtschaft, sein Vater war Banker, versicherte immer wieder, in seinem Studium sei Stress nicht zu vermeiden, und er müsse auch erfolgreich dabei sein, sonst könne er seine Karriere gleich an den Nagel hängen. Ich kann nur hoffen, dass er inzwischen – leider vermutlich durch Leid – etwas klüger geworden ist.

In den vergangenen 30 Jahren hat sich der Fokus von einer eher biologischen Betrachtung des Mannes in der Psychologie stark in Richtung soziologischer und kultureller Faktoren verschoben, welche die Geschlechterrollen prägen. Denn Jungen und Männer sind unter einer Reihe von psychologischen Störungen und sozialen Problemfeldern deutlich überrepräsentiert. Männliche Jugendliche haben mehr Lernschwierigkeiten, sind leistungsschwächer und verhaltensauffälliger, zum Beispiel, was Aggressionen angeht. Bei den Männern landet ein höherer Prozentsatz als bei den Frauen im Gefängnis, sie wenden öfter Gewalt an und werden eher auch zum Opfer von Gewalt. Männer leben rund fünf Jahre weniger (die aktuelle Lebenserwartung für neugeborene Mädchen liegt bei 83,3 Jahren, bei Jungen bei 78,5 Jahren). Unter den weniger von Rollenstress geprägten Bedingungen des Klosterlebens näherte sich die Lebenserwartung von Mönchen der von Nonnen an, zeigte die Untersuchung von mehr als 11 000 bayerischen Ordensmitgliedern. Manche lebten nur ein Jahr kürzer als die Nonnen. Von den etwa sechs Jahren Unterschied in der Lebenserwartung zwischen den Geschlechtern sind nach dem Ergebnis der Untersuchung bis zu fünf Jahre auf unterschiedliche Lebensweisen, zum Beispiel Alkoholkonsum und höhere Risikobereitschaft, etwa im Verkehr, und nicht auf biologische Faktoren zurückzuführen.

Obwohl all das inzwischen durch Studien belegt ist, bekommt das männliche Geschlecht nicht die Hilfe, die nötig wäre. Alkoholmissbrauch ist ein Problem, eine Depression wird nur halb so oft wie bei Frauen diagnostiziert. Die Ursache könnte aber auch darin liegen, dass das Rollenbild, keine Schwäche zeigen zu sollen, viele davon abhält, ärztliche oder psychologische Hilfe zu suchen. Dass Männer weltweit viermal so häufig Suizid begehen (in Deutschland waren es 2017 dreimal so viele), spricht nicht dafür, dass sie weniger psychische Probleme hätten.

Die amerikanischen Leitlinien rufen ebenfalls in Erinnerung, dass männliches Verhalten nicht rein biologisch ist, sondern auf sozialen, kulturellen und anderen Normen beruht, und sie fordern auf, dies in die therapeutische oder beratende Arbeit einzubeziehen. In den USA lösten diese Leitlinien heftige kulturelle und politische Debatten darüber aus, ob an dem herrschenden Männerbild wirklich etwas »falsch« sei. Fredric Rabinowitz, einer der Leitlinien-Autoren, verteidigte das Grundsatzpapier: »Wir wollen das Gefühlsrepertoire von Männern erweitern, nicht ihnen ihre Stärke wegnehmen.«

Der Begriff »toxic masculinity«, der in diesem Zusammenhang fällt, stammt nicht aus der Feminismusbewegung, wo er häufig zitiert wird, sondern aus den 1980er- und 1990er-Jahren, als Männer ihre eigene Gender-Bewegung kreierten – mit Trommelseminaren, Naturerfahrung und Männer-Workshops. Das sollte die Abkehr vom traditionellen Rollenbild signalisieren. »Toxic masculinity« kann man am besten mit einer Schachtel beschreiben, kommentiert die *Scientific American:* »Sie ist eng, starr, und Männer müssen sich verbiegen, wenn sie reinpassen wollen.«

Auch wenn Frauen öfter zum Arzt gehen und mehr auf sich achten – es geht ihnen nicht viel besser. Vor allem im mittleren Lebensalter war der Gesundheitszustand »noch nie so auffallend schlecht wie heute«, so die Vorsitzende des Müttergenesungswerkes. Schuld ist die Doppelbelastung, weil 80 Prozent der Mütter berufstätig sind, die Sorge für Kinder und zu pflegende Angehörige aber immer noch zu großen Teilen bei ihnen bleibt. Die Rate des Burn-outs ist in den vergangenen zehn Jahren um 30 Prozent gestiegen. Mit zunehmenden Lebensjahren werden Frauen unglücklicher, teilweise, weil sie mit dem Altwerden hadern, aber auch, weil sie finanziell sehr viel schlechter dastehen als die Männer. Beim Alkoholmissbrauch nähern sich Frauen immer mehr dem männlichen Geschlecht an. Und sie schlucken sehr viel mehr Tabletten: Eine 2016 durch das Pharmaunternehmen Bayer beauftragte Umfrage ergab: 50 Prozent der befragten Frauen nehmen Schmerzmittel, um alltägliche Aufgaben bewältigen zu können, 44 Prozent, um für einen wichtigen Termin fit zu sein. Unter den Männern waren es 38 beziehungsweise 30 Prozent.

»Frauen nehmen Schmerzmittel oft, um zu funktionieren«, sagt Gerd Glaeske, Professor für Arzneimittelversorgungsforschung am Zentrum für Sozialpolitik der Universität Bremen.

## Beziehung: wertvoller denn je

Die zentrale Rolle zwischenmenschlicher Bindung bleibt auch nach dem Ende der Kindheit gültig: Beziehungen haben während unseres gesamten Lebens großen Einfluss auf unsere Gesundheit. Einsamkeit hingegen ist für sich schon ein Krankheitsrisiko. Was wissen wir alles darüber?

## Einsamkeit macht krank

Eine große Metaanalyse – eine Übersicht und Bewertung von einer Gruppe von Studien zum selben Thema – hat gezeigt: Einsamkeit ist genauso gesundheitsgefährdend wie Rauchen. Soziale Beziehungen bereichern nicht nur das Leben, sie verlängern es auch.

Sich völlig alleine zu fühlen ist eines der erdrückendsten Gefühle überhaupt. Es verstärkt depressive Tendenzen, aber auch körperliche Symptome. In den 148 Studien, welche die Metaanalyse zusammenfasste, wurden Daten von mehr als 300 000 Menschen analysiert. Wenn man einen guten Bekannten- und Freundeskreis hat, stellte sich dabei heraus, hat man 50 Prozent mehr Chancen, nicht vorzeitig zu sterben, als sozial weniger Aktive. Verglichen mit anderen Risikofaktoren sieht das so aus:

- Einsamkeit ist genauso schädlich wie das Rauchen von 15 Zigaretten am Tag.
- Sie schadet genauso wie Alkoholmissbrauch.
- Sie ist schädlicher, als keinen Sport zu treiben.
- Sie ist sogar doppelt so schädlich wie Übergewicht.

Dabei ist weniger wichtig, ob Menschen allein leben oder nicht. Das gesamte soziale Umfeld zählt – es wirkt sich zum Beispiel dadurch auf die Gesundheit aus, weil geselliger eingestellte Menschen in der Regel ein höheres Verantwortungsbewusstsein sich und anderen gegenüber haben. Sie gehen weniger Risiken ein und achten mehr auf einen gesunden Lebensstil.

Doch ein Drittel der Menschen in Industrieländern ist einsam. Das löst chronischen emotionalen Stress aus. Jeder einzelne biologische Vorgang wird durch Einsamkeit negativ beeinflusst. Kein anderer Faktor hat so großen Einfluss auf unsere Gesundheit, unsere Lebensqualität. Der Sympathikus, der Teil des Nervensystems, der für Aktivierung und Alarm zuständig ist, wird permanent gereizt. Bei Menschen, die depressiv oder einsam sind, finden sich ständig mehr Entzündungsmarker im Blut. Einsamkeit wirkt sogar bis in unsere Erbanlagen hinein: Über tausend Gene, unter anderem zuständig für Entzündung, Immunsystem und Zellteilung, werden durch dieses Gefühl angeschaltet.

Umgekehrt konnte man zeigen, dass zum Beispiel soziale Unterstützung ebenfalls die Genexpression verändert – diesmal aber in eine positive Richtung: Vor allem die Aktivität der Amygdala im Gehirn, des Stresszentrums, wird abgebremst.

»Sprechen Sie ruhig mal mit einem Unbekannten«, empfiehlt deshalb Nicholas Epley, Verhaltenspsychologe aus Chicago. Er hat mit seinem Team nachgeforscht, warum so viele Menschen einsam sind, aber nur wenige das Gespräch suchen, zum Beispiel in der U-Bahn. Die Pendler sagten, sie hätten Hemmungen. Dabei zeigt die Forschung, dass die meisten Menschen positiv auf Kontakt reagieren. Meistens aber schätzen sie ihr Gegenüber falsch ein, was die Bereitschaft zu einem Gespräch betrifft. Epley rät zu mehr Experimentierfreude: Dann verbessere sich auch die Intuition, wer der netteste Gesprächspartner sei.

Auf die negativen Folgen des Social Distancing in der Folge der Covid-19-Pandemie sind wir bereits eingegangen. Die Strategien, die sich als hilfreich erweisen, die sicher noch länger anhaltenden Folgen der Kontaktbeschränkungen ohne Schaden zu verkraften, lindern auch die Einsamkeit.

## Liebe hilft überleben

Eine große Studie an rund 10 000 Männern mit Herzerkrankungen stellte an die Probanden die Frage: »Zeigt Ihre Frau Ihnen, dass sie Sie liebt?« Diejenigen, die mit »Ja« antworteten, hatten nur halb so viele Symptome wie die anderen ihrer Gruppe. In fünf Jahren traten bei ihnen deutlich weniger Fälle von Angina Pectoris, also dem Gefühl der Brustenge, auf – selbst wenn klassische Risikofaktoren wie Alter, Cholesterinspiegel, Blutdruck oder Diabetes vorhanden waren. Schon eine zärtliche Begrüßung, konnten Kardiologen zeigen, senkt beim Partner (und auch bei der Partnerin) den Blutdruck. Die Dicke der linken Herzwand – eine Verbreiterung zeigt an, dass sie durch erhöhten Bluthochdruck geschädigt ist – nimmt ab. Und selbst bei starker Belastung geht es dem Herz-Kreislauf-System besser, wenn Menschen am Feierabend Zuneigung vom Partner erhalten.

Selbst Küssen ist gesund, und das, obwohl fast fünfzigtausend Mikroben von Mund zu Mund wechseln, wenn zwei Menschen einander küssen. In Zeiten von Corona wirkt das fast absurd, aber es ist wahr: Wenn keine neuartigen Viren um die Welt zirkulieren, wird das Immunsystem beim Küssen nicht geschwächt, sondern trainiert. Und beim Streicheln und anderen Zärtlichkeiten steigen verschiedene Proteine im Blut an, unter anderem das Albumin und Beta2-Microglobulin, beides Substanzen, die das Abwehrsystem stärken.

Zuwendung, Zuneigung und Interesse wirken sich außerdem ganz unmittelbar auf das Immunsystem aus. Der Körper wird unempfindlicher gegenüber Stress. Allein schon wohlwollendes Miteinander-Reden und Einander-Zuhören senken den Gehalt am Stresshormon Cortisol, zeigte eine Studie der Neurowissenschaftlerin Tanja Singer und ihres Teams. Die gute Nachricht ist: Das können wir alle trainieren, so wie wir das mit unseren Patienten tun. Hilfestellungen und Tipps dazu erfahren Sie auf Seite 228 ff.

Auch die Gemeinschaft mit Tieren hält gesund: Immerhin gibt es acht Millionen Hunde, 13 Millionen Katzen und sechs Millionen Kleintiere wie Hamster oder Meerschweinchen in Deutschland, die nicht zuletzt deshalb gehalten werden, weil ihre Besitzer körperlichen Kontakt und Geselligkeit suchen. Haustiere stärken, das zeigen Studien, das Immunsystem, sie verringern Allergien und wirken gegen Risikofaktoren wie Übergewicht, Bluthochdruck, Cholesterinwerte und Stress. Deshalb schützen sie zum Beispiel auch vor Herz-Kreislauf-Erkrankungen. Übrigens: Wenn Hund und Mensch einander berühren, vor allem aber, wenn sie sich gegenseitig in die Augen sehen, wird bei beiden das Bindungshormon Oxytocin aktiviert – ganz ähnlich wie bei Mutter und Kind (siehe Seite 70 f.). Wölfe hingegen vermeiden diesen Augenkontakt.

## Zuneigung und Instinkt

Nichts beeinflusst unser emotionales Gehirn und unseren Stoffwechsel mehr, als wenn wir uns emotional den Menschen fern fühlen, mit denen wir am engsten verbunden sind – Partner oder Partnerin, den Kindern oder Eltern. An der Seattle University gibt es ein Love Lab, an dem der Psychologe John Gottman und sein Team seit Jahrzehnten Beziehungsprobleme untersuchen und behandeln. Ein verächtliches Zucken um die Mundwinkel, fanden sie heraus, reicht bereits aus, um den Blutdruck des Gegenübers hochschnellen zu lassen. Partnerschaftliche Signale nämlich reichen bis tief in unser Instinktgehirn, und sie aktivieren in Bruchteilen von Sekunden den Kampf-

oder-Flucht-Reflex. Das rationale Gehirn wird eingebremst oder ganz abgeschaltet. Um aus diesem Zirkel auszubrechen, nützt es zum Beispiel, wenn die Partner in einer gemeinsamen Beratung lernen, gewaltfrei miteinander zu kommunizieren, Kritik also durch eine objektive Beobachtung zu ersetzen und Urteile über den anderen oder die andere durch die Beschreibung zu ersetzen, wie es einem selbst in einer Konfliktsituation geht.

»Vermeiden Sie Trennungen, denn erneut heiraten hilft nicht immer«, empfiehlt der Wissenschaftsjournalist und Mediziner Werner Bartens seinen Lesern. Auch geschiedene Singles haben 20 Prozent mehr chronische Leiden als Eheleute. Eine neue Ehe kann oft nicht die negativen Folgen einer Scheidung kompensieren.

Wenn ein Paar nicht mehr miteinander harmoniert, schlägt sich das unmittelbar auf das Herz nieder. Das wurde in Großbritannien an 9000 britischen Beamten festgestellt, die zwölf Jahre lang Auskunft über ihre berufliche Belastung, aber auch den Zustand ihrer Beziehung befragt wurden. Das Ergebnis war eindeutig: Wer Stress in einer Beziehung hatte und häufig auch Aggressionen verspürte, hatte ein um ein Drittel höheres Risiko für einen Herzinfarkt als die Vergleichsgruppe, die glücklich oder zumindest zufrieden war.

Die Psychologin Esther Katona von der Universität Freiburg hat sich mit der Frage befasst, wie sich Scheidungen, die zur Trennung von Kindern führen, auf die Gesundheit auswirken. 2018 gab es rund 148 000 Scheidungen in Deutschland, die Scheidungsrate in unserem Land war schon seit 25 Jahren nicht mehr so niedrig. Dennoch müssen rund 121 000 minderjährige Kinder mit der Trennung ihrer Eltern fertigwerden. Aber nicht nur sie leiden: 64 Prozent von 288 Elternteilen gaben an, ihre Lebensqualität sei schlecht oder mittelmäßig, seelisch angeschlagen fühlten sich 53 Prozent. Ihre körperliche Befindlichkeit sahen 45 Prozent als stark beeinträchtigt an, mehr als zwei Drittel waren chronisch müde, hatten Schlafprobleme, Nacken- oder Rückenschmerzen. 67 Prozent zeigten Symptome einer Depression.

Intimität – ob sie nun körperlich oder seelisch ist – schützt uns vor Isolation und Einsamkeit und wirkt deshalb heilsam. Gesehen werden, das betont auch der amerikanische Lebensstilmediziner und Kardiologe Dean Ornish, ist ein ganz wichtiger Faktor in unserem sozialen Leben. Ein wirklicher Freundeskreis wirkt sich dabei weitaus positiver aus als der »Freundeskreis« eines sozialen Netzwerks: Die häufige Nutzung von Facebook zum Beispiel – das ist interessant – korreliert mit einer negativen Einschätzung der eigenen Gesundheit, Lebenszufriedenheit und Depression.

Aber es geht nicht nur um unsere engsten Beziehungen: Auch unser soziales Umfeld nimmt Einfluss auf unser Verhalten, die Frage, wie viel wir uns bewegen, was wir essen, wie viel Alkohol wir trinken. Auch Wertevorstellungen wie die Bedeutung von Leistung, Arbeit und Erfolg prägen das. Sozial gut integrierte Menschen, das zeigen Studien, werden seltener krank und sterben weniger häufig verfrüht. Sie bewältigen Schmerzen besser, brechen seltener Therapien ab und vertrauen ihren Ärzten mehr. Soziale Unterstützung hilft zum Beispiel ganz konkret gegen Erkältung! Bei Stress steigt der Puls weniger an, wenn einem jemand den Rücken stärkt.

## Mobbing vergiftet

Leider ist der soziale Zusammenhalt nicht immer gegeben. Drei Prozent der deutschen Arbeitnehmer leiden unter Mobbing am Arbeitsplatz, gezielter Schikane, die auf Herabsetzung zielt. Der anfängliche Stress, den das Opfer dabei erlebt, weitet sich Stück für Stück aus. Der Versuch, die Erwartungen zu erfüllen oder dem Mobbing aus dem Weg zu gehen, scheitert meist. Dann kommt eine Phase mit belastender Angst und wachsenden Selbstzweifeln. Die Betroffenen versuchen es mit Mehrleistungen und Überstunden, die aber das Risiko von Fehlern mit sich bringen. Dann dauert es nicht lange, bis die ersten Abmahnungen geschickt werden. Die Mobbingopfer entwickeln Beschwerden, für die der Arzt keine körperliche Ursache findet. Wenn die Betroffenen dann irgendwann einen Anwalt aufsuchen, sind sie meistens schon dem Burn-out nahe – mit Schlaf- und Appetitlosigkeit, Konzentrationsschwierigkeiten, Angstzuständen und chronischer Müdigkeit. Auch Depressionen können die Folge sein.

## Fallgeschichte: Überreaktion – auf allen Seiten

*Einer unserer Patienten war passionierter Flötist aus Hamburg. Er litt unter einem besonders schweren Rheuma, das drohte, ihn arbeitsunfähig zu machen. Hinter seinem Leiden verbarg sich allerdings viel mehr als nur eine Autoimmunreaktion, und zwar eine weitergehende Überreaktion: nämlich Mobbing durch den Nachbarn. Der Patient übte tagsüber, zu den in der Hausordnung zugelassenen Stunden mit seiner Querflöte. Doch einer der älteren Nachbarn war offensichtlich nicht nur den ganzen Tag zu Hause, sondern auch besonders lärmempfindlich. Er nahm das Flötenspiel auf, verstärkte es über ein technisches Hilfsmittel und spielte es zu allen möglichen und unmöglichen Zeiten lautstark ab. Dies empfand unser Patient als eine starke Aggression, und es führte letztlich dazu, dass der Mann eine schwere rheumatische Erkrankung entwickelte, die ihn wegen der geschwollenen Fingergelenke daran hinderte, seinen Beruf auszuüben.*

*Bei dem Aufenthalt in unserer Klinik wurde dem Patienten klar, wie stark der Stress des täglichen Mobbings auf seinen körperlichen Zustand Einfluss nahm, die Aggressionen, Demütigungen und die wachsende Isolation. Weil er keine andere Möglichkeit sah, aber den Zustand nicht mehr erleiden wollte, zog er schließlich aus und suchte sich einen Übungsraum.*

# 7. Gefühle aus dem Darm

*Der kluge Bauch* – vor rund 20 Jahren war das Buch von Michael Gershon ein populärer Bestseller – die Entdeckung, dass unser Darm ein Nervensystem besitzt, das nicht nur evolutionsgeschichtlich älter ist als unser Gehirn, sondern auch annähernd so viele Nervenzellen enthält. Doch dann war die Wissenschaft schnell dabei, die Euphorie über das neu entdeckte »Bauchgehirn« wieder zu zerstreuen und zu zeigen, dass der Darm zwar sehr viele eigenständige Funktionen hat, aber zumindest nicht selbstständig »denken« kann. Was ganz so auch nicht stimmt, denn es gibt ganz viele Dinge, die das Bauchhirn mitentscheidet, zum Beispiel, was die Reaktion auf unerwünschte Besucher im Darm anbetrifft, die von den zahlreichen Immunzellen aufgespürt werden. Das Gehirn kann dann nur noch Übelkeit oder Durchfall anordnen – die Zahl der Informationen, die über den Vagusnerv vom Bauch zum Gehirn laufen, ist jedenfalls viel größer als die Kommandos in umgekehrter Richtung (siehe Seite 26).

Doch seit ein paar Jahren ist das Interesse am Nervengeflecht des Darms neu erwacht, denn es wird immer deutlicher, dass unsere Leibesmitte doch entscheidenden Einfluss auf das nehmen kann, was sich in unserem Gehirn abspielt. Unter anderem gibt es Anzeichen dafür, dass Nervenleiden, die mit entzündlichen Prozessen zusammenhängen, wie Parkinson oder Multiple Sklerose, vom Darm beeinflusst werden, vielleicht sogar ausgelöst. Und auch Depressionen könnten ihren Ursprung im Darm haben. Der entscheidende Faktor dabei ist das Mikrobiom, die Gesamtheit der Billionen an Bakterien, die im Darm wohnen, und natürlich die Ernährung, die ihren Lebensraum entscheidend beeinflusst.

Die Bakterien bewohnen den Schleim, der die Innenhaut des Darms auskleidet, und sie kommunizieren dort mit den Zellen des Körpers über die Substanzen, die sie ausscheiden. Ist die oberste Zellschicht, das Epithel des Darms, verändert oder verletzt, können sie auch tiefer in das Gewebe eindringen und das Nervensystem des Darms aktivieren. Die Signale wandern dann über den Vagusnerv hoch bis ins Gehirn.

## Stress und Bakterien

Versuche mit Mäusen zeigten, dass Stress, zum Beispiel in früher Kindheit, die Vielfalt der Bakteriengemeinschaft im Darm reduziert und dass zum Beispiel Tiere, die keimfrei im Labor gezüchtet werden und über kein Mikrobiom verfügen, besonders stressempfindlich sind. Trennt man den Vagusnerv durch, bleibt die Stressreaktion aus. Der irische Neurowissenschaftler John Cryan vom University College Cork ist einer der führenden internationalen Experten, die sich mit dem Zusammenhang zwischen dem Mikrobiom und unseren Gefühlen beschäftigen. Er geht davon aus, dass es kaum Entwicklungen im Bereich der Nervenzellen im Gehirn gibt, die nicht von Bakterien beeinflusst werden. Und er sieht sogar Anzeichen dafür, dass bestimmte Bakterien auch das soziale Verhalten verändern können. Autismus, Angststörungen und bestimmte Formen der Schizophrenie könnten damit zusammenhängen, auch »Schüchternheit oder schlicht die Frage, ob Sie introvertiert oder extrovertiert sind«, so Cryan gegenüber dem *Spiegel*. Er nennt das Biotop im Bauch deshalb das »Psychobiom« und fordert, neu über unsere psychische Gesundheit nachzudenken. Statt Psychopharmaka zu verabreichen, sollte die Psychiatrie lieber die Ernährungsgewohnheiten und andere Umwelteinflüsse in den Blick nehmen. Auch Schlaf und Bewegung wirken sich – vielleicht ebenfalls über das Mikrobiom – positiv auf die Psyche aus.

In der Naturheilkunde ist das schon lange Erfahrungswissen – dass eine Verbindung zwischen Gefühlen und Ernährung besteht. Viele Reizdarmpatienten leiden zum Beispiel unter übersteigerter Krankheitsfurcht, andere an Depressionen oder Angststörungen. Nun zeigt auch die Neurogastroenterologie, dass die Darmbakterien viele Parameter des Körpers verändern können. Die Beziehung zwischen Mikrobiota, Nerven- und Immunsystem ist so grundlegend für die Selbstregulation des Körpers, dass bereits von der Mikrobiom-Darm-Hirn-Achse gesprochen wird.

## Gemütskrank durch Durchfall

Ein »Aha«-Erlebnis für die Forschung war eine Flutwelle, die im Jahr 2000 das öffentliche Trinkwassersystem der kanadischen Stadt Walkerton traf und es mit Escherichia-coli-Bakterien und Campilobacter jejuni verunreinigte. Über 2300 Bewohner erkrankten an schweren Darminfekten, und viele entwickelten nicht nur ein chronisches Reizdarmsyndrom, sondern auch Depressionen und Ängste.

Die Frage, die sich die Forscher nun stellten: Wurden die psychischen Symptome durch die Entzündungen im Darm angetrieben oder auch durch das aus dem Gleichgewicht geratene Mikrobiom? Im Tierversuch wurden schüchterne Mäuse neugieriger, wenn sie das Mikrobiom von abenteuerlustigeren Mäusen erhielten. Die Mikroorganismen schienen wirklich das Verhalten ihres Wirts zu bestimmen. Stuhlbakterien eines Menschen mit Reizdarmsyndrom auf Mäuse zu übertragen hat ebenfalls zu einem ängstlichen Verhalten der Tiere geführt.

Der Immunologe Sven Pettersson und der Neurowissenschaftler Rochellys Diaz Heijtz vom Karolinska-Institut in Stockholm zeigten zum Beispiel 2013, dass keimfrei gezüchtete Mäuse weniger ängstlich waren als andere. Das änderte sich auch dann nicht, als die »sterilen« Mäuse in eine normale Umgebung wechselten. Erst ihre Nachkommen entwickelten ein normales Verhalten.

## Vom Bauch ins Gehirn

Daraus schlossen die Forscher, dass die Mikrobiota die Entwicklung des Gehirns beeinflusst. Anscheinend wirken die Darmbakterien auf die Durchlässigkeit der Blut-Hirn-Schranke ein. Bei den keimfreien Mäusen stellten sie im Gehirn eine höhere Botenstoff-Aktivität fest, unter anderem von Serotonin. Im Blutplasma der männlichen Tiere gab es auch mehr Tryptophan, weil es nicht von Bakterien abgebaut werden konnte.

Die Amerikanerin Rebecca Knickmeyer hat als Erste versucht, die Ergebnisse solcher Tierversuche auf den Menschen zu übertragen. Sie klassifizierte das Mikrobiom von einjährigen Babys und stellte dabei fest, dass die Bakterienzusammensetzung anscheinend Einfluss auf die kognitive Entwicklung des Gehirns hat. Lange Zeit hatte man eine Beeinflussung der Psyche durch Mikroorganismen für abwegig gehalten, obwohl zum Beispiel vom Tollwutvirus bekannt war, dass es bei den infizierten Tieren neben Aggressionen auch eine unerklärliche Furcht vor Wasser auslöst. Allerdings gelangen hier Erreger direkt ins Gehirn und wirken nicht »fern« aus dem Darm. In den USA hat das National Institute of Mental Health in Bethesda große Studien angeregt, um das Wissen über die Darm-Hirn-Achse zu vermehren. Das Office of Naval Research in Arlington will in den kommenden Jahren Millionen Dollar investieren, um den Einfluss des Darms auf kognitive Funktionen und Stress aufzuklären. Und die EU investiert Millionen Euro in das Projekt MyNewGutt, mit dem Ziel, Erkrankungen des Gehirns aufzuklären.

Diese ersten Ergebnisse eines Forschungsfeldes, auf dem sich noch viel tun wird, geben auch Hinweise darauf, warum Ernährung auf psychische Zustände wirkt. Was das für Sie bedeutet, wenn Sie zum Beispiel unter leichten Depressionen leiden, und wie Sie das durch richtige Ernährung gezielt beeinflussen können, lesen Sie in Kapitel 9.

## Die Darm-Hirn-Achse

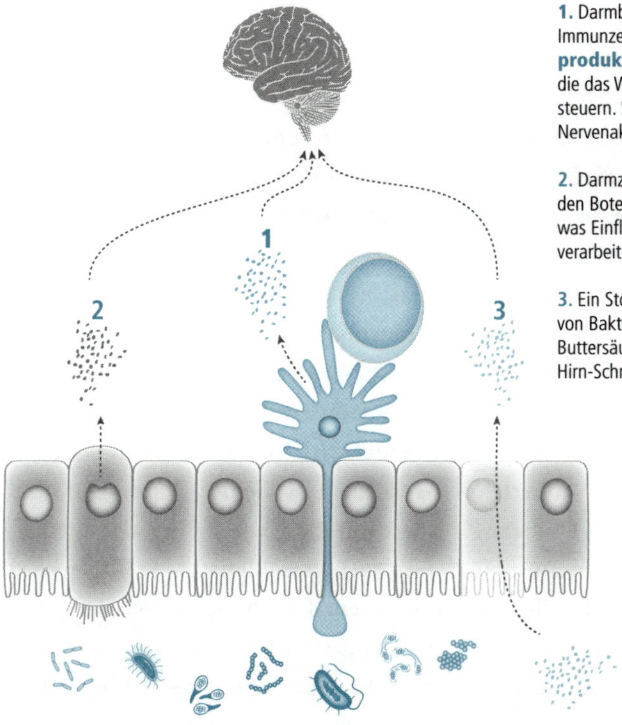


**1.** Darmbakterien regen Immunzellen zur **Zytokinproduktion** an, Proteine, die das Wachstum von Zellen steuern. Sie beeinflussen die Nervenaktivität.

**2.** Darmzellen produzieren den Botenstoff **Serotonin**, was Einfluss auf die Signalverarbeitung im Gehirn nimmt.

**3.** Ein Stoffwechselprodukt von Bakterien ist zum Beispiel Buttersäure, welche die Blut-Hirn-Schranke verändern kann.

Vieles ist noch unverstanden, aber fest steht, dass es vielfache Verbindungen zwischen den Nervennetzen in Gehirn und Bauch gibt.

# 8. Depression: Schwarze Löcher, dunkle Schatten, unklare Symptome

Schon mehrfach ist in diesem Buch die Depression genannt worden. Weil sie so gravierende Folgen für das Befinden und auch die Gesundheit hat, wollen wir uns hier ausführlicher mit ihr befassen. Laut Weltgesundheitsorganisation (WHO) werden unipolare Depressionen zahlenmäßig alle anderen, das Leben beeinträchtigenden oder verkürzenden Volkskrankheiten bis 2030 überrunden. Aufgrund des großen Leidensdrucks für Betroffene sowie der enormen direkten und indirekten Kosten für die Versorgungssysteme sind wirksame Therapieverfahren von größter Relevanz.

Fast jeder zehnte Deutsche leidet nach einem aktuellen Gesundheitssurvey des Robert Koch-Instituts unter einer Depression, und mit 9,2 Prozent ist diese Zahl fast um die Hälfte höher als im europäischen Durchschnitt (6,6 Prozent). Das Mehr an Fällen erklärt sich hierzulande allerdings mit einem Überhang an Personen mit leichten Symptomen. In Deutschland sind 10,8 Prozent der Frauen und 7,6 Prozent der Männer betroffen. Besonders beunruhigend ist jedoch: Jugendliche und junge Erwachsene liegen mit einem Anteil von 11,5 Prozent ebenfalls deutlich über dem EU-Durchschnitt von 5,2 Prozent. Eine wachsende Zahl an Fehltagen am Arbeitsplatz wegen »Anpassungsstörungen« und »Depression« zeigt den Druck durch den disruptiven Wandel der Arbeitswelt. Zwischen 1997 und 2018 sind es dreimal so viele geworden, so der Psychoreport der

DAK Gesundheit von 2019 – und dabei sind die Belastungen durch die Covid-19-Pandemie noch gar nicht eingerechnet.

Ob eine Depression als schwer, mittelschwer oder leicht eingeordnet oder auch nur als depressive Verstimmung betitelt wird, ob sie unipolar oder bipolar (mit manischen Phasen) ist, hängt von einem internationalen Klassifikationssystem (ICD-10) ab und wird von Ärzten bzw. Psychologen in der Regel über standardisierte Fragebogen ermittelt. Die Unterschiede für die allgemeine Befindlichkeit sind groß und reichen von einer Verstimmung, die mit einem pflanzlichen Medikament oder Yoga behandelt werden kann, bis hin zur Suizidgefährdung, für die Medikamente und möglicherweise auch therapeutische Beratung notwendig sind. Doch auch Betroffene, die keine schwere, klinisch manifeste Depression haben, erleiden deutliche Einbrüche in der Leistungsfähigkeit und Lebensqualität. Zu den Symptomen gehören vermindertes Interesse an der Außenwelt, Gewichts- oder Appetitverlust, Schlafstörungen, psychomotorische Unruhe oder Verlangsamung, Müdigkeit oder Energieverlust, Wertlosigkeits- oder Schuldgefühle sowie Konzentrationsprobleme.

Die Depression fällt nicht vom Himmel: Kurz vor dem erstmaligen Auftreten einer Depression haben Studien einschneidende Geschehnisse in zwischenmenschlichen Beziehungen ausgemacht – Trennungen, Mobbing oder auch den Verlust eines nahestehenden Menschen. Das bedeutet aber nicht, dass solche Traumata automatisch zu einer Depression führen müssen. Nur etwa jeder fünfte traumatisierte Mensch reagiert mit einer solchen Erkrankung. Bei etwa der Hälfte dieser Menschen kommt es im Laufe der nächsten zwei bis fünf Jahre zu einer weiteren depressiven Episode. Dabei nimmt die Schwere der auslösenden Ereignisse ab. Die Depression macht sich irgendwie selbstständig. Sie wird im Gehirn anscheinend »konditioniert«.

## Begleitsymptom oder Ursache?

Was war zuerst – die Henne oder das Ei? Was Ursache und was Wirkung ist, lässt sich nicht immer leicht feststellen. Jedenfalls sehen wir an unserer Klinik in Essen, dass die meisten Patienten mit langjährigen chronischen Krankheiten unter einer depressiven Verstimmung leiden, die ihre Symptome verschärft oder vielleicht sogar hervorgerufen hat. Wenn wir körperorientierte naturheilkundliche Therapien oder Therapien aus der Mind-Body-Medizin anwenden bzw. pflanzliche Arzneimittel verabreichen, bessern sich körperliche und psychische Verfassung gemeinsam. Die Patienten und Patientinnen kamen mit Schmerzen, Rheuma, chronischen Darmerkrankungen oder Herzproblemen, während im Hintergrund häufig negative Gefühle standen – was ihnen oft gar nicht bewusst war. Durch die ganzheitlichen Therapien wurden diese Gefühle aber freigelegt, und danach erst setzte eine Heilung oder Verbesserung ein.

Der Ansatz, Depressionen oder depressive Gefühle allein medikamentös heilen zu wollen, scheint mir deshalb zu einseitig. Er funktioniert auch häufig nicht: Die in den 1980er- und 1990er-Jahren auf den Markt gekommenen Serotonin-Wiederaufnahmehemmer (SSRI; am bekanntesten ist das Medikament »Prozac«, in Deutschland »Fluctin«) haben die hohen Erwartungen nicht erfüllt. Eine prominente (allerdings methodisch umstrittene) Studie aus dem Jahr 2008 kam zu dem Schluss, dass die Wirkstoffe, welche die rasche Wiederaufnahme des Botenstoffs Serotonin im Gehirn behindern, bei leichten und mittelschweren Depressionen kaum effektiver waren als Scheinmedikamente (Placebos), auch wenn beide Gruppen sich besser fühlten. Einer der Gründe dafür war, dass auch Studien mit negativem Ergebnis in diese Übersicht einbezogen wurden, die sonst von ihren Auftraggebern häufig nicht publiziert werden. Dieses als »publication bias« bezeichnete Phänomen hat natürlich einen großen Einfluss auf die Aussagekraft eine Metaanalyse. Der Placebo-Effekt, stellte sich heraus, ist bei depressiven Patienten besonders hoch und könnte bis zu 75 Prozent (!) der Wirkung eines Medikamentes ausmachen.

Auch eine erneute »Re-Analyse« von Wissenschaftlern der Oxford University, welche die Wirkung antidepressiver Medikamente positiver beurteilt (Cipriani et al 2018), ist methodisch heftig kritisiert worden (Munkholm et al 2019). Klar ist deshalb bisher nur bei schwerstgradig depressiven Personen, dass Arzneimittel eine klinische Wirkung zeigen. Die Einnahme von Antidepressiva hat außerdem im Gegensatz zu anderen therapeutischen Interventionen nicht unerhebliche Nebenwirkungen. Sie kann unter anderem zu Abhängigkeit, Gewichtszunahme, vermehrtem Schwitzen, Schwindel und sexuellen Funktionsstörungen führen. Seit 2011 wird in den USA zudem vor lang anhaltenden sexuellen Funktionsstörungen auch nach Absetzen bestimmter Antidepressiva gewarnt. Im Juni 2019 schrieb der Ausschuss für Risikobewertung im Bereich der Pharmakovigilanz (PRAC) der Europäischen Arzneimittel-Agentur (EMA) diese Warnhinweise auch für den europäischen Markt vor.

Bei der Psychotherapie als Alternative hängt die Wirksamkeit wohl vor allem von Faktoren wie der individuellen Beziehung zwischen Klient und Therapeut ab sowie dessen Empathie und weniger von der Methode an sich. Viele Patienten haben außerdem Hemmungen, sich psychotherapeutisch oder psychologisch beraten zu lassen, und ambulante Plätze sind rar.

## Selbsttest: Bin ich depressiv?

Bis zu 20 Prozent der deutschen Bevölkerung erkranken mindestens einmal in ihrem Leben an einer Depression. Noch viel mehr Menschen erleben Krisen oder schwere Zeiten in ihrem Leben, in denen sie einige, aber nicht alle Symptome einer Depression erfüllen. Nicht jede Traurigkeit (wie nach dem Tod eines Angehörigen) ist eine Erkrankung. Trotzdem ist es wichtig, diese Anfälligkeit der eigenen Psyche bzw. des eigenen Organismus ernst zu nehmen und systematisch Schritte zu einer besseren psychischen Gesundheit einzuleiten. Der folgende Test, die deutsche Version des amerikanischen »Brief Patient Health Questionnaire«, könnte Ihnen einen ersten Anhaltspunkt geben.

## Wie oft fühlten Sie sich im Verlauf der letzten zwei Wochen durch die folgenden Beschwerden beeinträchtigt?

Haben Sie das Interesse oder die Freude an Aktivitäten verloren, die Sie sonst gerne gemacht haben?

- [ ] Überhaupt nicht
- [ ] An einzelnen Tagen
- [ ] An mehr als der Hälfte der Tage
- [ ] Beinahe jeden Tag

Fühlen Sie sich niedergeschlagen, schwermütig oder hoffnungslos?

- [ ] Überhaupt nicht
- [ ] An einzelnen Tagen
- [ ] An mehr als der Hälfte der Tage
- [ ] Beinahe jeden Tag

Fällt es Ihnen schwer, ein- oder durchzuschlafen, oder bemerken Sie einen stark erhöhten Schlafbedarf?

- [ ] Überhaupt nicht
- [ ] An einzelnen Tagen
- [ ] An mehr als der Hälfte der Tage
- [ ] Beinahe jeden Tag

Fühlen Sie sich vermehrt müde oder verspüren das Gefühl, keine Energie zu haben?

- [ ] Überhaupt nicht
- [ ] An einzelnen Tagen
- [ ] An mehr als der Hälfte der Tage
- [ ] Beinahe jeden Tag

Haben Sie einen verminderten Appetit oder ein übermäßiges Bedürfnis zu essen?

- [ ] Überhaupt nicht
- [ ] An einzelnen Tagen
- [ ] An mehr als der Hälfte der Tage
- [ ] Beinahe jeden Tag

Haben Sie eine schlechte Meinung von sich selbst; das Gefühl, ein Versager zu sein oder die Familie enttäuscht zu haben?

| | | | |
|---|---|---|---|
| Überhaupt nicht | An einzelnen Tagen | An mehr als der Hälfte der Tage | Beinahe jeden Tag |

Fällt es Ihnen schwer, sich auf etwas zu konzentrieren, z.B. beim Zeitunglesen oder Fernsehen?

| | | | |
|---|---|---|---|
| Überhaupt nicht | An einzelnen Tagen | An mehr als der Hälfte der Tage | Beinahe jeden Tag |

Waren Ihre Bewegungen oder Ihre Sprache so verlangsamt, dass es auch anderen auffallen würde? Oder waren Sie im Gegenteil »zappelig« oder ruhelos und hatten dadurch einen stärkeren Bewegungsdrang als sonst?

| | | | |
|---|---|---|---|
| Überhaupt nicht | An einzelnen Tagen | An mehr als der Hälfte der Tage | Beinahe jeden Tag |

Haben Sie Gedanken, dass Sie lieber tot wären oder sich Leid zufügen möchten?

| | | | |
|---|---|---|---|
| Überhaupt nicht | An einzelnen Tagen | An mehr als der Hälfte der Tage | Beinahe jeden Tag |

**Berechnen der Punktzahl:**

| | | | |
|---|---|---|---|
| 0 Überhaupt nicht | 1 An einzelnen Tagen | 2 An mehr als der Hälfte der Tage | 3 Beinahe jeden Tag |

## Meine Gesamtpunktzahl:

**Auswertung:**
Weniger als 5 Punkte: gesund
Weniger als 10 Punkte: unauffällig
10–14 Punkte: leichte Depression
15–19 Punkte: mittelgradige Depression
20–27 Punkte: schwere Depression

Dieser Test kann Ihnen einen ersten Hinweis auf Ihre psychische Gesundheit geben. Wenn Sie den Verdacht haben, dass Sie eine Depression haben könnten, wenden Sie sich an einen Psychotherapeuten oder Psychiater (Psychotherapeuten, die von der Krankenkasse bezahlt werden, und auch Psychiater finden Sie über die Kassenärztliche Bundesvereinigung: https://www.kbv.de/html/2044.php).

## Unerklärliche Symptome

Neben den manifesten Diagnosen einer Depression gibt es jedoch einen riesigen Graubereich von sehr viel mehr Menschen, die unter ihren Gefühlen leiden und entweder deshalb körperliche Symptome entwickeln oder psychisch auf solche reagieren. Wie wir gesehen haben, lässt sich das in Wirklichkeit nur schwer voneinander trennen.

Gerade bei unseren Patienten, die alle mit schweren chronischen Erkrankungen wie Schmerzen, Herz- und Kreislaufkrankheiten, Darmentzündungen oder Rheuma und Autoimmunerkrankungen zu uns kommen, wird schnell deutlich, dass die meisten von ihnen gleichzeitig unter einer Depression leiden. Viele ihrer Beschwerden haben eine klinische Begründung – etwa erhöhte Entzündungswerte oder andere Marker –, aber es gibt auch andere Patienten mit großem Leidensdruck und körperlichen Beschwerden, die medizinisch nicht erklärt werden können (»medical unexplained symptoms«). Dann kann es sich zwar um eine der besonders seltenen und deshalb schwer diagnostizierbaren Erkrankungen handeln (man schätzt ihre Zahl auf rund 4000). Aber je mehr dieser unerklärlichen Beschwerden auftreten, desto wahrscheinlicher ist eine sogenannte Somatisierungsstörung. Diese liegt vor, wenn wir beginnen, unseren Körper (soma) anders wahrzunehmen, und sensibler für viele kleine Zeichen werden, die wir irgendwie als »Defekt« interpretieren. Unser Gehirn, so glaubt die psychosomatische Forschung, wird übersensibel und neigt dann zu einer verzerrten Wahrnehmung, was unseren Körper angeht. Wir leiden noch mehr – psychisch und körperlich.

## Hilferuf des Körpers

Für diese Beschwerden findet sich trotz intensiver und genauer Untersuchungen keine körperliche Ursache. Einzelne Befunde erklären vielleicht einen Teil der Symptome, aber es gibt auch viele Widersprüchlichkeiten. Manche Beschwerden treten nur in einer Körperregion, andere gleichzeitig an verschiedenen Stellen auf. Begleitet werden sie oft von Müdigkeit oder Schwindel, Magen-Darm-Beschwerden, Schwitzen, Unruhe oder Herzrasen. Doch auch wenn sich keine Veränderungen im Blutbild oder Auffälligkeiten im Röntgenbild finden, besteht kein Zweifel daran, dass das Leid echt ist und nicht eingebildet.

Solche somatoformen Störungen beruhen häufig auf einer übersensiblen Schmerz- und Stresserfahrung. Seelische Belastungen werden nicht als solche wahrgenommen und können deshalb auch nicht ausgedrückt werden. Und weil die körperlichen Empfindungen und die Gefühle im Gehirn sehr eng miteinander »verdrahtet« sind, drückt sich seelische Not dann in körperlicher Sprache aus. Dieses Phänomen ist nicht selten: Annähernd jeder zweite Besuch beim Hausarzt geht laut einer im *Ärzteblatt* veröffentlichten Studie darauf zurück!

Einige unserer Patienten leiden unter Angststörungen und sind extrem empfindsam, was Stress angeht. Das gilt vor allem für solche mit Reizdarm. Aber auch die Schübe einer so eindeutig körperlichen Erkrankung wie eine chronische Darmentzündung führen die Betroffenen in 70 bis 90 Prozent aller Fälle auf belastende Situationen als Auslöser zurück. Ihnen hilft besonders ein achtsamkeitsbasiertes Training, das es ermöglicht, Abstand von den eigenen Verhaltens- und Wahrnehmungsschleifen zu bekommen (siehe Seite 215 ff.).

Für Somatisierungsstörungen gilt generell: Je mehr Symptome auftreten, desto weniger wissen die Betroffenen, wie sie mit ihren Gefühlen umgehen sollen. Sie fühlen sich ausgeliefert, hilflos und unverstanden, weil sie von ihren Ärztinnen und Ärzten immer wieder hören, sie seien eigentlich gesund. Sie haben ja auch keine klassisch depressive Symptomatik, aber einen verminderten Antrieb, der ein Schon- und Vermeidungsverhalten fördert. Dadurch wird das Immunsystem gedämpft, was zu weiteren negativen Veränderungen im Körper führt.

Diese Betroffenen haben oft die unterschiedlichsten Probleme und Herausforderungen in ihrem Alltag – es dauert aber eine Weile, bis diese sich im Gespräch zeigen, auch weil die Patienten keinen Zusammenhang mit ihren körperlichen Symptomen sehen. Eher ist es umgekehrt: Der Rückenschmerz, die Migräne oder die Darmprobleme werden für alles verantwortlich gemacht, auch für das, was sonst noch ungelöst in ihrem Leben ist – Partnerprobleme, Konflikte mit Eltern oder Kindern oder Mobbing im Beruf. Doch häufig spielen diese äußeren Faktoren eine entscheidende Rolle – nicht nur in der Auslösung und Aufrechterhaltung unerklärter Körperbeschwerden, wie die Psychosomatik annimmt, sondern genauso auch bei manifesten Krankheitsbildern. Und es ist besonders schwer, diese emotionalen Konflikte vor sich selbst und anderen zuzugeben, und erst recht, darüber zu sprechen.

## Naturheilkunde: ein neuer Ansatz in Psychosomatik und Psychiatrie

Mit meinem Essener Kollegen Prof. Dr. Martin Schäfer, Direktor der Klinik für Psychiatrie, Psychotherapie und Psychosomatik, verfolgen wir deshalb einen neuen Ansatz in der Psychosomatik: In dem Werdener Haus der Evangelischen Kliniken Essen Mitte entsteht eine Integrative Psychosomatik mit Psychokardiologie und Interdisziplinärem Stresszentrum. Zielgruppe sind Patientinnen und Patienten, die im Rahmen einer schweren chronischen Erkrankung eine hohe psychische Belastung haben (mit Angst- oder Panikstörungen, depressiven Zuständen, Schlafstörungen oder anderen Stresssymptomen), außerdem Personen mit stressassoziierten Herzleiden oder -symptomen sowie solche mit unklaren körperlichen Beschwerden, die im Zusammenhang mit psychischen Belastungen stehen. Sie werden von Experten für Psychosomatik gemeinsam mit Therapeuten aus Mind-Body-Medizin und Naturheilkunde behandelt. Die Krankenkassen übernehmen die Kosten.

Körperliche Symptome oder Erkrankungen sind häufig bei psychischen Erkrankungen, so Martin Schäfer, und müssen beachtet werden. Ein guter Psychiater, und das werde in der Öffentlichkeit häufig verkannt, behandle nicht nur das Gehirn und verschreibe nicht nur Medikamente. Die Psychiatrie sehe sehr wohl den Bezug zum Körper und behandle viele Krankheitsbilder ohne Arzneimittel – zum Beispiel mit Verhaltenstherapie oder intensiver Aufklärung und Schulung (Psychoedukation). Die Abspaltung der Psychosomatik als eigene Fachrichtung, kritisiert Schäfer, gäbe es so nur in Deutschland. Hierzulande seien auch deshalb Behandlungsangebote und Konzepte für Patienten mit chronischen körperlichen Erkrankungen und daraus resultierenden psychischen Problemen unzureichend vorhanden.

Interessant ist in diesem Zusammenhang die Frage, ob es einen gemeinsamen Faktor der unterschiedlichsten psychischen Erkrankungen gibt. So hat der dänische Psychiater Oleguer Plana-Ripoll die medizinischen Daten von 5,9 Millionen seiner Landsleute untersucht und herausgefunden, dass eine psychische Erkrankung für andere psychische Erkrankungen anfälliger macht, egal, wie unterschiedlich sie sind. Um diesen gemeinsamen Faktor zu finden, müsste man zeigen können, dass die Homöostase des Körpers auf ähnliche Weise verändert ist. Ein Faktor als Kombination aus Veranlagung, Homöostase und der

Umwelt würde dann auch erklären, dass es eher die unspezifischen Faktoren der Psychotherapie sind, die wirken, und nicht die spezifischen Therapie-Inhalte. Michael Marshall schrieb dazu in *Nature:* »Tatsächlich gibt es Hinweise darauf, dass generalisierte Behandlungen genauso gut funktionieren wie gezielte Therapien. In einer Studie aus dem Jahr 2017 wurden Patienten mit Angst- oder Zwangsstörungen nach dem Zufallsprinzip einer Therapie für ihre spezifische Störung oder einem generalisierten Therapieansatz zugewiesen. Beide Therapien funktionierten gleich gut.«

Aus diesen Ergebnissen könnte man ableiten, dass Methoden der Mind-Body-Medizin, wie achtsamkeitsbasierte, die Emotionsregulation positiv beeinflussende Verfahren, wie Yoga und Meditation, aber auch Bewegung und ernährungsspezifische Faktoren mit Einfluss auf das Mikrobiom diesen gemeinsamen Faktor ansteuern und positiv beeinflussen könnten. Dies wäre ein neuer, nicht stigmatisierender therapeutischer Ansatz bei der Behandlung von psychischen Erkrankungen.

»Richtig ist auf jeden Fall«, bestätigt auch Martin Schäfer, »dass es genug Hinweise gibt, dass verschiedene Therapien und Ansätze helfen, insbesondere die achtsamkeitsbasierten, da in ihnen Entspannung, aber eben auch die Akzeptanz zusammenfließen. Das ist bei chronischen somatischen und psychosomatischen Symptomen besonders wichtig. Die Mind-Body-Verfahren haben ihre Stärke darin, zu lernen, mit den Symptomen zu leben und nicht dagegen anzukämpfen. Beides: Mind-Body und Psychosomatik lehren die Nähe von Körper und Seele oder Psyche – das Gehirn steuert. Während die Psychotherapie mehr versucht, vom Gehirn zu kommen, versucht die Mind-Body-Medizin, durch eine Optimierung der Lebensführung, Ernährung und Stressreduktion sowie Akzeptanz wiederum das Gehirn zu beruhigen.«

Neben in Psychiatrie und Psychosomatik etablierten naturheilkundlichen Therapieansätzen wie dem Johanniskraut und der Lichttherapie (sie werden auch in medizinischen Leitlinien zur Therapie unipolarer Depressionen empfohlen) gibt es weitere Verfahren mit positiver psychischer Wirkung und wissenschaftlichem Nachweis. Dazu zählen die Akupunktur, Yoga, achtsamkeitsbasierte kognitive Therapie, achtsamkeitsbasierte Stressreduktion, Massage, Tanz- und Musiktherapie und das vor allem in Japan etablierte Waldbaden. Sie können also auf verschiedenste Weise Einfluss nehmen.

***Komplementäre und integrative Therapieverfahren bei Depressionen mit positiven wissenschaftlichen Studien***

| Naturheilkundliches Therapieverfahren | Wirkstoff | Evidenz (Auswahl) |
|---|---|---|
| **Phytotherapie** | Curcumin *(Curcuma longa)* | Ng et al. 2017 |
| | Echter Lavendel *(Lavandula angustifolia)* | Kasper et al. 2015 |
| | Johanniskraut *(Hypericum perforatum)* | DGPPN, 2017 |
| | Safran *(Crocus sativus)* | Hausenblas et al. 2013 |
| **Nahrungsergänzungsmittel** | Inositol und Zink<br>Magnesium, Omega-3-Fettsäuren, Probiotika, Vitamin C, $B_6$, $B_9$, $B_{12}$, Tryptophan, S-Adenosylmethionin | Amr et al. 2013<br>Du et al. 2016<br>Sahraian et al. 2015 |
| Mediterrane Ernährung, therapeutisches Fasten | | Fond et al. 2013<br>Francis et al. 2019<br>Jacka et al. 2017<br>Lassale et al. 2019 |
| Mikrobiota | | Dinan et al. 2013<br>Dinan, Cryan 2013<br>Dinan Cryan 2017<br>Fond et al. 2020;12(4)<br>Kelly et al. 2016<br>Kelly et al. 2019<br>Lach et al. 2018<br>Winter et al. 2018 |
| Aromatherapie (Massage) | | Sanchez-Vidana et al. 2017 |

| Naturheilkundliches Therapieverfahren | Wirkstoff | Evidenz (Auswahl) |
|---|---|---|
| **Yoga** | | Cramer et al. 2013 |
| Tai Chi und Qigong | | Liu et al. 2015 |
| Bewegung | | Babyak et al. 2000<br>Kvam et al. 2016<br>Schuch et al. 2016 |
| Tanz- und Musiktherapie | | Aalbers et al. 2017<br>Meekums et al. 2015 |
| Akupunktur | | Chan et al. 2015<br>Smith et al. 2018 |
| Lichttherapie | | Tuunainen et al. 2018 |
| Achtsamkeitsbasierte Stressreduktion | | Bo et al. 2017 |
| Achtsamkeitsbasierte kognitive Therapie | | Kuyken et al. 2016<br>Strauss et al. 2014 |
| Humor | | Tagalidou et al. 2019<br>Wellenzohn et al. 2016 |
| Selbstmitgefühl | | Bluth, Eisenlohr-Moul 2017<br>Bluth et al. 2016<br>MacBeth, Gumley 2012<br>Pullmer et al. 2019 |
| Massage | | Haller et al. 2019<br>Hou et al. 2018 |
| Waldbaden | | Hansen et al. 2017<br>Kim et al. 2009 |
| Hyperthermie | | Hanusch, Janssen 2019<br>Janssen et al. 2016 |

Ein Überblick zum Stand der Forschung von Anna Katharina Koch, Heidemarie Haller, Dennis Anheyer, Holger Cramer, Gustav Dobos

Die moderne Naturheilkunde bietet nicht nur eine »Toolbox« zur Linderung chronischer Krankheiten, sondern sie berührt – weil sie ganzheitlich und prozessorientiert ist – die Patienten auch auf Ebenen, die tiefer reichen als die Lehrbuch-Symptomatik ihrer Krankheiten. Sie liefert ihnen nicht nur die Möglichkeit, sich im akuten Fall selbst zu helfen, sondern leitet sie auch zur nachhaltigen Selbstfürsorge an. Ein ganz zentraler Bestandteil dabei ist die Regulierung von Gefühlen.

# 9. Gefühle regulieren – Heilung anregen

Gefühle sind ein wichtiger Teil unserer individuellen Identität, und wir tun uns vielleicht schwer zu akzeptieren, dass wir sie zurückdrängen bzw. manipulieren sollen. Emotionen lassen uns spüren, dass wir lebendig sind, und das wollen wir doch sein, oder? Dennoch können wir mit vielen unserer Empfindungen nicht adäquat umgehen – wir können die Kollegin nicht anbrüllen, weil sie bei Sitzungen immer andere unterbricht, wir dürfen nicht gegen die Tür des Autos treten, das uns eben fast auf dem Zebrastreifen überfahren hätte. Wie aber können wir reagieren, wenn wir weder unseren Impulsen uneingeschränkt folgen wollen noch sie irgendwo wegpacken, bis sie körperliche Blockaden auslösen, uns starr und steif machen?

Der US-amerikanische Physiologe James Paget Henry (1914–1996) erforschte den Zusammenhang zwischen Krankheit und Gefühlen und unterschied drei verschiedene Dimensionen:

- Furcht führt zu einer verstärkten Ausschüttung von Adrenalin (Vorbereitung zur Flucht) und zu leichtem Blutdruck- und Herzfrequenzanstieg.
- Ärger kurbelt die Ausschüttung von Noradrenalin und Testosteron an, was Blutdruck und Herzfrequenz deutlich steigen lässt.
- Depressionen bedingen eine vermehrte Ausschüttung von Cortisol und Testosteron, die Herzfrequenz sinkt.

Erfahrungen aus der eigenen Biografie beeinflussen dabei die Reaktion auf diese Gefühle.

Als Gegenpole zu Depression, Hilflosigkeit und Verlust setzte James Paget Henry in seinem Stressmodell Entspannung, Bindung und Zuwendung. Die Stärkung dieser positiven Werte, nahm Henry an, könne Symptome lindern und Krankheitszustände verbessern. Zumindest für die Entspannung wird das heute von Immunologie und Hirnforschung bestätigt. Aber es gibt auch viele Anzeichen dafür, dass eine positive Grundstimmung die Selbstheilungskräfte stimuliert. In der Praxis der Mind-Body-Medizin, die an unserer Klinik eine wichtige Säule der Therapie ist, ist es deshalb ganz wichtig, dass Patienten die Erfahrung machen, durch Veränderungen von Dingen, die sie gar nicht unmittelbar mit ihrer Krankheit in Verbindung bringen, den Verlauf beeinflussen zu können. Dabei spielen die Gefühle eine zentrale Rolle.

In diesem Kapitel möchte ich Ihnen aufzeigen, wie viele verschiedene Möglichkeiten es gibt, mit naturheilkundlichen Verfahren emotionale Blockaden zu lösen und damit das Gesundwerden oder zumindest eine Linderung zu erleichtern. In der nachstehenden Tabelle können Sie Ihre Symptome bzw. Grunderkrankungen auswählen und erfahren dann auf den folgenden Seiten, wie Sie damit auch Ihre Gefühlsebene stärken können, damit Sie gleichzeitig auch nicht mehr so leicht von Ihren Emotionen aus der Bahn geworfen werden können. Das stärkt Ihren Körper und Ihre Psyche.

*Zur konventionellen Therapie unterstützende, wissenschaftlich geprüfte naturheilkundliche Therapieverfahren bei chronischen Krankheiten*

| Erkrankung / Symptome | Therapie durch Naturheilverfahren | Evidenz (wichtigste) |
|---|---|---|
| Asthma | Entspannungsverfahren | Huntley et al. 2002<br>Santino et al. 2020 |
| | Bewegung | Carson et al. 2013<br>Ram et al. 2005 |
| | Akupunktur | Jose et al. 2007<br>McCarney et al. 2004 |
| | Yoga | Cramer et al. 2014<br>Yang et al. 2016 |
| Bluthochdruck | Ernährung (fleischarm, salzarm, Omega-3-Fettsäuren) | Alexander et al. 2017<br>Brook et al. 2013<br>Strohm et al. 201 |
| | Heilfasten | Kord-Varkaneh et al. 2020 |
| | Meditation | Bai et al. 2015<br>Shi et al. 2017<br>Park, Han 2017 |
| | Tai Chi | Pan et al. 2016 |
| | Entspannung (Stressreduktion) | Pascoe et al. 2017<br>Rainforth et al. 2007 |
| | Akupunktur | Flachskampf et al. 2007 |
| Darm (chronisch-entzündlich) | Yoga | Cramer et al. 2017 |
| Depressionen | Akupunktur (leicht bis mittelschwer) | Chan et al. 2015<br>Smith et al. 2018 |
| | MBSR | Kuyken et al. 2016<br>Saeed et al. 2019<br>Teasdale et al. 2000 |
| | Tai Chi | Wang et al. 2014 |
| | Qigong | Wang et al. 2013 |
| | Yoga | Bridges et al. 2017<br>Cramer et al. 2013 |
| | Waldbaden | Chun et al. 2017 |
| | MBCT | Piet, Hougaard 2011 |
| | Bewegung | Hoffman et al. 2010<br>Kvam et al. 2016 |
| Fibromyalgie | Bewegung<br>Yoga | Busch et al. 2013<br>Geneen et al. 2017<br>Langhorst et al. 2013<br>Sosa-Reina et al. 2017 |

| Erkrankung / Symptome | Therapie durch Naturheilverfahren | Evidenz (wichtigste) |
|---|---|---|
| Gelenkschmerzen (Rheuma, Arthrose) | Akupunktur (Hüfte, Mittelfuß, Knie) | Lauche et al. 2013 |
| | Yoga | Cramer et al. 2013 |
| Herzkrankheiten (in Kombination mit der kardiologischen Therapie) | Ernährung (fleischarm, fettarm) | Benatar et al. 2018<br>de Lorgeril et al. 1994<br>Martínez-González 2019<br>Ornish et al. 1990 |
| | Yoga | Lakkireddy et al. 2013 |
| | MBSR | Parswani et al. 2013 |
| Kopfschmerz | Akupunktur | |
| | Entspannung | Andrasik et al. 2016<br>Kropp P 2017 |
| Migräne | Akupunktur | Linde et al. 2016 |
| | Entspannung | Kropp et al. 2017<br>Meyer et al. 2016 |
| Reizdarm und Magenprobleme | Akupunktur | Yan et al. 2019 |
| Rückenschmerzen | Akupunktur | MacPherson 2017 |
| Schlaganfall | Ohrakupunktur | Lee, Lim 2016<br>Yang et al. 2016 |

## Akupunktur: Nadelstiche gegen die bösen Geister

Von ihren Ursprüngen her ist die Akupunktur schamanisch (wie alle Heiltraditionen): Böse Geister wurden als Urheber von Schmerzen und Schwellungen gesehen, und konnten diese nicht mit friedlichen Methoden wie Gebeten oder anderen kultischen Handlungen besänftigt werden, versuchte man, sie mit Hitze oder spitzen Steinlanzetten auszutreiben. Die Lehre der Akupunkturpunkte und die Vorstellung von Meridianen kamen erst später. Die frühen Praktiken aber werden in der wissenschaftlichen Literatur als Vorläufer von Moxibustion, den schwelenden Kräuterpäckchen in der chinesischen Medizin, und der Akupunktur angesehen. Bis heute halten die Debatten darüber an, auf welche Weise Akupunktur wirkt, ob dafür spezifische Punkte notwendig sind, ob die Nadelung allein ausreicht, unabhängig vom Akupunkturpunkt, oder ob es das ganze Setting mit seinem ungewöhnlichen Umfeld und der hohen positiven Erwartung der Patienten ist, das einen Placebo-Effekt auslöst. In China selbst hat die Akupunktur allerdings nicht das »Räucherstäbchen«-Ambiente, das sich hier viele vorstellen. Akupunktur wird dort quasi am Fließband gemacht, von Ärzten, die sich kaum für die Patienten interessieren, sondern ihre Nadeln stechen und dann den nächsten behandeln. Trotzdem habe ich bei meiner eigenen Akupunktur-Ausbildung, die ich als Student in Peking absolvierte, erstaunliche Effekte gesehen (nachzulesen in meinem Buch: *Endlich schmerzfrei und wieder gut leben,* Scorpio 2015), und diese Erfahrung hat entscheidend dazu beigetragen, dass ich mich für ganzheitliche Medizinkonzepte zu interessieren begann und schließlich ein naturheilkundlicher Internist wurde.

Im Jahr 2000 empfahl der Bundesausschuss der Ärzte und Krankenkassen (ab 2004 der Gemeinsame Bundesausschuss, G-BA), die Wirksamkeit der Akupunktur zu untersuchen, modellhaft bei den Indikationen chronische Kopf-, Lendenwirbelsäulen- und Osteoarthroseschmerzen. Das Ergebnis von GERAC (German Acupuncture Trials), ART (German Acupuncture Randomized Trials), ARC (Acupuncture in Routine Care Studies) und ASH (Acupuncture Safety and Health Economics Studies): Akupunktur wirke, doch es blieb nach Abschluss der Studien dennoch unklar, ob über spezifische oder unspezifische Mechanismen. Die Akupunkturpunkte, so die Ergebnisse damals, schienen jedenfalls nicht zentral für die Wirkung zu sein, da auch eine Akupunktur an »falschen« Stellen bei einigen Indikationen wirkte. Es musste andere Erklärungen geben.

Inzwischen sind viele Jahre vergangen, und weltweit wurde eine Vielzahl weiterer, qualitativ hochwertiger Studien durchgeführt. Akupunktur wirkt nachweislich, so das Ergebnis der jüngsten Metaanalyse von 2018, bei chronischen Rückenschmerzen, Kopf- und Gelenkschmerzen. Besonders erwähnenswert ist dabei, dass die Wirkung einer regelmäßig (seriell) durchgeführten Akupunktur bei Patienten mit chronischen Schmerzen auch nach Beendigung der Behandlung noch mindestens zwölf Monate lang bestehen blieb. Dabei erklären sich die Behandlungseffekte nicht allein über einen Placebo-Effekt.

Möglicherweise führt die Nadelung zur Freisetzung von Endorphinen und anderen Neurotransmittern im Zentralnervensystem. Andere Theorien gehen davon aus, dass die absteigenden schmerzhemmenden Nervenbahnen, die sogenannten diffuse noxious inhibitory control (DNIC), über den (kleinen) Schmerz des Einstiches aktiviert werden und auf diese Weise das vegetative Nervensystem regulieren oder auch neu »justieren«. Die funktionelle Magnetresonanztomografie des Gehirns zeigt zum Beispiel, dass diejenigen Regionen (Amygdala, Hippocampus) durch Akupunktur gedämpft werden, die für die Schmerzwahrnehmung zuständig sind.

Akupunktur hilft, belegt durch Studien bzw. klinische Erfahrung, bei

- Schmerzen der Lendenwirbelsäule und des Kniegelenks (das erkennen die Kassen an)
- Migräne (vergleichbar mit Medikamentenwirkung)
- Bewegungsschmerz
- Enthesiopathien (Schmerzen und Veränderungen am Übergang von Sehnen und Knochen)
- Cox-Arthrose (Hüftschmerzen)
- Metatarsalgien (Mittelfußschmerzen)
- Reizdarm und Magenproblemen
- Reizblase und Gallenproblemen
- Spannungskopfschmerz
- Depressionen

Eine spezielle Erfolgsgeschichte ist bei der Ohrakupunktur die Nachbehandlung des

- Schlaganfalls

Das Bild vom Menschen in der chinesischen Medizin ist komplexer als das moderne westliche – es versteht ihn als Summe gegensätzlicher Einflüsse, der immer wieder Wandlungsphasen unterworfen ist, und trennt dabei nicht nach Psyche und Soma. Aufgestaute Gefühle oder andere Belastungen können zu Blockaden der Lebensenergie Qi führen. Das sollten Sie sich nicht mechanisch-physikalisch vorstellen – ob da wirklich eine Energie durch bestimmte Bahnen fließt, steht dahin. Vermutlich ist das Konzept des Qi eher eine Metapher für alles, was auf den Körper einwirkt – die Reduktion von Komplexität. Doch fest steht, dass Akupunktur Stress entgegenwirkt – manche Menschen spüren wenige Minuten nach der Nadelung ganz unmittelbar, wie ihr Nervensystem »runterfährt« und sie plötzlich ruhig und entspannt werden. Wenn eine negative Lebenseinstellung und das Gefühl, überfordert zu werden, unsere Hirnchemie verändert und das Immunsystem schwächt, kann Akupunktur den beruhigenden Parasympathikus aktivieren und zur Serotonin- und Dopaminausschüttung beitragen, zwei Botenstoffen, die das Wohlbefinden im Körper steigern. Der chinesische Akupunkturforscher Qian-Qian Li von der Capital Medical University in Peking vergleicht deshalb auch das chinesische Konzept des Yin und Yang mit der Balance von Parasympathikus und Sympathikus. Akupunktur beeinflusst viele nervliche Strukturen, zum Beispiel die Herz-Kreislauf-Aktivität, Angst und Nervosität sowie die hormonelle Balance.

Es muss aber nicht immer die uralte Heiltradition sein – wir haben an unserer Klinik auch gute Erfahrung mit der Ohrakupunktur gemacht, die in ihrer heutigen Form erst von dem französischen Arzt Paul Nogier (1908–1996) entwickelt wurde. Sie geht davon aus, dass der gesamte Organismus sein Abbild in den Strukturen des Ohres findet. Hier ein interessantes Fallbeispiel:

## Fallbeispiel: Der Herzpunkt als Therapiewende

*Susanne G., 62 Jahre und Redakteurin einer Fachzeitschrift, kam mit völliger emotionaler Erschöpfung in unsere Klinik, mit chronischen Gliederschmerzen, chronischer Migräne und Schlaflosigkeit. Eine Reihe von Problemen hatte sich in ihrem Leben angehäuft, die nicht einfach zu lösen waren – Mobbing im Beruf, finanzielle Probleme und die Alkoholabhängigkeit ihres Mannes hatten in ihrem Leben keinen Stein auf dem anderen gelassen, bis sie schließlich einen Suizidversuch unternommen hatte. Nach erfolgreicher psychiatrischer Behandlung (die Selbstmordgefährdung hätten wir selbst nicht therapieren können und wollen) kam sie zu uns, um die körperlichen Symptome zu lindern. Eine Ohrakupunktur brachte bei ihr die Therapiewende: »Die Ärztin stach ihre Punkte im Ohr«, erzählt sie, »das war erst mal ganz normal, es pikste ein wenig, aber dann sagte sie: ›So, jetzt kommt als Letztes der Herzpunkt‹ – und ich dachte plötzlich, ich löse mich völlig auf, ich zerfließe – da war so viel Schmerz!« Der letzte Einstich hatte »ins Herz« getroffen, vor dem geistigen Auge der Patientin liefen Bilder ihres Lebens wie ein Film ab, rückwärts, bis sie jäh in ihrer Kindheit stehen blieben. Sie fing heftig zu schluchzen an und konnte über eine Stunde lang gar nicht mehr aufhören, bis sie sich so weit beruhigen konnte, dass sie einschlief und 16 Stunden lang nicht mehr aufwachte. Am nächsten Tag war sie entspannt und optimistisch. Bei ihrer Entlassung sagte diese Patientin, dass der »flash-back« der Wendepunkt in ihrer Therapie gewesen sei.*

Viele kleinere Studien aus China zeigen eine positive Wirkung der Akupunktur auf Angstzustände und Nervosität, aber wegen methodischer Schwächen und geringer Fallzahlen sind sie häufig angreifbar. Ein systematischer Review aus dem Jahr 2018 bestätigt sowohl die positiven Hinweise als auch die noch mangelhafte wissenschaftliche Basis. Wir arbeiten in Essen mit Krebsärzten in einem Therapiemodell der »Integrativen Onkologie« zusammen, wo naturheilkundliche Methoden dazu dienen, die Nebenwirkungen der Krebsbehandlung zu lindern. Dabei machen wir hervorragende Erfahrungen mit Akupunktur gegen Angst, Unruhe sowie depressive Verstimmung. Akupunktur lindert Depressionen und verstärkt die Wirkung von Medikamenten gegen Angststörungen wie auch Antidepressiva, bei gleichzeitig geringeren Nebenwirkungen.

## Massage: verklebte Faszien, verbackene Gefühle

Gute Masseure kennen den Effekt: Besonders verspannte Menschen fangen plötzlich an zu weinen, wenn tiefe Bindegewebsregionen stimuliert werden (siehe Seite 12). Manchmal reicht es auch schon, nur eine Hand aufzulegen, um Gefühle nach oben steigen zu lassen.

Dass Berührung als wohltuend empfunden wird, haben wir schon gesehen (siehe Seite 41ff.), auch – am Beispiel der Kontakteinschränkungen anlässlich der Pandemie – welcher Verlust es ist, wenn wir jede Berührung vermeiden müssen. In den USA wird Massage sehr häufig in Krankenhäusern als Teil einer Therapie angeboten. In Deutschland hingegen wird sie von Medizinern oft eher als Wellness empfunden und nicht ernst genommen. Dabei handelt es sich bei dieser manuellen Manipulation des Bindegewebes um eine der ältesten Therapieformen der Welt.

Massage reduziert Angstzustände ganz beträchtlich, Anspannung und Sorgen bei Erwachsenen, aber auch bei Kindern. Regelmäßig praktiziert, verringert sie sogar die Anfälligkeit für Angstzustände, sie stabilisiert also den Gefühlszustand. In Kombination mit anderen Therapien wirkt sie positiv auf Depressionen.

Ein ganz simpler Effekt der Massage ist sicher zunächst einmal, dass Menschen über die Berührung eines anderen ihren Körper wieder spüren und damit auch ihren Gefühlen wieder eine Art Form geben können. Des Weiteren werden jede Menge Botenstoffe freigesetzt, Neurotransmitter wie Dopamin, Serotonin, Endorphine und das Bindungshormon Oxytocin, alles Substanzen, die das Wohlbefinden steigern. Ein amerikanischer Psychologe und Massageforscher hat 2008 vorgeschlagen, eine »Gefühls-Massagetherapie« zu entwickeln (Affective Massage Therapy), aber diese Richtung ist dann nicht weiter verfolgt worden. Eine weitere Erklärung für die Wirksamkeit der Massage ist, dass sie die Aktivität des autonomen Nervensystems von (anregenden) sympathischen Reizen zu (beruhigenden) parasympathischen Reizen umschaltet. Massagen verringern die Hypothalamus-Hypophysen-Nebennieren-Aktivität, reduzieren also die Erregbarkeit des Körpers, sie beeinflussen die Immunfunktion und verbessern den beruhigenden parasympathischen Tonus.

### Massagen wirken bei

- Angst und Unruhe
- Depression (in Kombination mit anderen Therapien)
- Asthma (in Kombination mit der Therapie vom Hausarzt bzw. Lungenfacharzt)
- Schlafstörungen
- verspannter Muskulatur bei Arthrose
- Verstopfung (Kolonmassage)

Die stimmungsaufhellende Wirkung der Massage scheint weniger aus dem Bindegewebe und einer Stimulation des Oxytocin-Ausstoßes (siehe Seite 69 f.) zu resultieren, als die Folge der kräftigen Manipulation der Faszien zu sein, welche als Häute die Muskeln umspannen und ein weit verflochtenes Netz im gesamten Körper bilden.

Was die wichtige Rolle der Faszien angeht, hatte die Medizin lange Zeit einen blinden Fleck. Erst als der französische Handchirurg Jean-

Claude Guimberteau bei seinen Operationen die klebrigen Strukturen offenlegte und fotografierte, wurde die Wissenschaft hellhörig und erkannte an, was manuelle Therapeuten längst gewusst hatten. Auf den Faszien sitzen die meisten Schmerzrezeptoren – Muskelschmerzen zum Beispiel haben weniger mit den Muskeln zu tun als mit den sie umgebenden Faszien, die miteinander verkleben können und dann alle Strukturen verengen.

80 Prozent der Nerven in den Faszien liegen mit freien Enden in dem Fasergeflecht, und die überwiegende Mehrheit davon dient der Interozeption, der eigenen Körperwahrnehmung (siehe Seite 24). Dann gibt es noch einen deutlich kleineren Anteil an Nervenzellen, die von einer Eiweißhülle umgeben sind (myeliniert) und für die Wahrnehmung der Bewegung im äußeren Raum zuständig sind, der Propriozeption. Die Fähigkeit zur Interozeption, die erst seit wenigen Jahren genauer erforscht wird, wird in der emotionalen Gehirnhälfte verortet. Die Faszien, sagen deshalb viele Körpertherapeuten, sind eine Art Tor zu unseren Gefühlen. Hier könnte der Schlüssel für bestimmte Gestalttherapien liegen – zum Beispiel die Wirkung von Gesten und Körperhaltungen auf unser emotionales Empfinden.

## Fallbeispiel: Gebärde und Gefühl

*Eine meiner Patientinnen, Ende 30, litt – neben der Migräne, warum sie bei uns war – unter starken Angstzuständen, die sie schon ihr Leben lang begleitet hatten, aber nach dem Suizid ihres Lebensgefährten besonders heftig wurden. Sie wurde krankgeschrieben, konnte die Wohnung nur noch in Begleitung verlassen und begann eine körperzentrierte Psychotherapie, die sogenannte Bioenergetik. Diese kombiniert Gespräche mit Atem- und Körperarbeit, die darauf abzielen, verborgene Gefühle in Fluss zu bringen. Eines der Symptome der Klientin war die zwanghafte Angst, in Ohnmacht zu fallen, was ihr auch schon mehrfach passiert war, ohne erkennbaren physischen Grund. Nach einem längeren Gespräch, in dem es unter anderem um die Prügelstrafen in der Kindheit der jungen Frau ging, forderte die Therapeutin sie auf, sich breitbeinig hinzustellen und in einer Abwehrstellung (der imaginierten Prügel) Arme und Hände schützend über den Kopf zu halten. Dabei sollte sie tief und möglichst entspannt atmen. Die Klientin tat das, fand die Übung aber eher lächerlich durchschaubar und fragte sich, was das sollte, weil die Abwehrhaltung bei ihr keinerlei Gefühl auslöste. Doch nach zwei, drei Minuten, als ihre Arme schon schwer wurden, durchzuckte sie ohne jede Vorwarnung eine unglaubliche Wut, Bruchteile von Sekunden, und dann musste sie sich auf den Boden setzen, weil ihr schwarz vor Augen wurde und sie fast wieder ohnmächtig wurde.*

*Eine Erfahrung aus dieser Therapie war also, dass da irgendwo eine riesengroße Wut in ihr versteckt war und die Ohnmachtsanfälle nicht aus heiterem Himmel kamen, sondern anscheinend die Aufgabe hatten, die Wut abzubremsen. Diese maskierte Wut war auch eine Herausforderung, mit der unsere Ordnungstherapeuten mit der Patientin arbeiteten. Ihr half dann sehr das Erlernen der Meditation, das Gefühl, gezielt Kontrolle über die eigenen Gefühle zu haben und ihnen nicht mehr hilflos ausgeliefert zu sein.*

Die Verbindung von Selbstwahrnehmung, der Bewegung unseres Körpers und unseren Emotionen über die Faszien ist eine äußerst spannende Angelegenheit, auch wenn sich noch wenig gesicherte Aussagen darüber machen lassen. Sind die Faszien eine Art individuelles Körpergedächtnis, oder sind sie auf eine Weise mit dem Gehirn »verdrahtet«, dass bestimmte Gesten zu bestimmten Gefühlen führen? So führen Bewegungen der Freude, wie etwa beim Tanzen, auch zur Ausschüttung entsprechender Botenstoffe. Ähnliches gilt für den

Ausdruck der Wut, wie etwa beim Boxen, oder die Furcht, die uns zusammenkauern lässt. Propriozeption und Interozeption spielen hier zusammen, in der Sinneswahrnehmung genauso wie bei unseren Gefühlen – womit wir wieder bei den Thesen von António Damásio landen, die wir in Kapitel 1 dieses Buches diskutiert haben. Die Hirnforschung zeigt, dass sich Hirnregionen für die Verarbeitung von Sinneswahrnehmung und Gefühlen überschneiden.

Amy Cuddy, Sozialpsychologin und Dozentin an der Harvard Business School, hatte die These, dass die Körperhaltung, zum Beispiel bei einem Bewerbungsgespräch, Macht verleiht. Bei Probanden, die gebeten wurden, auch nur für zwei Minuten eine dominante Haltung einzunehmen, waren laut Cuddy der Testosteronlevel gestiegen und das Stresshormon Cortisol abgefallen. »Ein Rollenwechsel«, so ihre Schlussfolgerung, »verändert das Gehirn.« Was definitiv funktionierte, war ihr Vortrag – der TED-Talk wurde zum zweitmeist gesehenen Auftritt dieser Veranstaltungsreihe überhaupt –, die Ergebnisse aber ließen sich nicht wiederholen, und ihre Thesen gelten deshalb als unbewiesen.

Vor allem in den USA gibt es diverse Forschungsansätze, die nach weiteren Zusammenhängen zwischen Psyche und Körper suchen, zum Beispiel der Aufgabe der Glia-Zellen, der stützenden Struktur des Nervengewebes, der Rolle der Grundsubstanz im Bindegewebe und des Kollagens und dem Tensegrity-Modell, das davon ausgeht, dass unser Skelett nicht auf unseren Füßen ruht, sondern quasi in einem spannungsgehaltenen Verbund von Fasern aufgehängt ist und davon gehalten wird. Vieles davon ist noch spekulativ, aber die späte Erfolgsgeschichte der Faszien zeigt, dass Überraschungen möglich sind. Wie sonst ließen sich Phänomene erklären wie das des amerikanischen Körpertherapeuten David Lesondak, der bei einer Körpertherapie ganz leicht am rechten Schlüsselbein berührt wurde und schlagartig ein Ereignis seiner Kindheit vor Augen hatte: als er sich mit vier Jahren im Spiel in einem Seil verfangen hatte, das sich um seinen Hals wickelte und ihn fast erstickt hätte.

Ich selbst hatte auch einmal ein solches Flashback-Erlebnis, als während einer Massage die Therapeutin meinen linken Arm umlagerte und ich spontan an ein 20 Jahre zurückreichendes Erlebnis erinnert wurde: Damals kugelte ich mir bei dem Versuch einer Eskimorolle mit dem Kajak den Arm aus. Kopfunter im Wasser hängend, konnte ich mich erst aus der Spritzdecke befreien, nachdem ich mir selbst die Schulter eingerenkt hatte. Die Erinnerung an das Trauma war über die Berührung der Schulter aktiviert worden.

## Neuraltherapie: rätselhafte Rückführung

Die Neuraltherapie ist eine Sonderform der wissenschaftlich gut untersuchten therapeutischen Lokalanästhesie, bei der bestimmte Körperregionen (Segmente) oder sogenannte Störfelder (neuromodulative Trigger) mit einem lokalen Betäubungsmittel (Procain) unterspritzt werden. Die häufigsten Störfelder, die bei einer speziellen Anamnese gefunden werden, sind Narben nach Verletzungen oder Operationen wie etwa der Entfernung der Mandeln oder auch chronische Entzündungsherde im Bereich der Mundhöhle, wie wurzelbehandelte oder Weisheitszähne.

Bei der Anamnese werden biografische Ereignisse, körperliche Veränderungen, Schwangerschaften und Eingriffe, wie Operationen, Unfälle, Wunden und Zahnzustand, seit der Geburt erhoben. Auf diese Weise will man traumatischen Ereignissen und entsprechenden Blockaden auf die Spur kommen, die zu gesundheitlichen Störungen geführt haben. Es gibt auf Neuraltherapie spezialisierte Ärzte, doch über 60 Prozent der Hausärzte geben an, dass sie »quaddeln«, das heißt, sie unterspritzen bei Schmerzen bestimmte Reflexzonen in der Haut (Headsche Zonen) und wenden damit eine reduzierte Form der Neuraltherapie an. Nimmt man all das zusammen, dann ist die Neuraltherapie das am häufigsten angewandte Verfahren aus der Komplementärmedizin.

Wir führen an meiner Klinik Neuraltherapie bei so gut wie jedem chronisch Schmerzkranken durch, also bei etwa jedem zweiten Patienten, und machen sehr gute Erfahrungen damit. Diese Ergebnisse werten wir in Studien aus; auch haben wir in einem sogenannten Consensusgespräch versucht herauszufinden, wie der Wirkmechanismus der Neuraltherapie sein könnte – denn dazu gibt es zwar Erklärmodelle, aber keine allgemein akzeptierten wissenschaftlichen Beweise für das Phänomen der Störfelder, dem Hauptunterschied zu der therapeutischen Lokalanästhesie. Das Verfahren selbst wurde zufällig entdeckt – als nämlich der Arzt Ferdinand Huneke (1891–1966) 1925 seiner Schwester, die unter schwerer Migräne litt, versehentlich ein Antirheumatikum spritzte – das aber nicht für Injektionen in die Vene, sondern in den Muskel zugelassen war. Ihre Beschwerden wurden sofort besser. In der Wirksubstanz war unter anderem das Schmerzmittel Procain, das die Injektion in den Muskel schmerzlos ermöglichen sollte. Aus Furcht vor Herzrhythmusstörungen war diese Substanz damals nicht für die intravenöse Injektion zugelassen. Ferdinand Huneke und sein Bruder Walter schlossen aus der Reaktion der Schwester, dass der schmerzlindernde Effekt vom Procain herrühren müsse. Erst 1940 kam die Hypothese möglicher Störfelder hinzu, als Huneke eine Beinnarbe behandelte und daraufhin Schmerzen an der Schulter schlagartig verschwanden. Das deutete darauf hin, dass weit voneinander entfernte Bereiche des Körpers über Nervenverbindungen miteinander korrespondieren. Solche Sekundenphänomene, wie das die Neuraltherapie nennt, sind eher selten, aber sie treten immer wieder einmal auf.

Auch hierbei können Gefühle geweckt werden: Bei der Behandlung von Narben und Störfeldern mit Procain steigen manchmal plötzlich Erinnerungen hoch, die irgendwann einmal traumatisch waren – eine Notoperation am Blinddarm zum Beispiel oder eine tiefe Wunde bei einem Fahrradunfall, bei der viel Blut geflossen war, oder eine schwere Geburt. Diese psychische Reaktion – man nennt das »emotional release« – kann sehr heftig sein, sie tritt allerdings meist nur bei der ersten Injektion auf. Für die Patienten ist das mitunter verstörend; sie benötigen eine Erklärung für die Bilder, die ihnen plötzlich wieder intensiv vor Augen stehen, und Zuspruch bis zu dem Moment, wo sie sich beruhigt haben. Psychotherapeutische Hilfe ist aber selten nötig. Im besten Fall »löst« sich das traumatische Erleben mit der Neutralisierung des Störfeldes auf, übrig bleibt nur die Erinnerung, aber ohne das heftige erneute emotionale Erleben.

## Headsche (Reflex-)Zonen

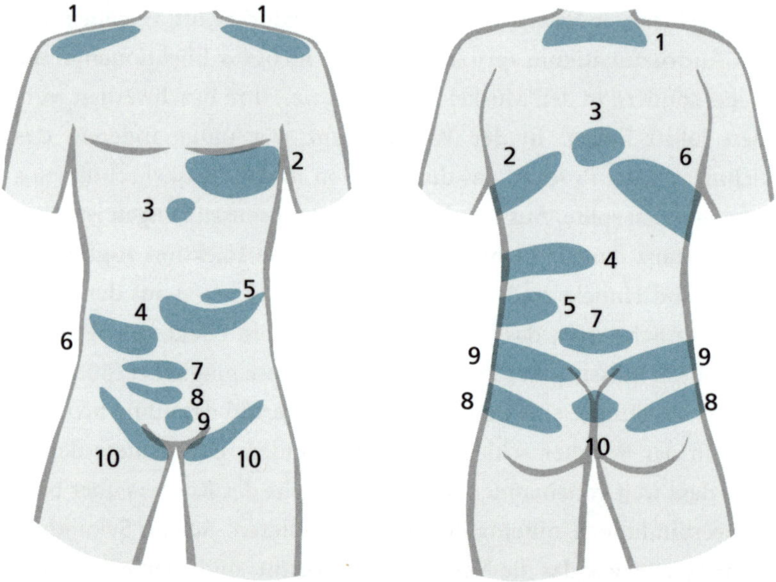


**1** Zwerchfell **2** Herz **3** Speiseröhre **4** Magen
**5** Bauchspeicheldrüse **6** Leber / Galle **7** Dünndarm **8** Dickdarm
**9** Harnblase / Nieren **10** Geschlechtsorgane

Die Headschen Zonen sind Hautareale, die in Verbindung zu inneren Organen stehen und bei Diagnose wie Therapie helfen können.

## Fallbespiel: Der doppelte Schmerz

*Die Patientin, Anfang 60, hatte seit Jahren am ganzen Körper Schmerzen. Am schlimmsten war der Rücken, und von dort aus zogen sich die Beschwerden bis in die Fingerspitzen hinein. Befragt, wo die Frau die Intensität der Schmerzen auf einer Skala von null bis zehn einordnen würde, sagte sie, die Rückenschmerzen seien fast unerträglich, also »neun«. Wir rieten ihr zu einer Neuraltherapie, die Patientin hatte davon noch nichts gehört, aber sie war einverstanden, als wir ihr das Procedere erklärten. Allerdings war es ihr nicht angenehm, dass sie an unterschiedlichen Stellen gespritzt wurde, in die Mandelnarben im Rachen zum Beispiel und auch in die Schilddrüse.*

*Eine halbe Stunde nach der Behandlung wurde sie plötzlich sehr müde, »so als hätte ich den ganzen Tag Säcke geschleppt«, meinte sie. Wir sagten geplante weitere Anwendungen für diesen Tag ab, weil die Patientin sich hinlegen wollte. Plötzlich stiegen Tränen in ihr auf, und sie begann zu weinen, bis hin zu einem heftigen Schluchzen. Später berichtete sie, sie hätte das Gefühl gehabt, dass ganz viel alte Krankheitserfahrung in ihr aufstieg, ohne dass sie das konkreter benennen konnte. Die Tränen wollten über zwei Stunden nicht aufhören zu laufen. Eine unserer Schwestern blieb bei ihr sitzen, hielt ihre Hand und brachte ihr Taschentücher und Wasser. Dazwischen kam immer wieder die Müdigkeit im Wechsel mit der Traurigkeit: »Es war mir, als hätte jemand mich aufgemacht und geguckt, was ich schon mitgemacht habe. Das ist mir plötzlich alles wieder bewusst geworden!« Ihre Gefühle, beschrieb die Patientin, reichten bis ins Säuglingsalter zurück. An diesen frühen Zeitpunkt konnte sie sich natürlich nicht bewusst erinnern, aber sie wusste von ihrer Mutter, dass sie schon als Säugling sehr krank gewesen war.*

*Am nächsten Tag war die emotionale Schwere zwar immer noch da, aber die Schultern fühlten sich schon leichter an. Die Patientin war immer noch sehr in sich gekehrt und grübelte über ihre Krise vom*

*Vortag, als ihr am Nachmittag plötzlich auffiel, dass der Rückenschmerz völlig verschwunden war: »Das konnte ich gar nicht glauben! Ich habe vorsichtig immer wieder meinen Rücken getestet, aber es stimmte: Die Schmerzen waren weg! Ich hätte Bäume ausreißen können!«*

*Man könnte das jetzt alles mit dem Placebo-Effekt erklären: Die Patientin fühlte sich angenommen, es wurde ein ganz bestimmtes Therapieregime, man könnte auch sagen »Ritual«, an ihr ausgeübt, unter anderem wurde mit langen Nadeln in ihren Körper gestochen. Aber wir kontaktierten ein halbes Jahr später den Hausarzt, und dieser bestätigte, dass die Rückenschmerzen nicht wiedergekehrt seien und auch der Ganzkörperschmerz fast verschwunden sei. Das Interessante ist auch, dass die Patientin bis zu dem Zeitpunkt der Neuraltherapie relativ wenig von ihrem Klinikaufenthalt bei uns profitiert hatte, aber dann kam plötzlich etwas in Gang. Mit dem inneren Schmerz war der äußere Schmerz aufgelöst worden.*

Eine der größten Hürden in unserer klinischen Praxis ist, dass die Menschen, die chronisch krank sind, sich in einer emotionalen Starre befinden – das hindert sie daran, etwas zu verändern. Im Laufe unseres Therapieprogramms, das zwischen zehn und vierzehn Tagen dauert und danach noch die Möglichkeit einer teilstationären Tagesklinik anschließt, verändert sich das langsam – der Prozess braucht also Zeit. Erst nach einer Weile tritt ein Wechsel ein, vermutlich als eine Mischung aus kognitivem Prozess, den körperlichen Anwendungen und den emotionalen Prozessen, die dadurch ausgelöst werden. Die Neuraltherapie scheint diese Entwicklung auf allen Ebenen zu unterstützen, denn sie wirkt emotional, kognitiv, vegetativ und psychologisch.

Vielleicht ist es so, dass ein sogenanntes Störfeld auf eine Weise, die wir noch nicht verstehen, den Prozess behindert, mit dem der

Organismus immer wieder versucht, zu einem homöostatischen Gleichgewicht zu finden. Dann könnte man sich vorstellen, dass die Manipulation eines solchen Störfelds über das Körpergedächtnis zu Erinnerungen zurückführt, welche die »emotionale Statik« des Körpers verändern und dadurch zu einem Heilungsprozess führen.

Der Biophysiker und Psychologe Peter J. Levine hat das in seinem Buch *Sprache ohne Worte* folgendermaßen beschrieben: Ein traumatisches Erlebnis, physisch oder psychisch, ist demnach vergleichbar mit dem Angriff eines Löwen auf eine Antilope. Diese verfällt in Schockstarre, wenn sie nicht mehr weglaufen kann. Entscheidet sich der Löwe anders und lässt von ihr ab, löst sich die Starre, und die Antilope beginnt wieder zu grasen und vergisst diesen Vorfall.

Beim Menschen kann es vorkommen, dass er innerlich in einer Schockstarre verbleibt. Das Trauma manifestiert sich im Körper und kann auch nur im Körper wieder abgebaut werden. In diesem Sinne könnte man das Störfeld der Neuraltherapie als Verhärtung in physischer und psychischer Hinsicht verstehen.

Noch sind das alles Thesen, aber weitere Forschung wird uns hoffentlich in unserem Verständnis dieser Prozesse weiterbringen.

## Ernährung als Stimmungsmacher

Traditionelle Heilverfahren wie auch die moderne Naturheilkunde haben schon immer die wichtige Rolle des Lebensstils betont, und die Neurogastroenterologie bestätigt diese alten Weisheiten erneut: Vollwertige Ernährung und insbesondere Ballaststoffe aus Gemüse verbessern depressive Symptome, aber auch klinisch relevante depressive Störungen. Eine umfangreiche Metaanalyse (über 41 Beobachtungsstudien) zeigte, dass vor allem die mediterrane Ernährungsform, eine Kost, die auf viel frischem Gemüse, Salat, Fisch und Olivenöl basiert, positive Ergebnisse zeigte. Das Risiko einer Depression ist bei der mediterranen Ernährungsweise bis zu 35 Prozent geringer, so Eva Selhub, Lebensstil-Medizinerin an der Harvard Medical School. Süßstoffe und Emulgatoren hingegen verschlechtern das Befinden. Das beobachtet man bei den wenigen Naturvölkern, die zum Beispiel noch in Tansania, Malawi und Venezuela leben, sich pflanzenreich ernähren und keine industriell erzeugte Kost essen. Sie leiden weder unter entzündlichen Darmerkrankungen noch unter Multipler Sklerose.

Auch eine Reihe von Nahrungsergänzungsmitteln werden zur Behandlung von Depressionen angeboten – doch der Nachweis einer Wirkung fehlt häufig. Für Inositol, Omega-3-Fettsäuren, Probiotika, S-Adenosylmethionin, Tryptophan, Vitamin $B_6$, $B_9$ und $B_{12}$, Vitamin D und Zink gibt es einige Studien, die positive Effekte aufzeigen.

Überzeugender ist die Beweislage bei Vitamin C. Hier deutet eine wachsende Zahl von Untersuchungen darauf hin, dass die regelmäßige Einnahme von beispielsweise 1000 Milligramm Vitamin C täglich dazu beitragen kann, das Auftreten von depressiven Störungen bei gefährdeten Personen zu verringern oder auch die therapeutische Wirkung von Antidepressiva zu verstärken. Vitamin C wirkt auf verschiedene Weise gleichzeitig: Es aktiviert das Opioidsystem des Körpers mit seinen positiven Botenstoffen. Es hemmt Glutamatrezeptoren, die eine Rolle bei der Aktivität der Botenstoffe spielen, und es moduliert Rezeptoren an den Nervenzellen (GABA).

Vitamin-C-Mangel, wie er zum Beispiel bei chronischen Infektionen oder Entzündungen auftritt, wirkt sich deshalb negativ auf das Gehirn und die Stimmung aus: Die Nervenzellen nämlich verfügen im Organismus über die höchsten Vitamin-C-Konzentrationen. Sie schützen dort nicht nur vor Oxidation durch Stress, sondern sind – gemeinsam mit den B-Vitaminen – an der Synthese der Neurotransmitter Serotonin, Dopamin, Noradrenalin und Endorphin beteiligt.

Folsäure, Vitamin $B_6$ und $B_{12}$ halten den Homocystein-Spiegel in Grenzen, der sonst zu Alzheimer und Demenz beiträgt. Diese Stoffe sorgen gemeinsam mit Vitamin C auch dafür, dass ausreichend Nervenbotenstoffe Serotonin und Dopamin gebildet werden.

Zu den Vitaminen ein wichtiger Hinweis: Vitamin C wie auch die B-Vitamine sind wasserlöslich, das heißt, dass sie im Gegensatz zu den fettlöslichen Vitaminen A, D, E und K im Körper nicht gespeichert werden. Wenn wir sie über die Nahrung oder Ergänzungsprodukte zu uns nehmen, wird nur ein bestimmter Teil vom Körper aufgenommen und verstoffwechselt und der überschüssige Rest über die Nieren ausgeschieden. Im Rahmen der Orthomolekulartherapie, die sich mit Mikronährstoffen befasst, gibt es die Möglichkeit, Vitamine bei Bedarf, zum Beispiel bei einer hartnäckigen Infektion, über eine Infusion zu verabreichen, was den Wirkungsgrad deutlich erhöht.

Noch ein anderer Faktor könnte eine entscheidende Rolle für den Zusammenhang zwischen Ernährung und Stimmung spielen – über den Umweg des Mikrobioms nämlich. Bei Kaiserschnitt-Babys (und in Deutschland zum Beispiel wird bereits jedes dritte Kind per Operation entbunden) ist das Mikrobiom verändert, denn sie haben nicht den Geburtsgang der Mutter passiert und dabei die darin siedelnden Bakterien aufgenommen. Möglicherweise beeinflusst das auch das Immunsystem, das sich in der Auseinandersetzung mit der Außenwelt weiterentwickelt und dabei von den Mikroben mit geprägt wird. Auch die Hirnentwicklung, das zeigte sich im Tierversuch ganz klar, hängt von der Aktivität der Mikroben ab. Zum Beispiel fanden John Cryan und sein Team verschiedene Zucker in der Muttermilch, die vom Säugling selbst gar nicht abgebaut werden, sondern die anscheinend nur zu dem Zweck in der natürlichen Nahrung der Brust enthalten sind, um damit die Bakterien im Darm des Kindes zu füttern. Die wandeln die Zucker dann in für das Baby nützliche Substanzen um, zum Beispiel Sialinsäure, die wichtig für die Hirnentwicklung ist. Das könnte, spekuliert Cryan, erklären, warum das Stillen anscheinend den IQ, also die Intelligenz, befördert.

Neuronale Entwicklungsstörungen könnten also im Darm ihren Ursprung haben, und das bedeutet auch, dass es möglicherweise für Ihre Gesundheit nicht nur darauf ankommt, welche Bakterien gegenwärtig Ihren Darm besiedeln, sondern auch, welche es waren, als Sie noch ein Baby waren. Denn Zeitfenster spielen eine wichtige Rolle: Wenn das Mikrobiom erst einmal ausgebildet ist, bleibt es erstaunlich stabil. Selbst nach Darmkrankheiten oder der Gabe von Antibiotika stellt sich das Verhältnis der unterschiedlichen Bakterienarten bald wieder auf das alte Niveau ein.

Probiotika, also Nahrungsmittel oder Zusatzstoffe mit gesundheitsfördernden Bakterien, können sich auf die Funktion des Gehirns auswirken: Es gibt erste Hinweise darauf, so der Neurogastroenterologe Paul Enck, dass sie möglicherweise das Risiko für ADHS oder das Asperger-Syndrom senken. Ob die Hoffnung, Probiotika bald als Unterstützung bei einer Therapie gegen Depression einsetzen zu können, sich erfüllt, steht aber noch in den Sternen.

Im Tierversuch sind einige Bestandteile der Nahrung als nervenstärkend und stimmungsaufhellend identifiziert worden – so unterschiedliche Substanzen wie zum Beispiel Fischöl oder auch ganz allgemein Omega-3-Fettsäuren (EPA, DHA), spezielle Zucker der südamerikanischen Yacon-Pflanze, gekeimter brauner Reis und auch Kurkumin, Bestandteil des Currypulvers. Das Wissen reicht aber noch lange nicht aus, um daraus eine Art Antidepressions-Diät zu konstruieren.

### *Psychisch aktive Substanzen aus Nahrungsmitteln*

| Nahrungsergänzungsmittel | Psychisch relevante Wirkung (u.a.) |
|---|---|
| Fischöl | Verändert Fette und das Hormon Ghrelin im Blutserum |
| Heidelbeeren-Extrakt | Senkt Blutzucker, wirkt Oxidationsschäden entgegen |
| Cholin | Verstärkt Nervenbildung im Hippocampus und erhöht Spiegel des Wachstumsfaktors BDNF |
| Omega-3-Fettsäuren | Erhöhen die Fließfähigkeit der Nervenzellmembran |
| n-3 polysaturierte Fettsäuren (PUFA), Docosahexaensäure (DHA) und Eicosapentaensäure (EPA) | Erhöhen Serotonin- und BDNF-Konzentration und reduzieren Entzündungsmarker im Hippocampus |
| Hühnerei | Verbessert das Verhältnis von Tryptophan zu Aminosäuren |
| Inulinzucker | (Mechanismus nicht geklärt) |
| Vorgekeimter brauner Reis | Wirkt auf frontalen Cortex, verbessert das Verhältnis von Serotonin zu 5-Hydroxyindolylessigsäure, einem Stoffwechselprodukt, das zentral bei schweren Depressionen ist |
| Kurkumin | Verbessert BDNF-Haushalt, antioxidant |

Nach: Malunga Manchishi et al, 2018

Bleibt die Frage, inwieweit sich das therapeutische Fasten auf die Stimmungslage auswirken kann. An unserer Klinik bieten wir vielen Patientinnen und Patienten an, eine Woche lang unter ärztlicher Aufsicht zu fasten (Saftfasten nach Buchinger: mit ungesalzener Gemüsebrühe und Obstsäften und Tees, ohne feste Nahrung). Das hilft sehr gut gegen Schmerzen und Entzündungen, ist aber auch ein hilfreicher Wendepunkt bei der Umstellung des Lebensstils, zum Beispiel dem Einstieg in gesündere Ernährung. Den meisten geht es nach den ersten zwei, drei Tagen sehr gut mit dem Fasten. Was sagt die Wissenschaft zur Wirkung auf die Psyche?

Ich will Sie hier nicht mit den vielen biochemischen Vorgängen langweilen, die – soweit überhaupt schon bekannt – Fasten im Körper auslöst. Interessant aber ist, dass Übergewicht das Risiko für eine Depression erhöht, und wenn man beiden Phänomenen auf den Grund geht, stellt sich heraus, dass sie viele ähnliche Auffälligkeiten bei Botenstoffen, Nerveneiweißen, Zytokinen, Zellrezeptoren und Transkriptionsfaktoren auf der HPA-Achse aufweisen, dem komplexen endokrinologischen Regelkreis zwischen Hypothalamus, Hypophyse und Nebennierenrinde. Wenn man also Übergewicht oder Depression positiv beeinflussen kann, ist die Chance groß, dass auch der zweite Faktor sich verändert.

Umgekehrt zeigt sich, dass Kalorienrestriktion, also Fasten, positiven Einfluss auf die Stimmung nimmt, auf viele verschiedene Weisen. Unter anderem erhöht sich die Plastizität des Nervensystems, also des Zusammenspiels der Neuronen und ihrer Neubildung. Auch der Blutfluss im Gehirn wird verstärkt. Der gesamte Botenstoffzyklus verändert sich, zum Beispiel wächst die Verfügbarkeit von Tryptophan und Serotonin im Gehirn. Der Wachstumsfaktor BDNF, zuständig für viele verschiedene Nervenfunktionen im Zusammenhang von Denken und Gedächtnis, nimmt zu. Auch die Ketone, die bei der Umstellung des Energiestoffwechsels durch Fasten entstehen, und die Autophagie, die »Entrümpelung« des Bindegewebes von Stoffwechselrestprodukten, wirken sich positiv auf die Stimmung aus. Das Hormon Ghrelin, das im Darm entsteht, aber auch die Blut-Hirn-Schranke überwinden kann, senkt den Spiegel des Hormons Leptin; die Bildung neuer Nervenzellen im Hippocampus ist die Folge. Fasten erhöht die »Vigilanz«, die Wachheit des Gehirns für Reize, und kann bis hin zur Euphorie führen.

Im Rahmen der Integrativen Psychiatrie, also der Verbindung naturheilkundlicher Verfahren mit der klassischen Disziplin, wird Fasten bereits als Therapie eingesetzt, so etwa bei dem Psychiater Stefan Brunnhuber, Ärztlicher Direktor der Diakonie Kliniken Zschadraß in Sachsen. Er beschreibt eine »Psychologie des Fastens«, die über mehrere Stufen zu einem Loslassen von körperlicher wie psychischer

Befindlichkeit führe und zu »transpersonalen Zuständen wie Stille, Leere, Dankbarkeit und Demut«.

## Johanniskraut & Co.: pflanzliche Arzneimittel

Die bösen Geister austreiben sollte schon im Mittelalter das Johanniskraut *(Hypericum perforatum)*, das im ältesten erhaltenen Buch der Klosterheilkunde als Mittel gegen die »Melancholie« empfohlen und auch bei Exorzismen eingesetzt wurde. Heute wissen wir aufgrund ausführlicher Studien, dass die Inhaltsstoffe der gelb blühenden Pflanze tatsächlich gegen Depressionen wirken, zumindest gegen leichte und mittelschwere Formen. In der nationalen Versorgungsleitlinie Unipolare Depression, die Empfehlungen für die wissenschaftsbasierte Therapie der Antriebslosigkeit und Niedergeschlagenheit gibt, heißt es deshalb: »Wenn bei leichten oder mittelgradigen depressiven Episoden eine Pharmakotherapie erwogen wird, kann bei Beachtung der spezifischen Nebenwirkungen und Interaktionen ein erster Therapieversuch auch mit Johanniskraut unternommen werden.«

Der Hinweis auf die Nebenwirkungen und Interaktionen zeigt auch, dass pflanzliche Arzneimittel nicht per se unbedenklich sind. Johanniskraut zum Beispiel hat eine Eigenschaft, die zum Problem werden kann: Es beeinflusst ein Enzym, das an der Umwandlung von rund 40 Prozent der Medikamente beteiligt ist. Die Wechselwirkung mit Johanniskraut verändert die Wirkung von so wichtigen und häufig eingenommenen Arzneimitteln wie etwa Verhütungsmitteln, bestimmten Chemotherapeutika, Warfarin (Blutverdünner), Cyclosporin (ein Mittel, das die Abstoßung transplantierter Organe verhindert) oder Digoxin (gegen Herzmuskelschwäche). Wird Johanniskraut in Verbindung mit anderen Antidepressiva eingenommen, kann es zu einem überhöhten Anstieg von Serotonin im Gehirn kommen, was toxisch ist und im schlimmsten Fall zum Tode führen kann. Schließlich gibt es noch eine harmlosere Nebenwirkung von Johanniskraut, die vielen Menschen bekannt ist: Die Pflanzenextrakte erhöhen die Lichtempfindlichkeit der Haut und können zu sonnenbrandähnlichen Irritationen führen.

Ich empfehle Ihnen, in jedem Fall standardisierte pflanzliche Arzneimittel in der Apotheke zu kaufen und sich dabei vom Apotheker oder Arzt beraten zu lassen. Die Mittel, die Sie vielleicht im Drogeriemarkt erhalten, sind weniger gut auf Qualität und Dosierung untersucht. Abhängig vom Wirkstoffgehalt ist ein Teil der Johanniskraut-Präparate ohnehin verschreibungspflichtig, nur geringer konzentrierte Präparate ohne nachweisbare Wirkung sind frei erhältlich.

Das bekannteste Psychoagens neben Johanniskraut ist Safran *(Crocus sativus)*, ein Gewürz, das aus den Blüten einer Krokusart gewonnen wird, die überwiegend im Iran, zu einem kleineren Teil auch in Spanien angebaut wird. Da die Pflanzen nur an jeweils zwei Tagen im Jahr, zwischen Oktober und November, blühen und von Hand gepflückt werden, ist Safran so kostbar. Schon seit Jahrtausenden wird es in der traditionellen Medizin zur Behandlung verschiedener Erkrankungen eingesetzt, zum Beispiel wirkt es sich positiv auf Magen und Darm aus und hat dort krebsvorbeugende Wirkung. Safran lindert aber auch depressive Störungen durch seinen leuchtend gelben Farbstoff, das Crocetin. Die Ergebnisse der bislang vorliegenden klinischen Studien sind selbst bei schweren depressiven Störungen vielversprechend: 30 Milligramm Safran täglich wirken genauso gut wie Antidepressiva (und eindeutig besser als ein Scheinmedikament). Bei nervösen Zuständen und Schlafstörungen, die ebenfalls mit Depressionen einhergehen können, fördert Safran die Entspannung. Gleichzeitig wirkt es aufmunternd, stimulierend und anregend auf die Psyche und hilft dabei, Antriebslosigkeit zu überwinden.

Um verlässliche Empfehlungen für die Praxis ableiten zu können, braucht es allerdings weitere Forschung. Denn auch Safran kann erhebliche Nebenwirkungen haben: Eine zu hohe Dosis führt zu Vergiftungen mit unangenehmen Nebenwirkungen bis hin zum Tod. Schwangere sollten keinen Safran einnehmen, weil das Risiko eines Abgangs besteht. Probleme kann auch die blutverdünnende Wirkung des Safrans mit sich bringen, falls bereits andere Antiokoagulanzien eingenommen werden. Aus diesem Grund sollte Safran in therapeutischen Mengen nur nach Rücksprache mit Ihrem Arzt eingenommen werden.

Ein weiteres heilsames Gewürz ist das leuchtend gelbe Kurkumin *(Curcuma longa)*, Bestandteil der klassischen Curry-Mischungen. Es unterstützt vermutlich die Therapie von Depressionen, weil es antientzündlich wirkt. Bei Dosierungen zwischen 500 Milligramm und einem Gramm täglich hat es bisher keine Nebenwirkungen gezeigt.

Echter Lavendel *(Lavandula angustifolia)* wird seit Jahrzehnten in Deutschland vor allem in Form ätherischer Öle zur Entspannung eingesetzt und von der Europäischen Arzneimittelbehörde EMA auch als sicher bewertet. Seine Inhaltsstoffe wirken gegen ängstliche Unruhe und milde Depression. Depression, Angst und Schlaflosigkeit treten oft gemeinsam auf und verstärken einander. Lavendel enthält auch beruhigende Inhaltsstoffe und ist schlaffördernd wie viele andere Pflanzen, zum Beispiel Hopfen *(Lupuli strobulus)*.

Baldrian *(Valerianae radix)*, ein Heilkraut, das schon in der Antike verwendet wurde, setzten Ärzte im Ersten Weltkrieg ein, um das traumatische Schock-Zittern der Soldaten aus den Schützengräben zu lindern. Baldrian ist gut untersucht. Er wirkt tagsüber ausgleichend und nachts beruhigend und schlaffördernd, muss aber in ausreichender Dosierung (600 Milligramm/Tag) eingenommen werden.

Die Kava-Kava-Wurzel *(Piperis methystici rhizoma)* ist ein seit mindestens 1500 Jahren traditionell verwendetes Heilkraut, das angstlösend wirkt und sehr gut untersucht ist. Wegen mehrerer Fälle der Leberschädigung, allerdings bei mehrfacher Überdosierung, wurde die Zulassung 2002 entzogen. Nach einer negativen Beurteilung des Ausschusses für pflanzliche Arzneimittel (HMPC) der Europäischen Arzneimittel-Agentur wurde der Widerruf der Zulassung 2019 erneut bestätigt, da der Nutzen in keinem guten Verhältnis zum möglichen Schaden stehe.

Die Passionsblume *(Passiflora spp.)* und der Kleine Goldregen *(Galphimia glauca)* wirken positiv bei ängstlicher Unruhe. Das in der traditionellen indischen Medizin häufig verwendete Ashwagandha, Auszüge aus der Winterkirsche, wird bei emotionaler Übererregung und Schlafstörungen, auch bei Panikattacken und seelischer Erschöpfung eingesetzt. Kamille und Löwenzahn sind vielversprechend, was ihren positiven Einfluss auf das Gemüt angeht, Ginkgo verbessert den Nervenstoffwechsel im Gehirn und könnte das altersbedingte Nachlassen der Serotonin-Ausschüttung verlangsamen. Vieles über die genaue Wirkungsweise ist aber noch nicht bekannt, weshalb weitere Forschung notwendig ist, zum Beispiel auch über den Nutzen von Phytoöstrogenen bei Frauen um die Wechseljahre herum.

Cannabidiol-haltige Produkte wie CBD-Öle boomen und sind inzwischen sogar schon in Drogeriemärkten erhältlich. Bis zum Sommer 2020 gab es jedoch keine Zulassung, weil umstritten ist, ob es sich bei dem Präparat um ein Arzneimittel oder um ein neuartiges Lebensmittel handelt. Das Cannabidiol aus der Hanfpflanze hat – im Gegensatz zum Tetrahydrocannabinol (THC) aus dem Haschisch – keine berauschende Wirkung und kein Suchtpotenzial. Ob es aber wirklich gegen Stress, Ängste und Schlafstörungen wirkt, ist durch klinische Studien noch nicht belegt. Die Fülle der angebotenen Produkte ist nicht ausreichend kontrolliert. Qualitätssiegel sollen eingeführt werden.

## Bewegung bewegt

Körperliche Aktivität ist – neben gesunder Ernährung und Entspannung – eine der zentralen Säulen der Naturheilkunde. Sie spielt in sämtlichen traditionellen Heilsystemen eine wichtige Rolle, und die moderne Sportmedizin bestätigt das auf allen Ebenen. Während man früher Erkrankten zum Ausruhen und zu »Schonung« riet, wird Bewegung inzwischen in so gut wie allen Fachbereichen der Medizin als Therapie eingesetzt.

1999 veröffentlichte der Medizin-Psychologe James Blumenthal von der Duke University in Durham, North Carolina, als einer der Ersten eine Studie, die zeigte, dass diejenigen älteren Patienten mit Depression, die ein Aerobic-Programm absolvierten, keine Medikamente mehr benötigten. Follow-up-Studien wiesen darauf hin, dass dieser Effekt einige Monate lang anhielt, ein Bewegungs- und Sportprogramm langfristig die depressiven Schübe hinauszögerte und körperliche Aktivität auf Dauer vielleicht eine Medikation mit Antidepressiva nicht unbedingt ersetzen, aber zumindest positiv ergänzen könnte. Ein Problem dabei ist, dass gerade Patienten mit chronischer Antriebsschwäche sich schwertun, in Bewegung zu kommen – sie können sich oft nicht entscheiden, verlieren das Interesse am Alltag, ihr Selbstwertgefühl leidet, manchmal quälen sie Angstzustände. Das Ganze entwickelt sich dann zu einer Negativspirale von mangelnder Fitness und wachsenden Problemen, in Gang zu kommen.

Der ärztliche Rat bringt da wenig. In meiner Klinik ist es ein Team von Ordungstherapeutinnen und -therapeuten – Experten für Gesundheit aus den verschiedensten Richtungen, wie Yogalehrer, Psychologen, Sportpädagogen, Ernährungs- und Gesundheitswissenschaftler –, das tätig wird. Nach einem genau festgelegten Plan und gemeinsam mit den Patienten arbeiten sie heraus, was die richtige Form körperlicher Belastung sein könnte, die sich auch gut in den Alltag integrieren lässt – einzeln, mit dem Partner, der Partnerin oder in der Gruppe. Es ist wichtig, dass der Wunsch in den Patienten selbst entsteht, und um das zu ermöglichen, bieten wir eine Reihe von Bewegungsvarianten an. Das fängt an mit der täglichen Morgenbewegung um sieben in unserer Lobby – mit Elementen aus dem Tai Chi und dem Qigong – und geht weiter mit Yoga-Stunden, einzeln oder in der Gruppe, therapeutischem Schwimmen, Physiotherapie und Ergometer-Training sowie einer Walking-Gruppe, die den weitläufigen Garten durchquert.

Dabei geht es natürlich längst nicht nur um die Wirkungen auf die Psyche, sondern um die vielfältigen positiven Wirkungen gesteigerter Durchblutung und verbesserter Körperwahrnehmung. Bewegung ist aus naturheilkundlicher Sicht ein Reiz, der Reaktionen im Herz-Kreislauf-System sowie im Muskelsystem hervorruft und den Körper zur Anpassung auf neuem Niveau herausfordert. Sie verbessert den Blutfluss und die Gerinnung, erhöht den Stoffwechsel und stimuliert die Drüsentätigkeit. Es werden mehr Hormone produziert und mehr andere Botenstoffe, darunter viele Neurotransmitter, ausgeschüttet. Auch das Immunsystem wird aktiviert.

All das führt dazu, dass Bewegung neben den positiven körperlichen Effekten gefühlsmäßig zu Veränderungen führt und die Stimmung hebt: Patienten mit depressiven Störungen reagieren am besten auf eine kognitive Verhaltenstherapie, wenn diese mit einem Sportprogramm kombiniert wurde. Eine andere Studie befragte mehr als 1,2 Millionen Menschen in den USA über Jahre hinweg mehrfach danach, wie oft sie sich innerhalb der vergangenen 30 Tage schlecht gefühlt hätten. Diese Angaben verglichen die Wissenschaftler mit den Angaben zur körperlichen Gesundheit, zu Alter und Beruf. Im Durchschnitt fühlten sich die Teilnehmer 3,4 Tage pro Monat schlecht. Diejenigen Menschen, die drei- bis fünfmal pro Woche etwa 45 Minuten lang körperlich aktiv waren – und dazu zählten neben Sport auch Hausarbeit und Rasenmähen –, hatten anderthalb schlechte Tage weniger als jene Teilnehmer, die kaum aktiv waren.

James A. Blumenthal, Psychiater und Verhaltenspsychologe an der Duke University in den USA, hat viele Studien zu Motivation und Bewegung gemacht. Er rät: Just Do It!

1. Suchen Sie sich eine Bewegungsart aus, die Ihnen sympathisch ist, und bleiben Sie einfach dabei. »Keine Lust« ist kein Argument. Sagen Sie sich, dass Sie sich hinterher wunderbar fühlen werden!
2. Tun Sie Ihren Füßen Gutes! Gute Schuhe sind ganz wichtig, und die Investition lohnt sich!
3. Gutes Timing ist wichtig! Trainieren Sie nicht mit vollem Magen oder kurz bevor Sie schlafen gehen wollen: Die Bewegung verleiht Ihnen Energie. Tagsüber und im Sonnenlicht zu trainieren ist besser als ein Lauf durch die Nacht oder ein abendliches Training im Studio.
4. Werden Sie gewahr, was Sie abzuhalten droht. Gehen Sie solchen Hindernissen aus dem Weg, oder entwickeln Sie Alternativen: zu schlechtem Wetter, Arbeitsverpflichtungen, Müdigkeit ...
5. Suchen Sie sich einen Traningspartner oder eine -partnerin. Viele Menschen tun sich dann leichter, ihr Bewegungsprogramm durchzuziehen. Der soziale Kontakt hat auch noch andere Vorteile.
6. Denken Sie positiv! Loben Sie sich selbst. Lernen Sie daraus, wenn etwas nicht so funktioniert, wie Sie es sich vorgestellt hatten, und lassen Sie sich von Rückschlägen nicht entmutigen.
7. Genießen Sie! Nehmen Sie sich einen Moment nach dem Training, um zu spüren, wie gut Sie sich jetzt fühlen.

Nach: Blumenthal et al., 2012

Eine jüngere Metaanalyse der australischen Universität New South Wales von 2018 kommt zu dem Schluss, dass regelmäßige körperliche Aktivität vermutlich einer Depression vorbeugt. Die Wissenschaftler hatten über mehrere Jahre hinweg Daten von mehr als 250 000 Menschen aus unterschiedlichen Ländern und Altersklassen ausgewertet. Die Studie unterscheidet aber nicht nach Stimmungstrübung oder manifester Depression. Auch ist unklar, ob Sport allein bei einer schweren Depression die erwünschte Wirkung haben kann. Begleitend zu anderen Maßnahmen wird er auf jeden Fall auch von vielen Psychiatern empfohlen. Mehr als drei Stunden täglich, zeigte die australische Studie, führen bei den Befragten eher zu einer Stimmungsverschlechterung. Dahinter vermuten die Wissenschaftler zwanghafte Persönlichkeitsmerkmale.

Wissenschaftlich belegt ist die positive Wirkung von Yoga – zu der indischen Bewegungslehre und Lebensphilosophie gibt es viele seriöse Studien. Yoga ist ganzheitlich darauf ausgerichtet, die motorischen, sensorischen, vegetativen und psychischen Funktionen zu harmonisieren. Ein wichtiges Ziel ist das Gewahrwerden der eigenen Befindlichkeit im jeweiligen Moment. Psyche und Körper werden dabei nicht getrennt betrachtet. Den körperlichen Übungen (Asanas), die nur eine Stufe des Yogas sind, wird eine Wirkung auf die Drüsen zugeschrieben, die den Hormonhaushalt regulieren und so zu innerer Ruhe führen. Das sind Zirbel- und Schilddrüse genauso wie Hypophyse, Nebenschild- und Thymusdrüse. Auch die Nebennieren, die Bauchspeicheldrüse und die Keimdrüsen werden aktiviert. Sie sind nach dem Verständnis des Yogas mit den Energiezentren (Chakras) des Menschen verknüpft und sollen durch die Asanas in einen Zustand der Harmonie versetzt werden. Hinzu kommen Atemübungen (Pranayama), die je nach Art auf Sympathikus oder Parasympathikus einwirken. Nervosität, innere Anspannung und Stress können abgebaut werden. Was Depressionen betrifft, so reicht die Wirkung von Yoga, regelmäßig betrieben, über die von Sport oder Entspannung hinaus. Ähnlich zielen auch Qigong und Tai Chi auf Atemregulation und Entspannung.

Wer es gerne schwungvoller hat, der kann tanzen gehen! Zwar gibt es noch nicht allzu viele Studien dazu – das soll Sie aber nicht abhalten, etwas mit Musik zu unternehmen, im Chor zu singen oder ein Instrument zu spielen, denn all das hebt Ihre Stimmung. Dabei ist weniger wichtig, ob Sie das einzeln oder zu zweit tun, ob Sie ein Instrument ausprobieren (zum Beispiel eine Trommel), es richtig spielen oder auch nur zuhören. Tanzen ist nicht nur eine schöne Bewegung, sondern auch ein gutes Mittel, Ihre Emotionen auszudrücken – sei es im Rumba, beim Walzer oder beim freien Gestalten der Bewegung in einem Studio. Gesellschaftstanz in der Gruppe löst bei älteren Tanzenden alle Arten von Emotionen aus, so eine schwedische Studie der Sozialpsychologin Eva Alfredsson-Olsson: positive Emotionen genauso wie Empfindungen von Trauer und Verlust. Die negativen Gefühle können jedoch durch die Bewegung und die Möglichkeit, selbst darin aktiv zu werden, kompensiert werden.

## Kognitive Umstrukturierung

Viele von uns sind wütend. Meistens ist uns das gar nicht bewusst, weil wir uns daran gewöhnt haben, den täglichen Ärger hinunterzuschlucken. Doch wenn wir unsere Körper beobachten würden, dann sähen wir sofort die an- oder hochgezogenen Schultern, die uns vor den nächsten »Schlägen« des Lebens bewahren sollen. Und wenn wir anfingen, unsere Gedanken aufzuschreiben, dann würden wir erkennen, in welchen negativen Denkspiralen wir uns täglich bewegen. Wenn das Telefon klingelt, denken wir nicht: »Oh schön, wer könnte das sein?«, sondern: »Wer ist das denn jetzt schon wieder?«, und erwarten wenig Erfreuliches. Meistens ist es zum Glück gar nicht so schlimm – aber das ist dann schon fast unwichtig, denn unser Körper hat bereits bei der negativen Erwartung mit Stress reagiert.

Das ist, kurz gesagt, das, was unsere Patienten bei uns in der Klinik lernen und verändern sollen – man nennt es »kognitive Umstrukturierung«. Unsere Ordnungstherapeuten versuchen, ein Bewusstsein dafür zu schaffen, dass die Gedanken wesentlichen Einfluss auf unsere Gefühle haben und umgekehrt – so löst eigentlich nicht der Regen selbst Ärger aus, sondern unsere Bewertung, weil er uns vielleicht davon abhält, Fahrrad zu fahren. Ziel ist es, die Situation neu zu bewerten – auch das Positive am Regen zu sehen, der vielleicht schon längst fällig war, um die durstigen Pflanzen zu wässern.

Solche unnötigen oder sogar falschen negativen Bewertungen lösen im Organismus eine Stressreaktion aus. Negative Erwartungen sind dysfunktionale Gedanken, die bei chronisch kranken Menschen häufig dazu führen, dass sich Symptome verstärken. Die Betroffenen werden empfindlicher und mutloser, was ihre Chance angeht, dass es ihnen bald wieder besser gehen wird. Irgendwann kann sich dann eine Art Lebensphilosophie herausbilden, die dazu führt, dass alltägliche Anforderungen als Belastung oder sogar als Bedrohung gesehen werden. Hilflosigkeit macht sich breit. Das Gefühl, selbst etwas beitragen zu können, schwindet, und sogar externe Hilfe wird häufig nicht wahrgenommen, oder ihr wird misstraut.

Diesen Zusammenhang zu erkennen ist der erste Schritt auf dem Weg, diesen Negativkreislauf aufzubrechen und etwas zu verändern. Eine große Hilfe ist dabei ein Achtsamkeitstraining, wie es im nächsten Abschnitt beschrieben wird.

## Die Kraft der Meditation

Wer sie noch nicht ausprobiert hat, kann sich unter Meditation häufig nicht wirklich etwas vorstellen. Es klingt irgendwie anspruchsvoll und geheimnisvoll spirituell. Der englische Autor Tim Parks hat in seinem sehr witzigen Buch *Die Kunst stillzusitzen* beschrieben, wie er, der als Skeptiker ein absoluter Gegner spiritueller Praktiken war, die Erfahrung machte, dass seine Prostataentzündung besser wurde, wenn er sich auf die Schmerzen konzentrierte – anstatt sie zu verdrängen. Zu seinem Erstaunen lernte er irgendwann, dass dies ein Meditationsprinzip ist – und die Versenkung in seinen Atem half ihm schließlich auch, wieder gesund zu werden.

Meditation wird seit rund 40 Jahren evidenzbasiert erforscht und hat in den vergangenen Jahren durch die Neurowissenschaften erneut an Interesse gewonnen. Meditieren reduziert Stress und beruhigt, Atem- und Herzfrequenz sinken, die elektrische Aktivität im Gehirn verändert sich, der Adrenalin- und der Cortisolspiegel sinken. Studien zeigen zum Beispiel, dass Ängste und Phobien durch Meditation abnehmen. Gesundheitsschädigende Gedankenmuster werden langsam losgelassen. Belastungen werden frühzeitiger erkannt, Gefühle werden differenzierter wahrgenommen, und sie versetzen den Organismus nicht mehr unkontrolliert in Wallungen. So empfinden Personen, denen man im Experiment Darstellungen der Gewalt zeigt, immer noch Mitgefühl mit den Opfern, aber sie reagieren körperlich nicht so stark darauf wie diejenigen Probanden, die nicht meditieren. Aggressionen können durch Meditation abgebaut werden.

Eine sehr alltagspraktische Form der Meditation ist die Mindfulness-Based Stress Reduction (MBSR), auf Deutsch »Achtsamkeitsbasierte Stressreduktion« oder »Achtsamkeitspraxis«. Dieses System wurde von dem Molekularbiologen und Stressforscher Jon Kabat-Zinn entwickelt (siehe Seite 77), der Elemente der Meditation ihres spirituellen und kulturellen Ursprungs entkleidete und eine eigene Wahrnehmungsschulung entwickelte. Man kann sie in einem Kurs, aber auch mithilfe einer CD oder online lernen.

Die Achtsamkeitspraxis, die all unsere Patienten kennenlernen, hilft ihnen nicht nur, sich zum Beispiel Stress früher bewusst zu machen und aus den eingefahrenen Reaktionsmustern auszubrechen. Die neue Sicht auf die Welt und sich selbst ermöglicht es, sowohl neue Bewältigungsstrategien in schwierigen Situationen zu entwickeln als auch, wenn das nicht möglich ist, den Dingen, die sich nicht ändern lassen, mit mehr Gelassenheit zu begegnen. Belastende Emotionen werden in dem Maße leichter, als die Betroffenen erkennen, dass sie selbst Handlungsspielräume haben – zumindest in ihren Gedanken und Einstellungen. Gleichzeitig üben die Betroffenen eine nichtwertende Akzeptanz des jeweiligen Moments.

## Fallbeispiel: Abstand nehmen von den Schmerzen

*Die Patientin, Ende 30, kam im Rollstuhl in die Klinik. Sie litt unter Multipler Sklerose – an uns war sie aber überwiesen worden, weil die entzündlichen Schübe in ihrem Gehirn eine äußerst schmerzhafte Narbe hinterlassen hatten, dicht am Thalamus. Bei der Anamnese gab sie eine Schmerzintensität an wie kaum eine andere Patientin: 9 auf einer Skala bis 10. Muskelkrämpfe und Bewegungsstörungen waren weitere belastende Symptome.*

*Drei Monate später war die Patientin bereit, auf unserer jährlichen Mind-Body-Summer-School von ihren Erfahrungen zu berichten, vor einem Publikum von Ärzten, Psychologen und anderen Therapeuten. Diesmal war sie ohne Rollstuhl da, und als sie das Podium betrat, hätte niemand der anwesenden Experten gedacht, dass diese Frau eine solche Diagnose hatte. Zumal sie in den vergangenen zwei Jahren eine schwere Lebenskrise bewältigen musste. Das Unternehmen, eine Autowerkstatt, die sie mit ihrem Mann gemeinsam betrieb, musste Insolvenz anmelden. Darüber ging die Ehe kaputt, ihr Mann reichte die Scheidung ein, und der halbwüchsige Sohn, der seiner Mutter die Schuld an der Misere gab, zog zu seinem Vater. Dann wurde auch noch eine MS diagnostiziert, die sich dramatisch schnell zu entwickeln schien.*

*Gegen die Nervenerkrankungen konnten wir nicht viel tun, außer einen speziellen Ernährungsplan aufzustellen. Aber in vielen Gesprä-*

*chen wurde der Patientin klar, wie viel sie in den vergangenen Monaten hatte ertragen müssen, und sie entdeckte die Meditation für sich, die in der Ordnungstherapie mit kleinen Gruppen eingeübt wurde. Sie hatte zuvor überhaupt keinen Kontakt damit gehabt, es war eine völlig neue Welt für sie. Doch sie fand sich besonders rasch hinein und begann, sich nicht mehr gegen ihre Symptome zu wehren, sondern sie zu- und damit loszulassen. Seither und auch nach ihrer Entlassung meditiert sie täglich. Die Schmerzen, sagt sie auf Nachfrage aus dem Publikum, seien immer noch da und auch erheblich – sie würde sie jetzt auf der Skala bei 7 verorten. »Aber es gelingt mir immer wieder, sie mit Abstand zu betrachten, als gehörten sie nicht zu mir. Sie haben mich nicht mehr in der Hand. Ich kann mich von meinem Körper befreien!« Als sie das sagte, war sie ansonsten symptomfrei. Der nächste Schub wird hoffentlich lange auf sich warten lassen.*

Studien zeigen im Übrigen, dass sich nicht nur Gefühle, sondern auch das Immunsystem und die Zellalterung durch Achtsamkeitstraining verändern. Die Probanden reagierten stärker auf einen Grippeimpfstoff. Entzündliche Prozesse werden gebremst, Immunzellen aktiviert, und der Schutz vor oxidativem Stress nimmt zu. Die Genschalter für antivirale und antitumorale Substanzen werden aktiviert.

Im Gehirn zeigt sich eine Steigerung der linksfrontalen Hirnaktivität, wo mehr positive Gefühle angesiedelt sind, bessere Selbstwahrnehmung und Aufmerksamkeitsregulation und weniger Aktivität in der Amygdala, dem Angstzentrum. Angeregt werden hingegen die Regionen, die für Gefühlsregulation zuständig sind (orbitofrontaler und anteriorer cingulierter Cortex). Entsprechend ist MBSR eine gute begleitende Co-Therapie bei leichten Depressionen, Erschöpfung und Burn-out. Bei schwereren Depressionen verhindert eine aus der Achtsamkeit abgeleitete Verhaltenstherapie (Mindfulness Based Cognitive Therapy, MBCT) Rückfälle.

Achtsamkeit ist auch ein wichtiges Instrument der Gefühlsregulation. Eine berühmte Studie aus den 1970er-Jahren mit Praktizierenden der transzendentalen Meditation und einer Vergleichsgruppe zeigte, dass die Meditierenden einerseits mitfühlender (mit den in einem Film gezeigten Verletzungsopfern) waren, ihr emotionales Aufgerührtsein aber auch schneller wieder abebbte. Sie erholten sich schneller von der Stressreaktion, die ihr Körper auf die Filme zeigte. Achtsamkeitspraxis, so die Münchner Forscherin Britta Hölzel, stärkt die Fähigkeit zum »positiven Reappraisal«, zur positiven Umdeutung von Erlebnissen – zum Beispiel, wenn man die Trennung von einem Partner oder einer Partnerin statt als Katastrophe zumindest auch als Möglichkeit zum Neuanfang versteht. Das »Gedankenwandern« nimmt ab, ebenso die Beschäftigung mit sich selbst – stattdessen werden die Eindrücke der Gegenwart intensiver.

# 10. Sich selbst lieben lernen und gesund bleiben

Fühlen Sie, oder werden Sie von Ihren Gefühlen an der Nase herumgeführt? Wenn Sie ehrlich sind, haben Sie sich das bestimmt schon einmal gefragt. Machen wir uns selbst verrückt, oder machen uns die anderen verrückt? Empfinden wir eine konkrete Sehnsucht, oder sitzen wir nur einem Trugbild auf? Ist die Wut in diesem einen Moment berechtigt, oder steigt sie aus alten Verhaltensmustern auf und hat eigentlich gar keinen Bezug zur Gegenwart?

Unsere eigenen Gefühle wahrzunehmen, sie in einen Zusammenhang zur jeweiligen Situation zu stellen und sich ihnen nicht einfach auszuliefern, sondern darauf Einfluss zu nehmen, ist ein wichtiger Teil der sogenannten Selbstregulation, der Fähigkeit, gut für uns zu sorgen. Das betrifft nicht nur die psychische Gesundheit, sondern, wie wir in den vorangegangenen Kapiteln gesehen haben, ebenso die körperliche Gesundheit – denn beide Ebenen lassen sich nicht voneinander trennen.

In diesem Kapitel möchte ich also all das zusammenfassen, was wir bisher thematisiert haben, und es zusammenführen – in der Hoffnung, Sie zu überzeugen, wie wichtig und wertvoll es ist, sich mit den Gefühlen auseinanderzusetzen und sie ernst zu nehmen, aber ohne sich von ihnen überwältigen zu lassen. Darin liegt eine große Kraft, die Ihnen hilft, auch mit Anstrengungen, Herausforderungen und sogar Schicksalsschlägen im Leben umzugehen. »Eine Therapie für eine dickere Haut«, hat das einmal einer unserer Patienten genannt. Im Anschluss an dieses Kapitel finden Sie ein 8-Wochen-Programm, das Sie bei den ersten Schritten ein wenig begleitet und gleichzeitig Lust machen soll, an dem einen oder anderen Punkt vielleicht längerfristig intensiver zu arbeiten. Ich kann Ihnen nämlich keine Patentrezepte liefern, nur sozusagen den Anfang eines langen Fadens zeigen, den Sie vielleicht aufnehmen möchten – auf dem Weg zu mehr Wohlbefinden.

## Resilienz und Salutogenese: Was uns gesund hält

Den Höhepunkt der Corona-Krise im Frühjahr 2020 beantwortete die *New York Times* mit einer Artikelserie über Resilienz. Warum ist das so, dass manche Menschen besser mit Krisen umgehen können als andere, fragt zum Beispiel die Journalistin Eilene Zimmerman, die den Vater ihrer Kinder durch seine Drogensucht verlor. In seinem »Werkzeugkasten« gegen die Herausforderungen des Lebens gab es nur Chemie, schreibt sie. Warum aber gab es Menschen, die auf die anfänglichen Ausgangsbeschränkungen so reagierten, dass sie unter diesen Ausnahmebedingungen meditierten, während andere rastlos durch die Wohnung tigerten und vielleicht anfingen, das Geschirr zu zerschlagen?

Resilienz ist die Kunst, aus Schicksalsschlägen und Verwerfungen wieder aufzusteigen, aus den Strudeln des Lebens heraus eine neue Balance zu finden, meistens auf einer anderen Ebene als zuvor, oft mit Gewinn – trotz mancher Verluste. Und das hat ganz viel mit Gefühlen zu tun. Wie das geht? Die »Mutter« der Resilienzdebatte war die US-Psychologin Emmy Werner, die in einer Langzeitstudie über drei Jahrzehnte die Entwicklung von rund 700 Kindern auf Hawaii erforschte. Etwa ein Drittel der 1955 Geborenen wuchs in Armut auf, war unterernährt, wurde vernachlässigt oder sogar misshandelt. Viele wiederholten als Erwachsene diese negativen Verhaltensweisen, hatten die Schule abgebrochen, waren verhaltensauffällig und neigten zum Drogenkonsum. Doch ein knappes Drittel dieser Kinder kompensierte den schlechten Start, schaffte den sozialen Aufstieg, manche studierten sogar. Emmy Werner nannte sie »verletzlich, aber unbesiegbar« – resilient. Was war ihr Geheimnis? Es gab zumindest einen Menschen in ihrem Leben, der immer zu ihnen hielt und sie spüren ließ, dass sie etwas wert waren, ein Bruder oder eine Schwester, ein Freund, vielleicht auch eine Lehrerin oder ein Trainer.

Resilienz wird also in einem sozialen Umfeld erworben, aber es gibt auch ein paar hilfreiche Faktoren, die angeboren sind: Dazu zählen Intelligenz, die hilfreich ist, kreative Wege aus Krisen zu finden, Optimismus, der Zwillingsstudien zufolge zumindest zu einem Teil angeboren ist, und ein extrovertierter Charakter, der es erleichtert, sich Hilfe zu suchen. Denn die Fähigkeit des Einzelnen, soziale Unterstützung anzunehmen, um mit deren Hilfe weiterhin Ziele zu verfolgen, ist ein ganz wichtiges Kriterium der Resilienz. Kindheitserfahrungen spielen dabei eine wichtige Rolle, so Bessel van der Kolk, Professor für Psychiatrie an der Bostoner Medizinfakultät und Experte für posttraumatischen Stress. Er glaubt, dass die ersten 20 Jahre des Lebens besonders wichtig sind, weil sie die Reaktionsmuster des Gehirns prägen. Das heißt aber nicht, dass diese Zeit schicksalshaft über das Leben bestimmt – es kostet nur mehr Arbeit: Man muss die Krisenfestigkeit aufbauen wie einen Muskel – mithilfe anderer Menschen, durch eine bestimmte Art des Denkens und durch Sinn. So zeigt die Forschung, dass der Glaube an eine Sache oder eine Instanz, die größer ist als man selbst, Resilienz befördert. Zum Glück scheinen viele Menschen diese Fähigkeit zu entwickeln: George Bonanno, Chef des »Loss, Trauma and Emotion Lab« an der Columbia University, hat 67 Studien ausgewertet von Menschen, die bewaffnete Überfälle, Hurricans, Querschnittslähmungen und ähliche schwere Krisen durchgemacht haben. Mehr als die Hälfte davon kam mittelfristig sehr gut mit diesen Erfahrungen zurecht.

Was hat das nun alles mit Gesundheit zu tun? Sehr viel. Der amerikanisch-israelische Medizinsoziologe Aaron Antonovsky (1923–1994) entwickelte parallel zur Resilienzforschung eine Theorie der Gesundheit. Die Medizin interessiere sich immer nur für die Entstehung von Krankheiten, die Pathogenese, kritisierte er, seit der Antike aber frage niemand mehr nach den Wurzeln der Gesundheit. Seine Theorie der »Salutogenese« entwickelte er an einem extremen Beispiel: Er untersuchte das Schicksal jüdischer Frauen, die zwischen 1914 und 1923 in Mitteleuropa geboren worden waren und das Konzentrationslager überlebt hatten. Fast jede Dritte gab an, sich trotz des erlebten Horrors als mental gesund zu empfinden. Daraus entwickelte Antonovsky die Idee eines »Kohärenzsinnes« (»Sense of Coherence«, SOC), die Summe der Fähigkeiten eines Menschen, die ihm oder ihr zur Verfügung stehenden Ressourcen zu nutzen, um gesund zu bleiben. Das Wesentliche an Antonovskys Theorie ist, dass er Gesundheit nicht als gleichbleibenden Zustand versteht, als Homöostase, sondern als ständige Veränderung. Gesundheit bedeutet nicht die Rückkehr zum Urzustand, sondern den erfolgreichen Umgang mit dem ständigen Wechsel. Menschen sind einer Flut von Reizen ausgesetzt, die ständige Anpassung und aktive Bewältigung erfordern. Krankheit wird dabei nicht als Gegensatz von Gesundheit gesehen, sondern sie gehört, wie auch Leid und Tod, natürlich zum Leben. In diesem Kontinuum kann sich ein Mensch innerhalb einer Dimension nahe des Krankheitspols befinden, aber in anderen Bereichen durchaus gesund sein.

## Fallbeispiel:
## Ich habe gelernt, wieder in Würde zu sitzen!

*Die Patientin war 59 Jahre alt und hatte Bauchspeicheldrüsenkrebs. Er war fortgeschritten und nicht mehr heilbar, die statistische Lebenserwartung lag nur noch bei wenigen Monaten. Trotzdem saß sie lächelnd auf einem Stuhl und erzählte von ihren positiven Erfahrungen in unserer Tagesklinik für onkologische Patienten, die begleitend zur Krebsbehandlung die individuellen Ressourcen stärken soll.*
*»Mir geht es heute gut«, sagte die Frau. »Was morgen ist, das weiß ich nicht – aber das wissen Sie auch nicht!« Als ich sie fragte, was ihrer Meinung nach am wichtigsten für sie gewesen sei, das sie bei uns gelernt hatte, sagte sie: »Ich habe gelernt, wieder in Würde zu sitzen.«*
*Wenn der Körper zerfällt, durch den Alterungsprozess oder eine Krankheit, bricht häufig auch unser Selbstwertgefühl zusammen, und das beraubt uns einer bedeutenden Kraft, die gerade am Lebensende wichtig ist. Das Medizinsystem, muss man leider sagen, ist häufig nicht imstande, diesen Prozess aufzufangen. Es ist auf Heilung oder Linderung von Symptomen ausgelegt und oft ratlos, wenn das eben nicht mehr möglich ist. Das muss nicht unbedingt eine terminale Krankheit sein, es reicht schon eine schwere chronische Krankheit wie Rheuma oder ein Herzleiden, das sich rein physiologisch nicht wesentlich bessern lässt.*
*Die Betroffenen können sich aber aus ihrer Abhängigkeit von der Krankheit ein Stück weit lösen, indem sie zum Beispiel lernen – wenn sich schon die Krankheit selbst nicht aufhalten lässt –, ihre Beschwerden mithilfe von Naturheilverfahren zu lindern. Eine große Hilfe sind dabei Gespräche mit anderen Patienten in ähnlicher Situation und die Erfahrungen und Gedanken, die sie miteinander teilen. Die Betroffenen lernen gleichzeitig auch, durch bewusste Entspannung ihre Panikattacken und Ängste zu lindern. Eine besondere Hilfe ist das Achtsamkeitstraining, das es ermöglicht,*

*inneren Abstand von der lebensbedrohlichen Situation zu gewinnen. Dadurch verlieren auch die Symptome ihre alles beherrschende Kraft. Die Selbstfürsorge stärkt das Lebensgefühl und die Selbstliebe und sorgt dafür, die inneren Werte zu stärken – eine Dimension, die die Krankheit nicht erreichen soll. Denn der Krebs ist, um das mit Antonovsky zu beschreiben, eben nur eine Ebene der Existenz: Auf dem Kontinuum des Lebens ist nicht alles Verfall, sondern diese Patientin ist auf der seelischen Ebene durch die Krise sogar noch stärker und »gesünder« geworden.*

Dieses Beispiel einer schwer krebskranken Frau zeigt, was Antonovsky mit dem Kohärenzgefühl ausdrücken wollte: Ein Kriterium ist die Verstehbarkeit des Geschehens, das Ausmaß, in dem eine Person nachvollziehen kann, was mit ihr geschieht. Das zweite Kriterium ist die Handhabbarkeit, die Wahrnehmung, dass eigene Ressourcen genutzt werden können – in diesem Falle die Achtsamkeitsübungen –, um das Stressniveau zu senken. Die dritte Säule des Kohärenzgefühls sind Sinn und Bedeutsamkeit – die Auseinandersetzung mit dem gelebten Leben und dem, was davon bleibt bzw. an Freunde und Verwandte übergeben werden kann.

Die Forschung hat Antonovskys Modell des Kohärenzgefühls vielfach bestätigt: Menschen mit hohem SOC definieren Reize seltener als stressig, sie sehen darin eher eine Herausforderung. Sie brüten nicht über ihren Schicksalsschlägen, sondern suchen nach Auswegen. Sie sind zuversichtlich, dass sie über Ressourcen verfügen, um gut mit einer fordernden Lebenssituation umgehen zu können. Sie haben einen inneren Wertekompass, der sie leitet, und nicht selten sind sie altruistisch, sie helfen anderen Menschen. Vor allem aber haben sie ein soziales Netz, finden selbst Unterstützung bei anderen. Einzelgänger sind selten resilient.

Und während Antonovsky noch davon ausging, dass man nach 30 kaum mehr dazulernen könne, was die Kohärenz anbetrifft, ist die moderne Forschung da optimistischer. Auch deshalb, weil sie in ihre Betrachtung Faktoren einbezieht, an die Antonovsky noch nicht gedacht hatte – das Lernen, wie man sich an neue Situationen anpassen kann, die Motivation zu Verhaltensänderungen sowie die Fähigkeit, die eigenen Gefühle besser zu regulieren.

Von diesen Punkten hängt letztlich ein gesundes Leben ab. Doch was bringt uns überhaupt dazu, uns damit näher auseinanderzusetzen?

In den Gesundheitswissenschaften gibt es dafür den Begriff »Selbstwirksamkeit«. Selbstwirksamkeit meint die individuelle (und sehr unterschiedliche) Überzeugung, wie stark man selbst Einfluss auf sein eigenes Leben nehmen kann. Bei Ihnen wie mir hängt das davon ab, welche Erfahrungen wir gemacht haben, welche Vorbilder wir vielleicht haben, die uns beeindruckt haben, und auch, wie stark wir im Austausch mit anderen stehen, zu denen wir so viel Vertrauen haben, dass wir notfalls bereit sind, auch Kritik oder Ratschläge anzunehmen.

In unserer Klinik arbeitet unser Team von Ordnungstherapeuten daran, die Selbstwirksamkeit unserer Patientinnen und Patienten zu stärken. Diese lernen, sich vernünftige (Gesundheits-)Ziele zu setzen, darüber nachzudenken, wie sie diese erreichen könnten und was dafür noch fehlt bzw. notwendig ist. Sie werden sich bewusst, was Fortschritte und was Hindernisse sind, und sie lernen, mit eventuellen Rückfällen umzugehen, diese nicht als Scheitern, sondern als Chance für besseres Verständnis zu sehen. Wir trainieren also mit unseren Patienten ein anderes Mind-Set (»kognitive Umstrukturierung«, siehe Kapitel 9), und wir üben mit ihnen einen gelasseneren Umgang mit ihren Gefühlen, beides verbunden mit einem gesünderen Lebensstil. Was man dafür noch tun kann und was Körper und Seele stärkt, darauf kommen wir in den folgenden Abschnitten.

## Die Natur als Kraftquelle nutzen: Waldbaden

»Wie ich die Zeit anhielt, indem ich 24 Stunden im Wald saß« – der britische Schriftsteller Marc O'Connell hatte in einer Art Lebenskrise, als er nämlich 40 wurde und zunehmend über den Klimawandel und die Zukunft seines sechsjährigen Sohnes nachdachte, den Wunsch, den Kontakt zur Natur nicht völlig zu verlieren. Eigentlich wusste er schon gar nicht mehr so recht, was er mit Natur meinte, so viel saß er in Autos und geschlossenen Räumen herum oder bewegte sich im Internet. Er buchte eine Wanderung durch die Wildnis des Nationalparks Dartmoor. Am Ende des Tages teilte sich die Gruppe auf, und O'Connell baute am Ufer eines Baches, fern von allen Pfaden, einen Kreis aus Ästen und Steinen, etwa zehn Meter im Durchmesser. In dessen Mitte setzte er sich neben ein Zelt und verließ ihn für 24 Stunden nicht mehr. »Der Punkt ist, im Jetzt zu sein«, schrieb O'Connell in sein mitgeführtes Tagebuch – ohne Handyempfang oder ein Buch, das ihn ablenken konnte, verließ ihn das Gefühl von Zeit, und er verlor sich – nach ein paar Stunden quälender Langeweile – auf angenehmste Weise in der Natur.

Seit der Industrialisierung hat sich der Mensch zusehends von den Rhythmen der Natur entfernt und seine Eigenzeit geschaffen – mit tagheller Beleuchtung, Zeitmessern und Optimierungsstrategien. Der Aufenthalt in der Natur macht zumindest bewusst, dass es noch andere Zeitsysteme gibt – vielleicht haben Sie selbst auch schon diese Erleichterung erlebt, das Glück, wenn im Frühjahr das junge Grün durchbricht und die Vögel morgens anfangen zu singen, oder die Stille des Winters.

In Japan und in Südkorea wird der Wald seit Jahrzehnten quasi auf Rezept verordnet: Das »Waldbaden« (Shinrin Yoku) ist auch Gegenstand wissenschaftlicher Studien. Diese zeigen, dass die Aktivität der natürlichen Killerzellen angeregt wird, Herz, Blutdruck und

Herzfrequenzvariabilität sich in der Natur verbessern – wichtige Parameter des autonomen Nervensystems – und dass der Cortisolspiegel sinkt. In England wird gerade diskutiert, das Waldbaden als nicht-medikamentöse Therapie zu verschreiben, und quer durch den europäischen Kontinent gibt es einzelne »Waldtherapeuten«, die einer internationalen und wissenschaftsbasierten Gesellschaft angehören.

An der Wirkung der Natur lässt sich unsere evolutionäre Vergangenheit ablesen: Eine Metaanalyse von Diana Bowler vom Senckenberg Forschungszentrum für Biodiversität und Klima in Frankfurt fasste die Ergebnisse von 25 Studien zu Naturerleben und Gesundheit zusammen und fand deutliche Anzeichen für eine positive psychische Wirkung. Naturgeräusche wie die des Windes oder auch Vogelgesang wirken auf das Nervensystem und senken Stress. Die Hirnströme verändern sich positiv, wenn Menschen nach einer urbanen Steinwüste Grünland oder einen Park durchqueren. Umgekehrt gibt es aber auch psychische Folgen des Verlustes der Natur – den »ecological grief«, Trauer, die durch die Naturzerstörung und den Klimawandel befördert wird.

Der Klimawandel und der Verlust von Natur und Artenvielfalt werden immer öfter als Quelle von Depression und Angst identifiziert – nicht zuletzt bei den Menschen, die ganz unmittelbar davon betroffen sind, wie etwa die Bevölkerung der vom Untergang bedrohten Inseln im Pazifik und Indischen Ozean oder die Inuit. Aber auch Land- und Forstwirte, welche die ökologischen Schäden Tag für Tag wahrnehmen, reagieren immer häufiger mit psychischen Problemen – ähnlich wie die Wissenschaftler, die quasi Buch führen über den aktuellen oder kommenden Verlust. Sogar ein neuer Begriff wurde dafür geschaffen: »Solastalgia«, eine spezielle Form des Heimwehs, die entsteht, obwohl die Betroffenen nicht ihre Heimat verlassen, sondern diese sich ändert.

Gehen Sie also mit allen Sinnen durch die Natur, solange Sie noch die Möglichkeit haben: Atmen Sie den Geruch des Baumharzes, streicheln Sie einen Baum, genießen Sie das beruhigende Grün in allen Schattierungen, lauschen Sie dem Rascheln der Blätter! Vielleicht haben Sie auch die Möglichkeit, mit Ihren Händen in der Erde zu wühlen: Das dort lebende Mycobacterium vaccae wirkt laut einer englischen Studie auf das Gehirn und stärkt die Stressresilienz.

## Sinn finden – wie geht das?

Aaron Antonovsky hatte sein Konzept der Salutogenese unter anderem am Beispiel von Frauen entwickelt, die das Konzentrationslager überlebt hatten. Ein Mann mit einem ähnlichen Schicksal hat sich aus seiner Erfahrung heraus mit der Sinnfrage beschäftigt, der österreichische Neurologe, Psychiater und Philosoph Viktor Frankl (1905–1997). »Es gibt keine einzige Lebenssituation, die man nicht in eine sinnhafte Situation umwandeln könnte!« Frankl hatte 1939 eine Reise in die USA abgelehnt, weil er um seine Eltern fürchtete, die als Juden nur so lange unter seinem Schutz standen, solange er noch Primararzt an einem Wiener Krankenhaus war. Doch schließlich wurden seine Eltern, sein Bruder, seine Frau und er selbst in verschiedene KZs abtransportiert, darunter Auschwitz. Und nur er überlebte. Er fragte sich, was ihn selbst gerettet hatte.

Schon wenige Tage nach der Befreiung schrieb er seine Gedanken nieder – daraus wurde eine weltweit beachtete Lebensphilosophie, die Logotherapie. Der Mensch sei ein Wesen, das immer nach Sinn suche, das war die feste Überzeugung des Psychiaters, und ihn habe sein bedingungsloser Glaube an einen letzten Sinn bewahrt. Dieser könne uns zwar verborgen bleiben, aber er sei da. Laut Frankl kann sich dieser Sinn auf drei verschiedene Weisen im Menschen verwirklichen – schöpferisch, indem wir ein Werk schaffen oder eine Tat setzen. Erlebend, indem wir die Schönheit der Natur oder die Güte eines

Menschen erfahren. Oder durch die tiefe Liebe zu einem Menschen, die das tiefste Wesen des Seins aufdecke. Sinn lasse sich in jeder möglichen Situation im Leben finden, so Frankl. Und auch, wenn sich die Ursache eines Leids, also zum Beispiel eine Krankheit oder ein Verlust, nicht ändern ließen, dann bleibe immer noch entscheidend, mit welcher Haltung wir dieses Schicksal auf uns nehmen: »Der Mensch ist nicht frei von seinen schicksalhaften Bedingungen, aber frei, zu diesen Bedingungen Stellung zu nehmen.«

Viktor Frankl war ein ganzheitlich denkender Mensch, der die Ärzte dazu aufforderte, »Seelsorger« für ihre Patienten zu sein, etwas, das er nicht in Konkurrenz zur Religion sah. Und ganz ähnlich wie Antonovsky fragte er nicht danach, warum jemand (seelisch) krank wurde, sondern suchte nach einem Grund zur Gesundwerdung. Viele seiner Gedanken finden Sie in der Positiven Psychologie wieder, zumindest bei denjenigen Vertretern, denen es nicht nur um »happiness« geht, sondern um die Suche nach den eigenen Ressourcen. »Zwischen Reiz und Reaktion gibt es einen Raum«, soll Frankl das beschrieben haben. »In diesem Raum haben wir die Freiheit und die Macht zur Wahl unserer Reaktion. In dieser Reaktion liegen unser Wachstum und unsere Freiheit.«

Die »Wiederentdeckung des Eigenen« thematisiert auch der Neurobiologe Gerald Hüther, der zudem betont: »Heilung ist immer Selbstheilung.« Einstellungen und Haltungen sind seiner Ansicht nach dafür entscheidend, wie jemand mit einer Krankheit oder einer anderen Lebenslage umgeht, ob er sie passiv erduldet, sie vielleicht sogar aktiv befördert oder aber auf Besserung setzt. Verstand und Gefühl müssten dabei immer Hand in Hand gehen, und das bedeutet auch: Eine nachhaltige Veränderung – zum Beispiel zu einem gesünderen und/ oder erfüllteren Leben – kann nur gelingen, wenn wir die Chance bekommen und bereit sind, neue Erfahrungen zu machen. Denn nur dann verändern sich die im präfrontalen Cortex, in der Hirnrinde, verankerten Haltungen, welche die Selbstheilung unterdrücken. An unserer Klinik in Essen finden all diese Prozesse statt: Die Patienten nehmen sich selbst verstärkt wahr – durch den weitestgehenden Entzug von Reizen wie Fernsehen oder Computer, aber auch durch die körperliche Berührung durch Naturheilverfahren, wie Auflagen, Wickel, Physiotherapie oder Schröpfen oder eigene Bewegung durch Yoga oder Walken.

Besonders wichtig ist allerdings eine Atmosphäre, die Heilung zulässt, geprägt durch eine wertschätzende Beziehung zwischen Patient oder Patientin, Pflegende, Physio- und Ordnungstherapeuten, verbunden durch das gemeinsame ehrliche Interesse an dem individuellen Menschen. In Verbindung mit den körperorientierten Verfahren ist dann der Zugang zu den Gefühlen leichter. Durch das Mind-Body-Training erhält der Patient individuelle Lösungsmodelle für seine Situation, um aktiv an einer Veränderung arbeiten zu können. Unsere Patienten erkennen ihre Verhaltensmuster und die körperlichen Reaktionen darauf und reflektieren diese – dafür üben wir mit ihnen kognitive Umstrukturierung oder auch Achtsamkeitsmeditation. Das erhöht ihre Möglichkeiten zur Selbstfürsorge – zum Beispiel durch bessere Regulation der Gefühle. Nicht selten hören wir von unseren Patienten, dass der Aufenthalt in der Klinik ihr Leben nachhaltig verändert habe.

Die Reaktivierung der Selbstheilungskräfte, so der Neurobiologe Hüther, sei immer dann möglich, wenn es gelinge, etwas wiederzufinden, was verloren worden sei. oder wieder an etwas anzuknüpfen, was getrennt gewesen sei. Unsere medizinische Behandlung ist dann nachhaltig erfolgreich, wenn es uns gelingt, diesen Raum für unsere Patientinnen und Patienten zu schaffen.

## Selbstmitgefühl: Immuntraining für die Seele

»Selbstmitgefühl« – ein irritierender Begriff. Aber dahinter verbirgt sich eine sehr wichtige Eigenschaft: »Achtsames Selbstmitgefühl« ist eine emotionale Fähigkeit, die jeder erlernen kann, so die Münchner Neurowissenschaftlerin Britta Hölzel.

Widerfährt uns eine Belastung im Leben, dann versuchen wir reflexhaft, den Schmerz zu verringern – indem wir ihn verleugnen, uns ablenken (mit Essen oder Alkohol) oder zu grübeln beginnen, was uns an diesen Punkt im Leben geführt haben mag. Vielleicht schämen wir uns auch oder fühlen uns schuldig – weil wir zu bequem waren, etwas zu ändern, oder zu mutlos. Das aber verstärkt, wie wir bereits gehört haben, unser Elend und mögliche Symptome nur noch. Die Kunst ist, diesem intuitiven Verhalten, an sich selbst zu zweifeln, zu widerstehen und uns stattdessen liebevoll zu umsorgen, uns zu ermutigen.

Warum ist das wichtig? Ein Fallbeispiel zeigt das:

### Fallbeispiel: Die Wut auf sich selbst

*Tanja, eine 54-jährige Fibromyalgie-Patientin, ist sehr diszipliniert, wie viele Menschen mit ihrem Krankheitsbild. Sie treiben Sport und ernähren sich bewusst, trotzdem bleiben da die Ganzkörperschmerzen, die irgendwie durch den Körper wandern und sie immer wieder erneut überfallen und blockieren. So auch bei Tanja. In unserer Klinik lernt sie, sich umsorgen zu lassen, mit Wickeln und Auflagen, mit Akupunktur und einem Fastenprogramm. Die Symptome sind zwar immer noch da, aber sie bessern sich. Das stimmt sie positiv. Voller Enthusiasmus und Energie übt sie ihr Bewegungs- und ihr Entspannungsprogramm konsequent weiter in der Hoffnung, die Symptome vollständig beherrschen und ganz und für immer loswerden zu können. Doch das war zu hoch gegriffen. Als sie nach der Entlassung aus der Klinik einen neuen Schub von Symptomen erlebt, als Reaktion auf eine belastende Situation in der Familie, reagiert sie mit Frust, Selbstvorwürfen und depressiver Verstimmung. Obgleich sie erschöpft ist und Schmerzen hat und ihr Körper sich ausruhen will, zwingt sie sich, Yogaübungen zu machen, um sich körperlich wieder besser zu fühlen, so wie es auch in den letzten Wochen immer der Fall war. Tatsächlich fühlt sie sich diesmal aber nicht besser, sondern sogar etwas schlechter als vorher. Die Erschöpfung hat zugenommen. Tanja fühlt sich hilflos und beginnt sich sowohl über sich selbst als auch über die Yogaübungen zu ärgern. Irgendwann hört sie auf zu üben.*

Man könnte sowohl die Diagnose als auch die therapeutischen Verfahren beliebig austauschen. Der Prozess hingegen ist universell. Die Patienten beginnen mit voller Begeisterung eine Therapie in der Hoffnung, ihre Symptome verbessern zu können. Nach den ersten positiven Erfahrungen verstärkt sich diese Motivation: Jetzt haben sie sogar die Hoffnung, vielleicht wieder ganz gesund zu werden! Das aber bedeutet Kampf, und der aktiviert die Stressachse im Körper – mit all den nervlichen, körperlichen und seelischen Folgen. Stresshormone wie Adrenalin und Cortisol werden verstärkt ausgeschüttet. Plötzlich sind die Symptome wieder da, und sie werden – aus der Enttäuschung heraus – stärker wahrgenommen denn je. Schlagartig ist die Energie weg, und die Motivation zum Üben lässt nach. Die Patienten geben entweder auf, oder sie suchen nach einer neuen Methode.

Wie aber wäre es, wenn unser Fallbeispiel Tanja nicht resignieren, sondern stattdessen weiter üben würde – einfach weil es ihr gerade nicht so gut geht und diese Übungen ihre emotionale und körperliche Gesundheit prinzipiell fördern? Aus der Akzeptanz der Realität, dass die Fibromyalgie ein Teil ihres Lebens ist und ihre Sensibilität vermutlich ein Leben lang bestehen bleiben wird, entstünde ein weises und fürsorgliches Handeln. Diese neue wohlwollende Haltung wiederum hätte körperliche und seelische Folgen: Sie aktiviert das Fürsorgesystem und die damit einhergehenden positiven Botenstoffe wie Oxytocin und Endorphine. Sie beruhigen und regenerieren Körper und Psyche.

Die US-Psychologin Kristin Neff von der University of Texas hat diese Prinzipien als Erste erkannt und sie in das Konzept des Selbstmitgefühls (»Mindful Self-Compassion«) umgewandelt, gemeinsam mit dem Psychiater Christopher Germer. Den Kern ihrer Botschaft fassen sie in drei Forderungen zusammen:

- Erkenne den Schmerz an, den dir deine Gefühle bereiten.
- Erkenne, dass du ein Mensch bist und menschlich reagierst.
- Sei freundlich zu dir selbst. Frage dich, was du einem anderen Menschen in dieser Situation gerne sagen würdest, und frage dich, ob du diese Worte auch für dich selbst finden kannst.

Das sind nicht nur salbungsvolle Worte: Selbstmitgefühl, zeigen Studien, wirkt gegen Angst, Depression und Stress und verändert das eigene Körperbild. Es verstärkt die emotionale Widerstandsfähigkeit bei Belastungen wie etwa einer Scheidung und wirkt positiv auf den Umgang mit Diagnosen wie Rheuma oder Krebs. »Selbstmitgefühl steigert und verbessert die emotionale und physiologische Immunabwehr«, so die Münchner Psychotherapeutin Christine Brähler.

Selbstmitgefühl kann man – am besten in Gruppen – üben. Studien belegen, dass die Stressreaktion des Körpers abnimmt, zum Beispiel eine Handmassage oder auch die Vorstellung eines mitfühlenden Wesens das Stresshormon Cortisol reduziert. Die Herzfrequenzvariabilität nimmt zu. Bei Diabetespatienten sanken die Blutzuckerwerte, und der Effekt hielt noch drei Monate nach dem Kursende an.

Die Einführung in Selbstmitgefühl ist Bestandteil der Mind-Body-Medizin, die an unserer Klinik eine wichtige Säule der Therapie ist. Patienten machen dort die Erfahrung, dass sie ihre positiven Gefühle stärken können – in Richtung Optimismus, Kreativität und Lebenszufriedenheit. Ihre Resilienz nimmt zu. Forschungsergebnisse zeigen, dass Menschen mit höherem Selbstmitgefühl sich gesünder ernähren, mehr Sport treiben und auch weniger Alkohol trinken.

Wenn Sie also dieses Buch bis zu diesem Punkt spannend gefunden haben und die gewonnenen Erkenntnisse auch für Sie fruchtbar machen möchten, dann kann ich Ihnen nur empfehlen, sich für eine Zeit lang einer Achtsamkeitsgruppe – oder besser noch einem Kurs für Achtsames Selbstmitgefühl – anzuschließen. Sie werden sehen, wie stark Sie davon profitieren werden. Entsprechende Kurse gibt es in ganz Deutschland, einige davon auch online (zum Beispiel Britta Hölzel: https://iam-onlinetraining.de/p/achtsamkeit1).

Vielleicht möchten Sie aber auch erst das 8-Wochen-Programm ausprobieren, das dieses Buch abschließt. Es enthält vieles, was Ihrer Psyche wie Ihrem Körper guttut – naturheilkundliche Empfehlungen für Ernährung, Entspannung und Bewegung.

Ich wünsche Ihnen dazu viel Spaß – und immer wieder Gelassenheit.

# 11. Ihr persönliches 8-Wochen-Programm: für bessere seelische Gesundheit und mehr Glücksgefühle

## Übersicht

Einführung
Selbsttest: Wo stehe ich?

**WOCHE 1: Mit sich selbst freundlich sein und für sich sorgen!**
Selbstmitgefühl: sich selbst die beste Freundin/der beste Freund sein
Mini-Entspannung
Das Ritual der Glücksmomente
Notiz an sich selbst
Psychobiotische Ernährung: ballaststoffreiche Kost für ein gesundes Mikrobiom
Morgenbewegung
Ins Tun kommen durch Rituale

**WOCHE 2: Die Sorgen pausieren – Glück planen!**
Berührung: Hand- oder Fußmassage
Versteckte Pausen nutzen
Gute Strategien zum Stressabbau reaktivieren
Zeitraub vermeiden
Falsche Bewältigungsstrategien bekämpfen

Glücksprojekte planen
Psychobiotische Ernährung: Pre- und Probiotika
Ausdauer für die Seele

**WOCHE 3: Chronobiologie: den eigenen Rhythmus finden**
Die Routinen prüfen
Lavendel-Herz-Auflage
Warme Füße
Zwei Notfalltechniken für schlaflose Nächte
Akupressur-Selbstbehandlung
Psychobiotische Ernährung:
besser schlafen durch richtig essen
Kraftübungen

**WOCHE 4: Achtsamkeit – dort ankommen, wo du bist**
Gehmeditation
Wahrnehmen, was ist
Achtsam im Arbeitsalltag
Erkennen, was ist
Der Body Scan
Psychobiotische Ernährung:
achtsames Essen – mit Genuss
Bewegung tut gut

**WOCHE 5: Stressverschärfende Gedanken wahrnehmen und verändern**
Negative Automatik
Gedankenfallen erkennen
Umdenken (Reframing)
Heart Coherence™ Technique
Psychobiotische Ernährung: Öle und Fette
Bewegung nicht vergessen!

**WOCHE 6: Achtsamer Umgang mit Gefühlen**

Hand aufs Herz
Gefühle anerkennen
Expressives Schreiben
Der Gedankenstuhl
Psychobiotische Ernährung: bunt und vielfältig
Auch diese Woche: Bewegung

**WOCHE 7: Dankbarkeit kultivieren und anderen helfen**

Atemmeditation und Dankbarkeit
Glück schenken ohne Gegenleistung (Random Acts of Kindness)
Dankbarkeitsbrief
Metta-Meditation für sich selbst
Psychobiotische Ernährung: Tierisches Eiweiß reduzieren
Und wieder: Bewegung

**WOCHE 8: Soziale Kontakte pflegen und Liebe zulassen**

Inneres Lächeln
Das soziale Netz visualisieren
Im Gefühl der Liebe ankommen
Meditation zur liebevollen Güte für andere
Psychobiotische Ernährung: Den Küchenschrank ausmisten!
Nicht aufhören mit: Bewegung

**Ausblick:** Und jetzt …?

## Einführung

Sie können selbst sehr viel für Ihre seelische Gesundheit tun. Dafür haben wir ein spezielles Programm entwickelt, das Ihnen den Einstieg in ein gesünderes und auch glücklicheres Leben leicht macht und Ihnen hilft, auch längerfristig bei der Stange zu bleiben! Sie benötigen dafür keine teuren Geräte oder andere Utensilien, Sie brauchen nur sich selbst und etwas Lust auf Neues.

Das folgende 8-Wochen-Programm basiert auf den Grundsätzen der Mind-Body-Medizin, einem in den USA entwickelten Therapieansatz, der körperliche und psychische, soziale und spirituelle Aspekte des Menschen gleichermaßen berücksichtigt. Wir haben diese Mind-Body-Medizin mit einem eigenen Team sogenannter Ordnungstherapeuten als erste Klinik in Deutschland eingesetzt – und sind sehr zufrieden mit den Erfolgen. Denn die Mind-Body-Medizin – und das ist etwas ganz Besonderes – schafft es in vielen Fällen, unsere Patientinnen und Patienten über den stationären Aufenthalt hinaus zu einem gesundheitsförderlichen Verhalten zu motivieren, im ganz normalen Alltag. Sie erfahren an Leib und Seele, was ihnen guttut. Das hilft ihnen »dranzubleiben«.

Zudem haben wir das Programm mit evidenzbasierten (also wissenschaftlich nachgewiesenen) naturheilkundlichen Tipps zur Stabilisierung und Verbesserung Ihres Gefühlshaushalts angereichert. Zum Beispiel haben wir auf der Basis der mediterranen Vollwerternährung ein Programm für psychobiotische Ernährung entwickelt, also gesundes »Soul-Food«. Sie finden zudem eine Auswahl an Bewegungsübungen und Sportempfehlungen, die Sie möglichst täglich praktizieren sollten – keine Angst: Sie sind unabhängig vom Grad Ihrer Fitness oder gesundheitlichen Vorbelastung. Davon werden nicht nur Ihr Körper, sondern auch Ihre Seele profitieren. Sie finden Übungen zur Körperachtsamkeit, zum Ausdauertraining und eine

Reihe kleiner Kraftübungen. Probieren Sie aus, was Ihnen am besten gefällt, dann ist die Chance größer, dass Sie länger dabeibleiben als diese acht Wochen.

Ganz wichtig: üben, üben, üben! Die vielen Anregungen müssen Routine werden, zum festen Bestandteil Ihres Alltags. Deshalb sind es auch acht Wochen – nicht vier, nicht sechs, sondern acht. So lange nämlich dauert es im Schnitt, bis unser Gehirn begriffen hat, dass in unserem Leben eine Veränderung im Gang ist, und entsprechende Nervenzellverbindungen geknüpft werden. Die erst verankern ein neues Verhalten, und danach wird alles viel leichter.

Entwickelt haben das 8-Wochen-Programm Christiane Pithan M.Sc., Ernährungswissenschaftlerin und Mind-Body-Medizin-Therapeutin, sowie Dr. Anna Paul, die Leiterin der Mind-Body-Medizin an unserer Klinik. Beide haben sehr viel Wissen und langjährige praktische Erfahrung mit Patientinnen und Patienten.

## Selbsttest: Wo stehe ich?

Wie gut oder schlecht geht es Ihnen? In welchen Bereichen haben Sie das Gefühl, Schwachstellen in Ihrem Leben zu haben, an denen eine Stärkung und Unterstützung hilfreich wären? Bitte kreuzen Sie bei den nachfolgenden Fragen diejenigen Antworten an, die auf die vorausgegangenen zwei Wochen zutreffen:

| AUSSAGEN | Während der letzten 2 Wochen | | | | |
|---|---|---|---|---|---|
| | Niemals | Selten | Manchmal | Oft | Immer |
| 1. Ich habe mich in Bezug auf die Zukunft optimistisch gefühlt. | 1 | 2 | 3 | 4 | 5 |
| 2. Ich habe mich nützlich gemacht | 1 | 2 | 3 | 4 | 5 |
| 3. Ich habe mich entspannt gefühlt | 1 | 2 | 3 | 4 | 5 |
| 4. Ich habe mich für andere Menschen interessiert | 1 | 2 | 3 | 4 | 5 |
| 5. Ich hatte viel Energie | 1 | 2 | 3 | 4 | 5 |
| 6. Ich bin mit Problemen gut umgegangen | 1 | 2 | 3 | 4 | 5 |
| 7. Ich konnte klar denken | 1 | 2 | 3 | 4 | 5 |
| 8. Ich habe mich wohlgefühlt | 1 | 2 | 3 | 4 | 5 |
| 9. Ich habe mich anderen Menschen nahe gefühlt | 1 | 2 | 3 | 4 | 5 |
| 10. Ich habe mich zuversichtlich gefühlt | 1 | 2 | 3 | 4 | 5 |
| 11. Ich war in der Lage, Entscheidungen zu treffen | 1 | 2 | 3 | 4 | 5 |
| 12. Ich habe mich geliebt gefühlt | 1 | 2 | 3 | 4 | 5 |
| 13. Ich habe mich für Neues interessiert | 1 | 2 | 3 | 4 | 5 |
| 14. Ich habe mich fröhlich gefühlt | 1 | 2 | 3 | 4 | 5 |

Nach: Warwick-Edinburgh Mental Well-Being Scale (WEMWBS)

*Auswertung*
Notieren Sie hier die Gesamtpunktzahl, mit der Sie das 8-Wochen-Programm begonnen haben:_____. Zum Ende der 8 Wochen können Sie den Fragebogen erneut ausfüllen, das Ergebnis vergleichen und Ihre Fortschritte messen.

*Ihre persönliche Motivation*
Sehen Sie sich Ihre Antworten zu den jeweiligen Fragen noch einmal an. In welchen Bereichen haben Sie einen niedrigen Punktewert und deshalb Potenzial, sich weiterzuentwickeln? Worauf sollten Sie sich also besonders fokussieren? Was wollen Sie in den nächsten acht Wochen lernen oder verbessern? Schreiben Sie hier Ihr persönliches Ziel auf:_____.

# Woche 1

## Mit sich selbst freundlich sein und für sich sorgen

***Selbstmitgefühl:***
***Sich selbst die beste Freundin/der beste Freund sein***
Ich lade Sie zu einem Gedankenexperiment ein: Ihrer besten Freundin/Ihrem besten Freund geht es schlecht. Sie erfahren von einer ungerechten Arbeitssituation, in der sie/er das Beste gegeben hat, aber dennoch wurde die Leistung ignoriert, und die Arbeitssituation verschlechterte sich zusehends. Zusätzlich ist die Stimmung zu Hause in der Familie sehr angespannt. Ihre Freundin/Ihr Freund fühlt sich überfordert und weiß nicht mehr weiter.

Was sagen Sie ihr oder ihm? Trösten oder umarmen Sie diese Person?

Schreiben Sie hier Ihre besten Strategien zur Unterstützung eines geliebten Menschen auf:

Was denken Sie in diesem Moment?

Nun stellen Sie sich vor, Sie wären selbst in der gleichen Situation. Verkannte Leistung in der Arbeit und echter emotionaler Stress zu Hause? Wie gehen Sie normalerweise mit sich selbst um? Was sagen Sie sich, und in welchem Ton diskutieren Sie mit sich selbst? Fragen Sie sich nach dem »Warum«? Stellen Sie einen Unterschied zu der Art fest, wie Sie mit einem anderen verfahren würden? Wenn ja, welchen?

Nun stellen Sie sich vor, Sie wären selbst in der gleichen Situation. Wie gehen wir mit uns um, wenn es uns schlecht geht?

Wenn wir in der Klinik in unseren Mind-Body-Medizin-Kursen diese Frage stellen, machen wir die Erfahrung, dass unsere Patienten in der Mehrheit ihren Freunden gegenüber sehr verständnisvoll und liebevoll reagieren, mit sich selbst aber selbstkritisch und viel strenger sind. Manche sind geradezu gnadenlos hart mit sich selbst. Warum fällt es uns oft leichter, anderen gegenüber mitfühlend und liebevoll zu sein als uns selbst?

Wenn in unserem Leben etwas schiefgeht, dann fühlen wir uns häufig schlecht. Wir sind enttäuscht von uns, wenn etwas nicht so funktioniert, wie wir es uns gewünscht hätten. Je höher unsere Erwartungen an uns selbst sind, je mehr wir uns damit identifizieren, umso bedrohlicher fühlt es sich an, wenn wir dieses anspruchsvolle Selbstbild nicht erfüllen. Dann schämen wir uns und haben vielleicht auch Angst, nicht zu genügen. Außerdem ist die eigene Wahrnehmung dadurch verzerrt, dass uns viele emotionale Untiefen von anderen verborgen bleiben, während wir unsere eigenen Schwächen sehr genau kennen.

Wir laden Sie ein, an die Stelle falscher oder überhöhter Erwartungen Selbstmitgefühl zu setzen. Das hat nichts mit Selbstmitleid zu tun, ganz im Gegenteil: Es wirkt den schweren Gefühlen entgegen, mit denen Sie sich völlig unnötig nur selbst belasten.

Achten Sie darauf, in welchen Situationen Sie sich selbst kritisieren oder abwerten. Fragen Sie sich, ob Sie nicht stattdessen auch Verständnis und Wertschätzung für sich selbst empfinden könnten. Verwenden Sie dieselben Strategien, mit denen Sie einen geliebten Menschen in einer ähnlichen Situation beruhigen und aufbauen würden. Versuchen Sie, Ihre eigene beste Freundin/Ihr bester Freund zu sein!

Das klingt banal, ist aber gar nicht so einfach. Unser Gehirn ist so aufgebaut, dass es durch Negatives schneller in Alarm versetzt wird – da bleibt wenig Zeit für Selbstmitgefühl. Deshalb müssen wir das üben. Dabei können auch körperliche Wärme, beruhigende Berührungen, ein freundlicher Gesichtsausdruck und eine sanfte Stimme helfen.

### *Mini-Entspannung*

Die meisten von uns atmen zu flach, das reduziert die Aufnahme von Sauerstoff und engt uns ein. »Minis« sind Übungen, die die Atmung benutzen, um körperliche Spannung zu reduzieren. Man kann sie mit offenen oder geschlossenen Augen üben, an jedem Ort, zu jeder Zeit – sogar auf der Toilette. Versuchen Sie es mal!

*Atmen Sie bewusst tief in den Bauch ein. Er sollte sich bei der Einatmung wölben und beim Ausatmen zurücksinken. Das zeigt dann, dass sich das Zwerchfell im Bauch bis zum Brustbein hin bewegt.*
*Wenn es im Sitzen noch nicht so recht klappt, versuchen Sie es zuerst im Liegen. Legen Sie ruhig die Hände auf den Bauch, um die Bewegung zu spüren. Zählen Sie langsam rückwärts von zehn bis null – bei jedem Ausatmen eine Zahl. Spüren Sie bei null nach, wie es Ihnen gerade geht.*
*Bei Bedarf wiederholen.*

### *Das Ritual der Glücksmomente*

Die Evolution hat dafür gesorgt, dass wir stärker auf negative Signale reagieren, um uns bei Gefahr rechtzeitig retten zu können. Dabei geraten positive Eindrücke leicht in Vergessenheit. Positive Gefühle erleben zu können, sie körperlich zu spüren, auszudrücken und vielleicht auch zu teilen, sind jedoch Fähigkeiten, die Sie bewusst trainieren können. Das verstärkt im Gehirn diejenigen Strukturen, die für die Wahrnehmung glücklicher Momente verantwortlich sind. Negative Strukturen werden weniger aktiviert, selbst bei Stress. Das zu üben braucht etwas Geduld, doch es lohnt sich. Deshalb ist das »Ritual der Glücksmomente« eine kleine, aber sehr wichtige Übung, die Sie über den ganzen Zeitraum der 8 Wochen unbedingt beibehalten sollten. Sie geht auf Martin Seligman zurück, den Begründer der Positiven Psychologie.

*Fragen Sie sich: Was hat mich heute glücklich gemacht? Was war ein kleiner, aber besonderer Moment? Eine Umarmung, ein Lächeln eines fremden Menschen? Ein Vogel im Garten? Sonnenuntergang beim Spaziergang? Diese Momente können sehr klein und kurz sein, oftmals sind es Augenblicke, die unserer Aufmerksamkeit entgehen.*
*Schenken Sie diesen Momenten Aufmerksamkeit, Raum und Ausdruck, indem Sie jeden Abend drei Dinge erinnern und diese notieren. Sie können diese Glücksmomente in einem Tagebuch niederschreiben, das Sie je nach Wunsch und Möglichkeit auch kreativ gestalten können. Schreiben Sie jeden Tag drei Glücksmomente auf. Dieses Ritual dauert nur zwei Minuten pro Tag, kann aber die Ausrichtung Ihres Gehirns auf positive Gedanken und Gefühle entscheidend verändern.*

### *Notiz an sich selbst*

Schreiben Sie sich hier eine inspirierende Notiz an sich selbst auf. Was schätzen Sie an sich selbst? Was haben Sie richtig gut gemeistert? Welche Menschen stehen hinter Ihnen, egal was passiert? Diese Nachricht können Sie sich auch auf dem Handy als Audiodatei aufsprechen. In Situationen, in denen Sie an sich zweifeln, hören Sie sich die Nachricht an. So verändern Sie Ihren inneren Dialog mit sich selbst zum Positiven.

### *Psychobiotische Ernährung: ballaststoffreiche Kost für ein gesundes Mikrobiom*

Unser Mikrobiom hängt eng mit dem psychischen Gleichgewicht zusammen. Diese Erkenntnis berücksichtigt unser Konzept der psychobiotischen Ernährung, das bemüht ist, zu einem guten Gleichgewicht der Bakterien im Darm beizutragen.

**Körner-Kraft**

Je mehr Ballaststoffe Ihre Ernährung enthält, desto besser werden die Mikroorganismen des Darms mit Nahrung versorgt. Getreide spielt dabei eine wichtige Rolle. Überlegen Sie: Welches Brot essen Sie? Ist Ihnen bewusst, dass viele Körnerbrote *nicht* aus dem vollen Korn gemacht sind, sondern häufig aus eingefärbtem Weißmehl bestehen, weil sie dann gesünder aussehen und sich teurer verkaufen lassen?

*Verzichten Sie deshalb auf Weißmehl und auf Mogelpackungen: Kaufen Sie beim Bio-Bäcker ein gutes Brot aus fein gemahlenem Vollkorn oder im Bio-Markt Haferflocken, Vollkornnudeln und -reis, Couscous, Hirse oder Bulgur.*

In der psychobiotischen mediterranen Vollwerternährung spielen getrocknete Hülsenfrüchte wie Bohnen, Kichererbsen und Linsen eine wichtige Rolle, denn sie bilden häufig die Basis für Eintopfgerichte, die auch gut ohne Fleisch auskommen. Sie enthalten nicht nur wertvolles Eiweiß, B-Vitamine, Folsäure und Eisen, sondern auch viele lösliche Ballaststoffe.

*Recherchieren Sie in dieser Woche Rezepte oder Angebote außer Haus, die mit Hülsenfrüchten und vollwertigem Getreide gekocht sind. Probieren Sie Neues aus. Überprüfen Sie Ihre Lieblingsrezepte darauf hin, ob diese sich auch vollwertig variieren lassen.*

## Das Dobos-Müsli

- *50 g grobe Haferflocken*
- *50 g feine Haferflocken*
- *50 g Dinkelvollkornflocken*
- *50 g Vollkorngerstenflocken*
- *50 g getrocknete Weizenkeime*
- *50 g gepoppter Amaranth*
- *200 g fein gehackte Walnüsse*
- *200 g geschrotete Leinsamen*

**Zubereitung:** Vermengen Sie all diese Zutaten und füllen Sie sie in ein großes verschließbares Glas. Diese Menge reicht für ca. 20 Portionen.

Am Abend vorher weichen Sie 25 g Trockenpflaumen und 15 g Leinsamen in etwas Wasser ein und lassen beides über Nacht bei Raumtemperatur stehen.

- *1 Banane · 1 kleiner Apfel*
- *1 Orange · ½ Zitrone*
- *1 TL kalt geschleuderter Honig*
- *2 EL kalt gepresstes Leinöl*
- *250 g Joghurt (1,5 %)*

Am nächsten Morgen zerquetschen Sie die Banane, reiben den Apfel, pressen die Orange und die Zitrone aus und vermengen den Saft mit einem Teelöffel Honig. Dann vermischen Sie alle Zutaten zusammen mit ca. 30 Gramm der Flockenmischung und genießen!

*Bewegung*

Treiben Sie möglichst jeden Tag 20 bis 30 Minuten Sport und wechseln Sie dabei die Art der Übungen ab, bis Sie die richtige Mischung für sich gefunden haben. Versuchen Sie, sich bis zum Ende der acht Wochen in der Häufigkeit und Länge der Bewegungseinheiten zu steigern. Es ist für das emotionale Gleichgewicht wichtiger, sich überhaupt zu bewegen und dies möglichst häufig und langfristig zu tun, als sportliche Spitzenleistungen zu erbringen.

Zu empfehlen sind Körperachtsamkeitsübungen, auch Dehnen und Stretching, bei denen Sie die Aufmerksamkeit in Ihren Körper führen und dabei einen achtsamen und liebevollen Umgang mit sich lernen. Dafür eignen sich achtsames Yoga, Qigong oder Tai Chi, Feldenkrais oder Tanz.

*Morgenbewegung*

Alle Patienten unserer Klinik üben täglich eine Morgenbewegung unter Anleitung ein, die sie möglichst zu Hause fortsetzen sollten. Es gibt dabei kein »Richtig« oder »Falsch.« Grundsätzlich gilt für alle Übungen, das »eigene Maß« zu finden und sich bewusst zu machen:

- Wie geht es mir in diesem Augenblick?
- Wo sind meine Grenzen heute Morgen?
- Was tut mir jetzt gut?

**1. Übung: Recken und Strecken, Gähnen**

*Recken und strecken Sie die Arme, Beine und den Rumpf, so wie es Ihnen angenehm ist. Dabei darf auch herzhaft gegähnt oder geseufzt werden.*

**2. Übung: Tiefe Atemzüge mit Armbewegung**

*Guter fester Stand: Füße parallel und ungefähr hüft- bzw. schulterbreit auseinander. Mit der Einatmung die Arme nach vorne heben und mit der Ausatmung die Arme senken.*

**3. Übung: Meridiane klopfen**

*Mit der linken Hand oberhalb der rechten Brust mit flacher oder zur Faust geballter Hand anfangen zu klopfen oder zu streichen. Über die Innenseite des rechten Armes bis zu den Fingerspitzen, über die Außenseite des Armes zurück bis zum Schulter-Nacken-Bereich klopfen oder streichen. Zwei Mal wiederholen.*

*Anschließend über die Brust zum linken Arm klopfen oder streichen und dabei die Hand wechseln.*

*Drei Mal den linken Arm klopfen oder streichen (wie beim rechten Arm).*

*Anschließend mit beiden Händen entlang des Brustbeins nach unten über den Bauch zu den Hüften und zum Gesäß klopfen oder streichen.*

*An den Außenseiten der Beine herunter, wenn möglich bis zu den Füßen, um diese herum und über die Beininnenseiten zurück zum Po klopfen oder streichen. Zwei Mal wiederholen.*

**Wichtig:** *Dabei in die Knie gehen, Po ein wenig nach hinten schieben, Rücken möglichst gerade lassen, Kopf in den Nacken legen – das stabilisiert den Kreislauf.*

**4. Übung: Meridiane ausstreichen**

*Nach dem Klopfen können die Meridiane der Arme, des Rumpfs, der Hüfte und der Beine noch ausgestrichen werden. Stellen Sie sich dabei vor, alles aus dem Körper herauszustreichen, was Sie loswerden möchten (z. B. Müdigkeit, Schmerzen, Verspannungen, Unwohlsein, Sorgen etc.). Zum Schluss kann alles Ausgestrichene noch symbolisch zum Fenster hinausgeschickt werden.*

**5. Übung: Ohren kneten**

*Den Außenrand der Ohrmuschel und die ganzen Ohren zwischen Daumen und Zeigefinger kneten, bis die Ohren ganz warm und rot sind.*

**6. Übung: 1. Brokat-Übung (Qigong):**

*»Reguliere den Atem, beruhige den Geist, stütze den Himmel, zerteile die Wolken und lass die Sonne in dein Herz.«*

- *Hüft- oder schulterbreiter Stand*
- *Die Knie nicht ganz durchgedrückt*
- *Das Becken wie in leicht sitzender Haltung, mit der Vorstellung, eine Münze mit den Po-Backen festzuhalten*
- *Die Wirbelsäule aufrecht, als wäre sie wie eine Perlenkette am Scheitel aufgehängt*
- *Die Schultern hängen ganz entspannt*
- *Der Blick geradeaus gerichtet*
- *Die Hände vorm Körper ineinander verschränkt, als würde man etwas Leichtes in ihren Innenflächen tragen*
- *Die Arme mit entspannten Ellbogen nach vorne anheben – bis maximal auf Brusthöhe (»Reguliere den Atem«)*
- *Die verschränkten Hände wenden, zum Körper heran und nach unten führen, sodass die Handflächen nach unten weisen (»Beruhige den Geist«)*
- *Die Arme hochführen, so weit es angenehm ist (»Stütze den Himmel«)*
- *Die Finger auseinandergleiten lassen und die Arme seitlich vorm Körper mit fallenden Ellbogen herunterführen (»Zerteile die Wolken«)*
- *Die Hände vor dem Bauch wieder zusammenführen (»… und lass die Sonne in dein Herz«)*
- *Drei Mal wiederholen.*

**7. Übung: Gehen mit verschiedenen Tempi**

*Jede/jeder geht erst langsam, dann schneller und dies im Wechsel, so wie es für sie/ihn angenehm ist. Die Übung kann sowohl im Kreis stehend auf der Stelle als auch kreuz und quer durch den Raum gehend durchgeführt werden.*

**8. Übung: Gelenke durchbewegen**

| | |
|---|---|
| *Füße:* | *Rechte Ferse anheben und das rechte Sprunggelenk kreisend bewegen. Erst in die eine, dann in die andere Richtung. Das Gleiche dann mit dem anderen Fuß.* |
| *Hüften:* | *Die Füße etwa hüft- oder schulterbreit aufstellen. Die Hände in die Hüften stemmen und achtsam kreisende Bewegungen mit den Hüften sowohl in die eine als auch in die andere Richtung ausführen.*<br>*Dann mit den Hüften eine liegende Acht in die eine und auch in die andere Richtung zeichnen.* |
| *Schultern:* | *Die Arme locker herunterhängen lassen und mit den Schultern kreisende Bewegungen sowohl nach vorne als auch nach hinten ausführen. Die Übung sollte schmerzfrei ausgeführt werden.* |
| *Arme:* | *Die Ellbogen ein paar Mal durchbewegen.* |
| *Hände:* | *Die Handgelenke in beide Richtungen kreisen lassen.* |
| *Finger:* | *Jedes einzelne Fingergelenk durchbewegen. Anschließend die Hände und Finger locker ausschütteln.* |

**9. Übung: Koordinationsübung**

- *Mit beiden Händen auf die Oberschenkel klopfen*
- *Anschließend eine Hand zum Ohrläppchen und die andere zur Nasenspitze führen*
- *Mit beiden Händen auf Oberschenkel klopfen*
- *Anschließend andere Hand zum Ohrläppchen und die andere zur Nasenspitze führen*
- *Im Wechsel durchführen.*

*Nun sind Sie fit und können den Tag in Ihrem eigenen Tempo beginnen.*

### *Ins Tun kommen durch Rituale*

Regelmäßigkeit hilft, dass sich Gewohnheiten, auch gesunde, verselbstständigen. Planen Sie jeden Morgen Zeit ein, um die Morgenbewegung oder einen Teil davon auszuüben. Welchen Sport können Sie mehr in Ihren Alltag integrieren? Schreiben Sie sich Bewegung oder Sport fest in Ihren Kalender, melden Sie sich bei Kursen an, und verabreden Sie sich mit anderen zu bewegten Aktivitäten.

Was hat Ihnen in dieser Woche am meisten Spaß gemacht?

| | |
|---|---|
| – ______________________ | – ______________________ |
| – ______________________ | – ______________________ |
| – ______________________ | – ______________________ |

Planen Sie für die kommende Woche Ihre Bewegung ein.
Setzen Sie ein Smiley unter jede Bewegungseinheit, die Sie erledigt haben, um sich selbst für jeden Fortschritt zu loben. 🙂

| | | | | | | | |
|---|---|---|---|---|---|---|---|
| Wochentag | | | | | | | |
| Uhrzeit | | | | | | | |
| Bewegungsart/ Sport | | | | | | | |
| | ◯ | ◯ | ◯ | ◯ | ◯ | ◯ | ◯ |

# Woche 2

## Die Sorgen pausieren – Glück planen!

Auch wenn es im Moment vielleicht für Sie sehr schwer scheint, weil Sie sich emotional erschöpft und gestresst fühlen und vor lauter Belastungen nicht mehr wissen, was Sie zuerst tun sollen – gerade dann ist es notwendig, sich Pausen von belastenden Themen zu gönnen. Unser Gehirn hat leider die Angewohnheit, Schlechtes und Schwieriges wichtiger zu nehmen als Schönes und Gutes. Das führt über einen längeren Zeitraum dann zu starker Erschöpfung.

Fast jeder Mensch hat schon einmal schwierige Zeiten in seinem Leben gemeistert. Erinnern Sie sich daran, was Ihnen damals geholfen hat, und probieren Sie es erneut. Oder versuchen Sie eine der folgenden Übungen.

### *Berührung: Hand- oder Fußmassage*

Körperliche Berührung ist notwendig, um das Beruhigungssystem des Körpers zu aktvieren. Eine Massage baut angestauten Stress ab und fördert die Ausschüttung von Glückshormonen. Sie muss aber nicht unbedingt durch eine andere Person erfolgen. Beginnen Sie den Tag mit einer Hand- oder Fußmassage für sich selbst. Sie können dafür ein wohlriechendes Massageöl nehmen. Rosen- oder Zitrusöl heben die Stimmung.

### *Versteckte Pausen nutzen*

Sich in dieser hektischen Welt zurückziehen zu können ist etwas sehr Kostbares. In jedem Tagesablauf verstecken sich kleine Pausen, die Sie an einem Tag in dieser Woche aufspüren sollen. Da ist zum Beispiel das Warten an der Kasse im Supermarkt oder auf der Post, an der roten Ampel oder beim Umsteigen in der U-Bahn.

Lenken Sie in diesen Pausen die Aufmerksamkeit auf Ihren Atem, und zelebrieren Sie den Moment der Untätigkeit, und sei er noch so kurz. Er ist ein Geschenk nur für Sie allein.

### *Gute Strategien zum Stressabbau reaktivieren*

Erinnern Sie sich an Strategien, die Sie schon mal ausprobiert haben: Ein gutes Buch lesen, Musik oder Radio (nicht Nachrichten!) hören, gute Podcasts oder Hörspiele, ein schönes Essen kochen, mit Kindern spielen, Blumen aufstellen, zu Hause aufräumen und eventuell sogar putzen. Äußere Klarheit führt oft auch zur inneren Klarheit. Wenn Sie etwas geschafft haben, um sich wohler zu fühlen, dann erhöht das ihren »Glücksindex« sehr.

Nehmen Sie ein ausgiebiges Bad, das können Sie gut mit Düften kombinieren – Lavendel zum Beispiel hat einen angstlösenden Effekt.

### *Zeitraub vermeiden*

Jeder von uns hat sehr viel mehr Freiräume, als man glaubt. Das lohnt es sich, ins Bewusstsein zu rufen. Gehen Sie deshalb bewusst auf die Suche nach Freiräumen. Zeitkiller sind stundenlanges Fernsehen oder zielloses Surfen im Internet. Also prüfen Sie sich: Was ist Ihnen wirklich wichtig? Was sind Ihre Werte? Wo findet das in Ihrem Leben und in Ihrem Alltag Platz? Wie könnten Sie diesen Dingen mehr Aufmerksamkeit schenken?

*Falsche Bewältigungsstrategien bekämpfen*

Wenn Sie regelmäßig Genuss- oder Suchtmittel wie Alkohol, Tabak oder andere Substanzen verwenden, um zu entspannen oder unangenehmen Gefühlen wie Angst, Hilflosigkeit, Langeweile oder Einsamkeit zu begegnen, dann tut Ihnen das nicht gut. Holen Sie sich Hilfe bei Ihrem Arzt oder Psychotherapeuten.

*Glücksprojekte planen*

Fähigkeiten, die nicht nur Ihnen guttun, sondern die Sie auch anwenden können, um gleichzeitig anderen Menschen zu helfen, lassen sich in kleine Glücksprojekte verwandeln. Wenn Sie zum Beispiel gut malen können, könnten Sie eine kreative Woche planen und die entstandenen Bilder verkaufen, um damit ein soziales Projekt zu unterstützen. Was auch immer es ist: Werden Sie sich Ihrer Stärken bewusst, und nutzen Sie diese gezielt, um anderen Menschen damit zu helfen oder eine Freude zu machen. So ein Glücksprojekt kann dazu beitragen, dass Sie sich wieder wichtig und richtig in dieser Welt fühlen, und Ihnen viel Energie geben.

Was können Sie besonders gut? Was macht Ihnen viel Spaß?

– ______________________________
– ______________________________
– ______________________________

*Psychobiotische Ernährung: Pre- und Probiotika*

Milchsauer vergorene Speisen wie Joghurt, Kefir, saure Gurken, Sauerkraut oder Produkte auf Sojabasis wie Kimchi oder Miso fördern gesunde Darmbakterien, außerdem Käse wie Parmesan, Gruyère und alter Cheddar. Diese Lebensmittel enthalten Probiotika.

Ballaststoffreiche Lebensmittel enthalten zudem oft Prebiotika: Das sind Stoffe, die der Mensch selbst nicht verwerten kann, die aber zum Beispiel Lactobacillus und Bifidobacterium als Nahrung dienen. Sie stecken unter anderem in Chicorée, Zwiebeln, Knoblauch, Spargel, Getreide, Artischocken und Bananen.

Pro- und Prebiotika gibt es auch als Zusätze in Lebensmitteln, in Joghurt oder Milchmischerzeugnissen sowie in Säften oder Müslis. Viele dieser Produkte sind jedoch gleichzeitig mit reichlich Zucker, Farb- und Aromastoffen angereichert. Dies entspricht nicht gerade einer gesunden Ernährung und kann das Mikrobiom sogar zum Nachteil verändern.

Wir empfehlen Ihnen deshalb Naturjoghurt und Kefir zum Frühstück und milchsauer vergorenes Gemüse ein- bis zweimal wöchentlich. Wie wäre es mal mit einem asiatischen Gericht mit Kimchi, dem eingelegten Chinakohl?

Existiert ein anhaltendes Ungleichgewicht im Darm, zum Beispiel nach intensiver Medikation, kann das unter ärztlicher Anleitung mit einer Symbioselenkung behandelt werden.

### *Ausdauer für die Seele*

Ausdauertraining, am besten an der frischen Luft, stärkt nicht nur Ihr Herz-Kreislauf-System, sondern auch Ihre Psyche. Es hat nachweislich umfangreich positiven Einfluss auf die Gesundheit. Schwimmen, flottes Spazierengehen, Walking oder Nordic Walking, Fahrradfahren und Mountainbiken, Trampolinspringen und auch Tanzen sind geeignet, am besten an frischer Luft. Wenn Sie mögen, probieren Sie mal Jonglieren und Slacklining (Balancieren auf einem gespannten Band) aus. Ein guter Anfang: Nehmen Sie die Treppen, anstatt Lift zu fahren.

*Jeden Tag etwa 20 bis 30 Minuten Ausdauertraining ist Studien zufolge eine der besten Schutzmöglichkeiten gegen seelischen Stress.*

*Wir empfehlen Ihnen hier das Walking, da können Sie sich den Stress und die Sorgen sprichwörtlich von der Seele laufen. Im Unterschied zu vielen traditionellen Ausdauersportarten besitzt Walking den Vorteil, mit wenig Aufwand, Anstrengung und nahezu ohne Verletzungsrisiko aufzuwarten. Walking ist eine besonders sanfte Gesundheitssportart. Es ist für alle Altersgruppen geeignet, auch für ältere Menschen oder solche mit geringer Leistungsfähigkeit. Die richtige Technik macht viel aus: Anleitungen finden Sie im Internet.*

Planen Sie für die kommende Woche Ihre Bewegung ein.
Setzen Sie ein Smiley unter jede Bewegungseinheit, die Sie erledigt haben, um sich selbst für jeden Fortschritt zu loben. 🙂

| | | | | | | | |
|---|---|---|---|---|---|---|---|
| Wochentag | | | | | | | |
| Uhrzeit | | | | | | | |
| Bewegungsart/ Sport | | | | | | | |
| | ○ | ○ | ○ | ○ | ○ | ○ | ○ |

# Woche 3:

## Chronobiologie: den eigenen Rhythmus finden

Für Körper und Psyche ist es besonders wichtig, auch in emotional belastenden Phasen eine geregelte Tages- und Wochenstruktur einhalten zu können – das stärkt das Gefühl von Sicherheit und Kontrolle. Phasen der Entspannung sowie geregelte Mahlzeiten sind unbedingt notwendig, um seelisch gesund zu bleiben. Dazu gehört auch der Schlaf.

### *Die Routinen prüfen*

- Stehen Sie morgens zur gleichen Zeit auf und gehen Sie abends zur gleichen Zeit ins Bett?
- Haben Sie eine Morgenroutine, vielleicht mit kleinen Aktivierungsübungen und Atemübungen?
- Sollten Sie vom Homeoffice aus arbeiten, ist es gut, den Arbeitsbereich von der restlichen Wohnung zu trennen. Behalten Sie, so gut es geht, Ihre üblichen Arbeitszeiten bei. Falls Sie von der Arbeit freigestellt, arbeitslos oder bereits in Rente sind, ist eine gute Tagesroutine genauso wichtig.
- Gönnen Sie sich genügend Pausen? Essen und trinken Sie gesund und ausreichend? Achten Sie auf ausreichende Bewegung?
- Zeiten der Anspannung und Entspannung sollten sich über den Tag verteilt abwechseln.

Planen Sie Ihren Tag: Füllen Sie Ihren Tag mit »Arbeits-« und »Freizeiteinheiten«, am besten als Stundenplan auf Papier oder auf dem Handy. Tun Sie das für die gesamte Woche: Trennen Sie auch hier Arbeitstage von der Freizeit. Pflegen und genießen Sie am Wochenende Rituale und Routinen.

Der Wochenplan könnte wie folgt aussehen:

| | | | | | | | |
|---|---|---|---|---|---|---|---|
| Datum, Wochentag | | | | | | | |
| Arbeitszeiten | | | | | | | |
| Freizeit(en) | | | | | | | |
| Welche Freizeitaktivitäten? | | | | | | | |

Ein guter Schlaf braucht ebenfalls Strukturierung, um den Übergang zwischen An- und Entspannung möglichst fließend zu gestalten. Dafür wichtig ist der »Schlafdruck« – auf Deutsch: eine gesunde Müdigkeit. Beachten Sie deshalb folgende Regeln:

- Gehen Sie nur bei ausgeprägter Müdigkeit ins Bett.
- Stehen Sie morgens regelmäßig um die gleiche Uhrzeit auf, egal, wie viel Sie nachts schlafen konnten. Stellen Sie sich dafür den Wecker, auch wenn Sie nicht zwingend aufstehen müssen. Versuchen Sie, auch am Wochenende nicht viel länger, sondern maximal eine Stunde länger als sonst zu schlafen.
- Halten Sie keine Nickerchen am Tag, sondern machen Sie lieber eine Entspannungsübung wie die Progressive Muskelentspannung oder eine Atemmeditation.
- Schlafen Sie abends möglichst nicht vor dem Fernseher ein. Sie sind dann hellwach, wenn Sie danach ins Bett gehen wollen.

- Wenn Sie sich lange im Bett wälzen und trotzdem nicht schlafen können: Verkürzen Sie die Bettzeit. Legen Sie sich später hin und stehen Sie früher auf. Beginnen Sie mit einer Bettzeit von sechs bis sieben Stunden. Dadurch erhöhen Sie Ihren Schlafdruck.

### *Lavendel-Herz-Auflage*

Da ätherisches Lavendelöl hochkonzentriert ist, sollte es nicht direkt auf die Haut gebracht, sondern zuvor verdünnt werden. In der Apotheke erhalten Sie bereits verdünnte Lösungen oder Cremes. Bei der kalten Anwendung legt man ein gefaltetes nasskaltes Geschirrtuch auf den Brustkorb und deckt sich anschließend mit einem Frotteehandtuch und ggf. einer zusätzlichen Decke zu. Die kalte Anwendung regt zusätzlich das vegetative Nervensystem an, das den Körper veranlasst, aktiv mehr Wärme zu produzieren und dadurch eine Entspannung einzuleiten.

Falls Sie aber eher verfroren sind oder erschöpft, kann die Lavendelauflage auch warm erfolgen. Dann bedecken Sie das Geschirrtuch mit einer halb gefüllten Wärmflasche oder einem warmen Körnerkissen. In beiden Fällen etwa 30 Minuten liegen lassen, am besten abends direkt vor dem Einschlafen.

### *Warme Füße*

Durch warme Füße werden Körper und Geist in einen Entspannungsmodus gebracht. Sobald die Körpertemperatur steigt, werden auch die Augen schwer. Legen Sie sich deshalb eine Wärmflasche oder ein warmes Körnerkissen an die Füße oder nehmen Sie vor dem Einschlafen ein warmes Fußbad (maximal 20 Minuten).

### *Zwei Notfalltechniken für schlaflose Nächte*

Diese beiden Techniken können helfen:

> ***Schatzkästchen:*** Schreiben Sie alles, was Sie belastet, auf einen Zettel und schließen Sie diesen in ein »Schatzkästchen« ein. Dort sind Ihre Sorgen gut aufgehoben und müssen Ihnen nicht mehr den Schlaf rauben. Am nächsten Morgen können Sie den Zettel wieder hervorholen und weiter darüber nachdenken. Das funktioniert auch, wenn Sie sich das Schatzkästchen nur vorstellen.
> ***Persönliches Ruhebild:*** Stellen Sie sich eine Szene vor, die angenehme Gefühle hervorruft. Sie können sie malen und über dem Bett aufhängen. Oder aber Sie vergrößern ein Foto von Ihrem Lieblingsort und hängen es in Sichtweite des Bettes auf, sodass Sie sich in die Wärme und Ruhe dieses Ortes hineinversetzen können, um einzuschlafen.

### *Akupressur-Selbstbehandlung*

Aus der traditionellen chinesischen Medizin kennen Sie die Akupunktur. Diese Punkte können auch zur Selbstbehandlung verwendet werden, indem man sie mit Druck mit dem Finger bearbeitet – früher wurde das in China mit einem abgerundeten Stein getan. Die wichtigsten fünf Punkte sind auf den Abbildungen unten zu sehen.

*Jeder der Punkte wird jeweils für drei Minuten und ohne Pause massiert, am besten täglich. Erst eine Minute fest drücken, dann zwei Minuten lang in beide Richtungen kreisen.*

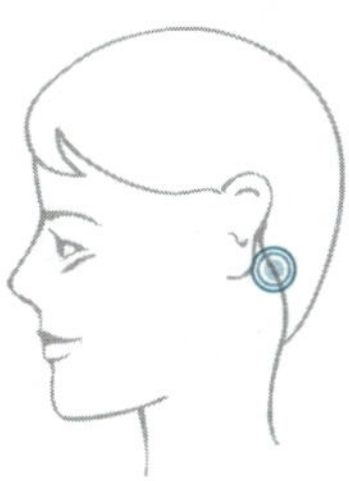

Anmian: Diesen Punkt finden Sie in einer Vertiefung hinter dem Ohr hinter dem Knochenvorsprung.

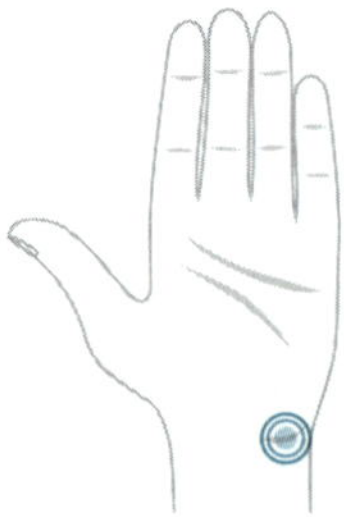

Shen Men:
Auf der Handgelenksbeuge liegt dieser Punkt in der Falte auf der kleinen Fingerseite zwischen der Elle und dem Erbsenbein.

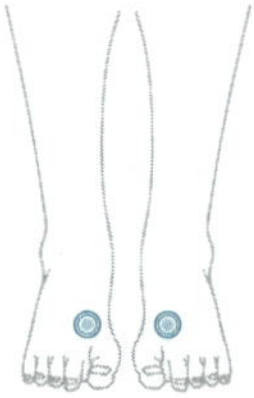

Tai Chong:
In einer Vertiefung zwischen dem ersten und dem zweiten Mittelfußknochen findet sich dieser Punkt auf dem Fußrücken.

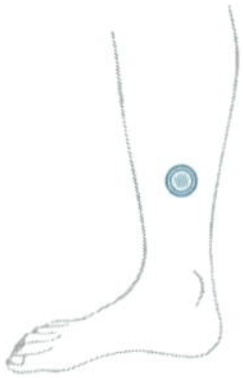

San Yin Jiao:
Diesen Punkt finden Sie vier Querfinger hoch über der Spitze des Innenknöchels auf der hinteren Schienbeinkante.

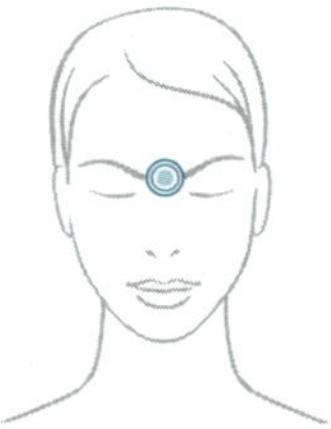

Yin Tang:
Zwischen den Augenbrauen und oberhalb des Nasenansatzes ist dieser Punkt besonders leicht zu lokalisieren.

### *Psychobiotische Ernährung: besser schlafen durch richtig essen*

Auf der Basis einer generell gesunden, probiotischen mediterranen Vollwerternährung gibt es einige spezielle Ernährungsempfehlungen, um den Schlaf zu fördern:

Eine kohlenhydratreiche Mahlzeit in Kombination mit Eiweiß kann eine schlaffördernde Wirkung haben, weil bestimmte Bausteine der Eiweiße (Aminosäuren) besser aufgenommen werden. Worauf es besonders ankommt, ist das Tryptophan. Das lässt sich zwar molekularbiologisch nachvollziehen, aber ob es langfristig Wirkung auf das Schlafverhalten hat, ist wissenschaftlich noch nicht bewiesen. Deshalb ist es wichtig, neben der Ernährung auch für Entspannung zu sorgen.

Hirnforscher beschreiben, dass durch eine verstärkte Aufnahme von Tryptophan im Gehirn mehr Serotonin gebildet werden kann, und dieser Botenstoff kann uns helfen, leichter einzuschlafen. Pflanzliche Quellen für Tryptophan sind Erbsen, Mais und andere Hülsenfrüchte, Cashewkerne und alle Nüsse, Sonnenblumen- und Sesamkerne, Avocados, Datteln, Feigen, Bananen und Kakao sowie die getreideähnlichen Körner Amaranth und Buchweizen. Tierische Quellen sind: Fleisch, Fisch, Eier und Milchprodukte.

In der psychobiotischen mediterranen Vollwerternährung empfehlen wir, die Menge an tierischen Nahrungsmitteln zu reduzieren und durch Pflanzliches zu ersetzen. Besonders Nüsse und Hülsenfrüchte sind hervorragende Alternativen zu Fleisch. Essen Sie deshalb täglich eine Handvoll Nüsse und versuchen Sie, mindestens jeden zweiten Tag Hülsenfrüchte in Ihren Speiseplan zu integrieren, zum Beispiel als Suppe, Salat oder Brotaufstrich.

Bananen, Datteln, Feigen und dunkle Schokolade oder auch Milch mit Honig scheinen durch die Kombination von Kohlenhydraten und Tryptophan ein schlaffördernder Snack zu sein. Wegen des hohen Zuckergehalts sollten sie aber nur in geringen Mengen gegessen werden.

Für einen guten Schlaf gilt, dass auch die Abendmahlzeit nicht zu üppig ausfallen, sondern leicht und gut verdaulich sein sollte. Fettreiche Mahlzeiten werden lange verdaut (bis zu acht Stunden), was den Schlaf eher stört. Sie sollten mindestens zwei Stunden vor dem Zubettgehen gegessen haben. Ein kleiner Snack passt noch in die letzte halbe Stunde.

*Kraftübungen*

Jedes Krafttraining sollte mit einem kurzen Aufwärmteil beginnen, um das Herz-Kreislauf-System anzuregen, die Gelenke zu mobilisieren und die Muskulatur zu erwärmen. Hierzu können Sie auch auf der Stelle gehen und erst die Schultern, dann die Arme kreisen lassen (etwa zwei Minuten). Am Ende des Trainings sollten die trainierten Muskelgruppen gedehnt werden.

Arbeiten Sie nie mit Schwung, sondern führen Sie die Übungen langsam und präzise aus. Halten Sie eine Bewegung mindestens sechs Sekunden, wiederholen Sie diese fünf bis zehn Mal, dann folgen zwei Minuten Pause – und das Ganze in drei Sätzen.

**Bein- und Rückenmuskulatur**

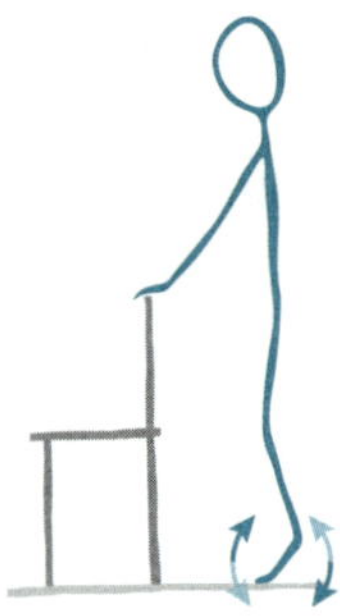

**Fersenstand:** *Stellen Sie sich aufrecht hin. Heben Sie nun die Fußspitzen an, sodass nur noch die Fersen den Boden berühren. Halten Sie sich an einer Stuhllehne fest, wenn das zu wacklig wird. Nun stellen Sie sich auf die Zehenspitzen und verweilen in dieser Position. Wiederholen Sie die Übung mehrmals.*

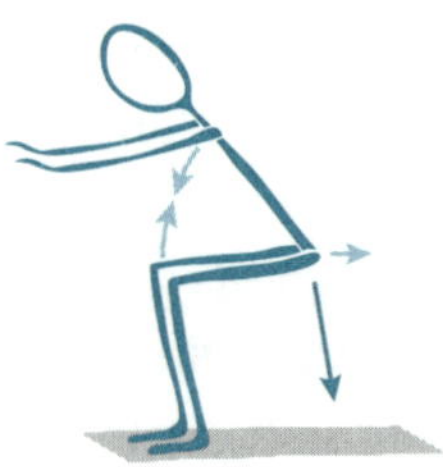

**Oberschenkeltraining:** *Stehen Sie aufrecht, die Füße hüftbreit auseinander, Arme nach vorne ausstrecken, für ein besseres Gleichgewicht (evtl. wieder festhalten). Jetzt in die Knie gehen, dabei den Po nach hinten schieben, sodass sich die Schultern den Knien nähern. Darauf achten, dass der Rücken nicht rund wird. Nicht bis über die Waagerechte hinuntergehen. Darauf achten, das Körpergewicht nicht nach vorne zu schieben (Knie bleiben über den Fußgelenken)*

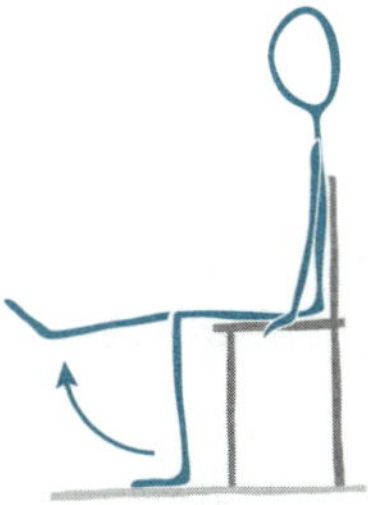

**Unterschenkel-Hebel:** *Aufrecht auf einem Stuhl sitzen. Die Sitzfläche muss so hoch sein, dass die Beine und Sitzfläche einen rechten Winkel bilden. Abwechselnd die Beine in gestrecktem Zustand bis zur Waagerechten anheben. Halten (Atmen nicht vergessen!). Und wieder senken. Dabei mit den Händen am Stuhl festhalten und darauf achten, dass der Rücken gerade bleibt.*

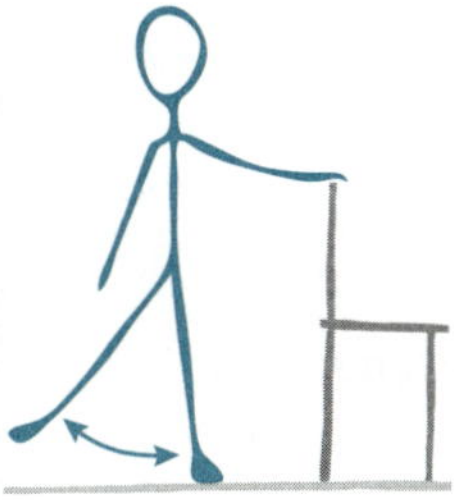

**Seitenhebel:** *Aufrechter Stand, Füße etwa hüftbreit. Beide Knie ein wenig beugen. Nun langsam und ohne Schwung das rechte Bein seitlich nach außen anheben, halten und dann genauso langsam wieder zurückführen. Danach das linke. Darauf achten, dass Ihr Bauch angespannt bleibt.*

**Schlittschuhschritt:** *Knie leicht gebeugt. Das rechte Bein langsam nach hinten und den linken Arm nach vorne ausstrecken und anheben: sechs Sekunden halten. Dabei auf Rumpfspannung achten. Dasselbe mit dem linken Bein und dem rechten Arm wiederholen.*

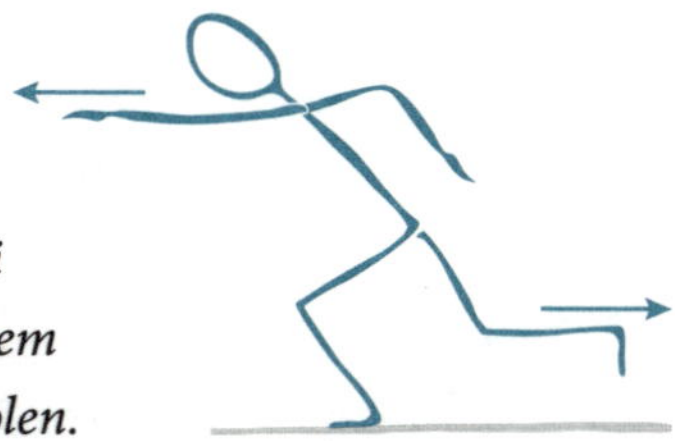

**Brustmuskulatur**

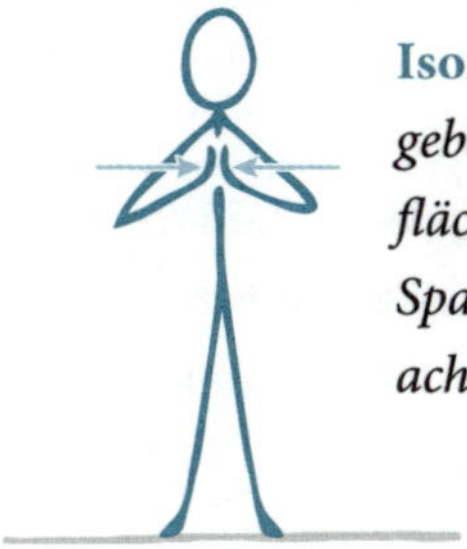

**Isometrische Übung:** *hüftbreiter Stand, leicht gebeugte Knie, Schultern tief und dann die Handflächen vor der Brust gegeneinanderdrücken. Spannung halten – lösen. Auf Bauchspannung achten, aber nicht die Luft anhalten.*

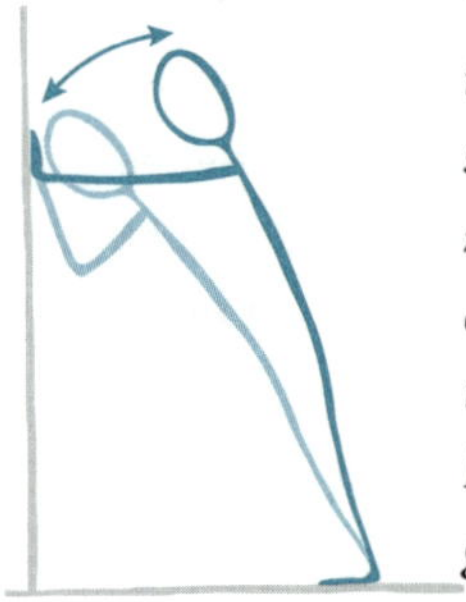

**Wandliegestütz:** *Beine in schulterbreiter Position in etwas Abstand vor einer Wand, die Hände sind schulterbreit auf der Wand positioniert, Fingerspitzen zeigen nach oben; Gesäß und Bauch sind fest angespannt (Spannung während der Übung halten, trotzdem atmen).*

*Den Oberkörper langsam auf die Wand zubewegen, indem Sie die Arme beugen, bis Sie fast mit dem Kopf die Wand berühren. Kurz halten, dann die Arme wieder strecken.*

### Schulter und Rückenmuskeln

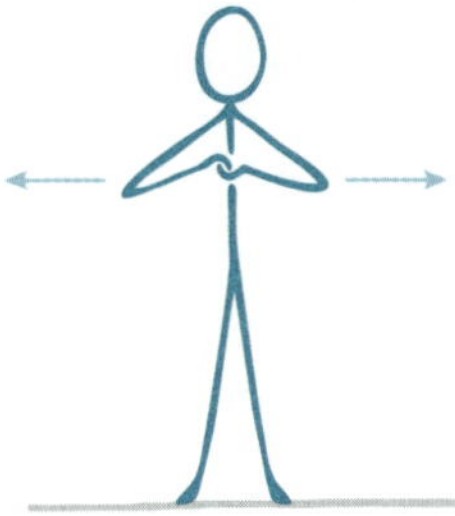

**Isometrische Übung:** *hüftbreiter Stand, leicht gebeugte Knie, die Schultern senken, dann die Hände vor der Brust ineinandergreifen lassen, um sie anschließend auseinanderzuziehen. Spannung halten und wieder lösen. Auf Bauchspannung achten und trotzdem nicht die Luft anhalten.*

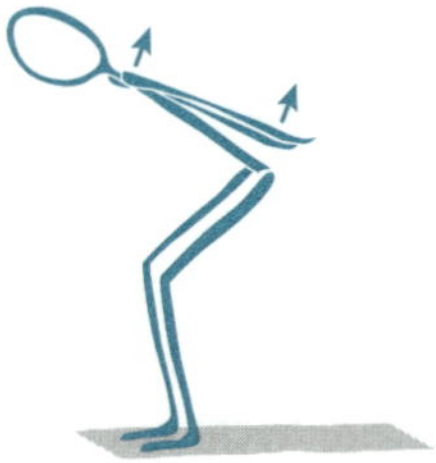

*Hüftbreiter Stand, Knie beugen, Oberkörper nach vorne kippen, bis die Hüftgelenke etwa einen 90-Grad-Winkel haben. Arme nach außen drehen und dann gestreckt neben dem Körper anheben. Die Schulterblätter ziehen zur Wirbelsäule. Auf Bauchspannung achten.*

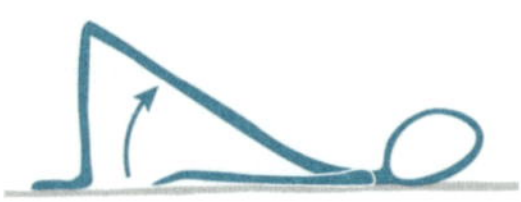

**Schulterbrücke:** *In Rückenlage Beine hüftbreit aufstellen. Dann langsam das Gesäß anheben, bis die Hüfte ganz gestreckt ist. Position halten und langsam wieder absenken.*

**Bauchmuskulatur**

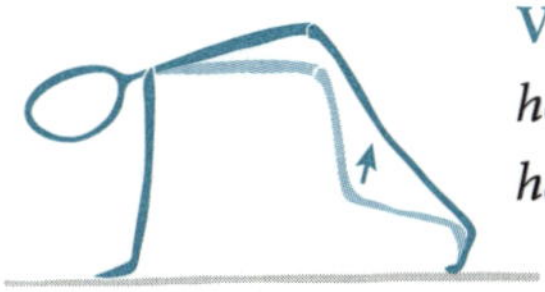

**Vierfüßlerstrand:** *Aus dem Vierfüßlerstand heraus langsam die Knie anheben. Position halten und langsam wieder absenken.*

Versuchen Sie, Kraftübungen in kleinen Intervallen in Ihren Alltag einzubauen. Wir bitten Sie jedoch, das mit Ihrem behandelnden Arzt oder einem Fitness-Profi abzuklären.

Planen Sie Ihre Bewegung für die kommende Woche ein.
Setzen Sie wieder ein Smiley unter jede Bewegungseinheit, die Sie erledigt haben, um sich selbst für jeden Fortschritt zu loben.

| | | | | | | | |
|---|---|---|---|---|---|---|---|
| Wochentag | | | | | | | |
| Uhrzeit | | | | | | | |
| Bewegungsart/ Sport | | | | | | | |

# Woche 4:

## Achtsamkeit – dort ankommen, wo du bist

In dieser Woche geht es um ein wichtiges Fundament in unserem Leben: Achtsamkeit als Basis für ein zufriedenes Leben. Ein Zen-Spruch bringt das auf den Punkt: »Wenn ich gehe, dann gehe ich. Wenn ich sitze, dann sitze ich. Wenn ich esse, dann esse ich.« Probieren Sie jeden Tag eine andere der Achtsamkeits- und Meditationsübungen aus und planen Sie diejenigen, die Ihnen zusagen, fest in Ihren Alltag ein. Am besten ist es, jeden Tag eine Achtsamkeitsübung auszuführen, selbst wenn sie nur fünf oder zehn Minuten andauert. Dann werden Sie auch in emotionalen Ausnahmesituationen nicht so schnell umgeworfen werden. Plötzlich auftretende, starke Emotionen von Wut, Ärger oder Gefühle von Verletzung und Enttäuschung können durch regelmäßige Achtsamkeitspraxis langfristig leichter zu handhaben sein.

### *Gehmeditation (nach Christopher Germer)*

Wenn Sie einmal Schwierigkeiten haben, sich zu beruhigen, weil irgendeine besondere emotionale Belastung Ihr Leben durcheinanderbringt, ist dies eine wunderbare Übung. Sie lenkt Ihre Aufmerksamkeit weg von der Aufregung und hin zur Körperempfindung.

> *Stehen Sie aufrecht – wenn Sie mögen, barfuß – und richten Sie Ihre Aufmerksamkeit auf die Fußsohlen. Machen Sie kleine,*

*kreisende Bewegungen mit Ihren Knien und spüren Sie, wie sich die Empfindungen in den Fußsohlen dabei verändern. Wenn die Gedanken abschweifen, kehren Sie immer wieder zu Ihren Fußsohlen zurück.*
*Dann fangen Sie an, langsam und bewusst zu gehen: Achten Sie auf die Empfindungen, während Sie den Fuß anheben, nach vorne bewegen und wieder absetzen. Stellen Sie sich vor, Sie würden zum allerersten Mal in Ihrem Leben laufen und deshalb jedes Detail wahrnehmen. Vielleicht werden Sie sich dabei bewusst, wie klein die Auflagefläche Ihrer Füße ist, und wie Sie trotzdem den Körper vorantragen. Versuchen Sie, sich den Füßen mit Wertschätzung oder Dankbarkeit zuzuwenden. Wenn Sie das geschafft haben, beenden Sie die Meditation.*

Achtsam zu sein bedeutet, mit allen Empfindungen und Gedanken, so weit es möglich ist, bei dem zu sein, was man gerade tut. Dieses bewusste Tun bezieht sich auf alle alltäglichen Handlungen und ist gerade deshalb so lebensnah. Achtsamkeit stellt die Verbindung zum Körper und zum Tun in der Gegenwart da. Sie ist eine Einladung zu einem Leben voller Würde und Gnade. Sie ist das Tor zum Wohlbefinden genau dort, wo Sie gerade sind, unabhängig von den Umständen!

### *Wahrnehmen, was ist*

*Nehmen Sie in diesem Moment einfach wahr, was Sie jetzt gerade tun. In welcher Körperhaltung lesen Sie dieses Buch? Achten Sie zwischendurch auf Ihre Umgebung? Lassen Sie sich ablenken? Spüren Sie Ihren Atem … ein- und ausatmend. Schließen Sie für einige Sekunden die Augen und spüren Sie sich selbst. Dann öffnen Sie die Augen wieder und fragen sich, ob sich etwas verändert.*

Achtsamkeit bedeutet, auf eine bestimmte Art und Weise aufmerksam zu sein: bewusst im gegenwärtigen Augenblick zu leben, ohne diesen Augenblick zu bewerten. Das erhöht die Aufmerksamkeit und klärt den Geist. Achtsamkeit fördert die Fähigkeit, die Realität des gegenwärtigen Augenblicks zu akzeptieren. Sie macht uns die Tatsache bewusst, dass unser Leben aus einer Folge von Augenblicken besteht. Wenn wir in vielen dieser Augenblicke nicht völlig gegenwärtig sind, so übersehen wir nicht nur das, was in unserem Leben am wertvollsten ist, sondern wir erkennen auch nicht den Reichtum und die Tiefe unserer Möglichkeiten, zu wachsen und uns zu verändern.

Achtsamkeitsübungen lassen sich überall praktizieren. Auch bei Alltagstätigkeiten, wie zum Beispiel beim Abspülen, Autofahren, Spazierengehen oder in der U-Bahn. Mit der Zeit wird es Ihnen durch regelmäßiges Üben immer leichter fallen, Ihr Gedankenkarussell für einen Moment zu stoppen. Das baut sofort Stress ab und hilft Ihnen, sich in Ihrem Alltag mehr und mehr auf das zu besinnen, was gerade wichtig ist.

### *Achtsam im Arbeitsalltag*

- Auf dem Weg zur Arbeit, im Auto etwa, nehmen Sie die Spannungen im Körper wahr, zum Beispiel verkrampfte Hände am Lenkrad, hochgezogene Schultern, angespannter Magen. Erlauben Sie diesen Spannungen, sich zu lösen. Macht Sie das Angespannt-Sein zu einem besseren Fahrer? Hilft es, die Herausforderungen des Tages zu bewältigen? Nein. Wie also fühlt es sich an, entspannt zur Arbeit zu fahren?
- Entscheiden Sie sich dafür, das Autoradio nicht einzuschalten, sondern mit sich selbst zu sein.
- Experimentieren Sie damit, auf der Autobahn rechts zu fahren und fünf km/h unter der Höchstgeschwindigkeit zu bleiben.
- Wenn Sie an eine rote Ampel kommen, nutzen Sie die Zeit, um Ihren Atem wahrzunehmen, ebenso die Bäume, den Himmel oder Ihre Gedanken in diesem Moment.
- Wenn Sie Ihren Arbeitsplatz erreicht haben, nehmen Sie sich

einen Moment Zeit, um wirklich anzukommen. Werden Sie sich bewusst, wo Sie sind.

- Werden Sie sich an Ihrem Arbeitsplatz immer wieder Ihrer körperlichen Wahrnehmungen bewusst und entlassen Sie unnötige Anspannung.
- Nutzen Sie die Pausen, um sich wirklich zu entspannen. Vielleicht machen Sie einen kurzen Spaziergang, anstatt Kaffee zu trinken, zu rauchen oder zu lesen.
- Es ist hilfreich, wenn Sie für die Mittagspause die Umgebung wechseln können.
- Wenn Sie einen eigenen Arbeitsraum haben, schließen Sie die Tür für eine Weile und entspannen Sie sich ganz bewusst.
- Entscheiden Sie sich, jede Stunde einen »Stopp« von ein bis drei Minuten einzulegen, während dessen Sie sich Ihres Atems und Ihrer Körperwahrnehmungen bewusst werden. Erlauben Sie Ihrem Geist während dieser Innenschau, sich zu beruhigen, und trinken Sie einen Schluck Wasser.
- Nutzen Sie die Pausen, um mit Menschen, die Ihnen nahestehen, zu sprechen – über Themen, die nicht unbedingt mit der Arbeit zu tun haben.
- Entscheiden Sie sich dafür, ein- oder zweimal pro Woche Ihr Mittagessen schweigend einzunehmen. Nutzen Sie diese Zeit, um langsam zu essen und bei sich zu sein.
- Versuchen Sie am Ende des Arbeitstages kurz Rückschau zu halten. Beglückwünschen Sie sich zu der getanen Arbeit – für heute haben Sie genug getan!
- Spüren Sie beim Verlassen Ihrer Arbeitsstelle die kühle oder warme Luft draußen. Nehmen Sie die Kühle oder Wärme Ihres Körpers wahr. Bewerten Sie nicht – was löst das aus? Nehmen Sie die Geräusche um Sie herum wahr. Können Sie gehen, ohne sich getrieben zu fühlen? Was geschieht, wenn Sie langsamer werden?

- Nehmen Sie sich auf dem Nachhauseweg einen Moment Zeit, um bewusst den Wechsel von der Arbeit zu Ihrem Zuhause zu vollziehen. Nutzen Sie den Moment, um einfach nur zu sein.
- Wenn Sie Auto fahren, machen Sie sich bewusst, wann Sie anfangen, zu schnell zu fahren und warum. Können Sie etwas daran ändern? Werden Sie sich bewusst, dass Sie über mehr Kontrolle verfügen, als Sie glauben.
- Wenn Sie zu Hause angekommen sind, nehmen Sie sich einen Augenblick, um sich bewusst auf das Zuhause-Sein (mit Ihrer Familie oder alleine) einzustimmen.
- Legen Sie zu Hause Ihre Arbeitskleidung ab. Diese einfache Handlung hilft Ihnen, in Ihre Rolle als Privatperson zu schlüpfen. Begrüßen Sie alle Mitglieder Ihres Haushalts. Nehmen Sie sich einen Moment Zeit, ihnen in die Augen zu sehen. Wenn möglich, schaffen Sie sich fünf bis zehn Minuten, um still und ruhig zu sein. Wenn Sie allein leben, nehmen Sie die Stille Ihrer Wohnung wahr und das Gefühl, in Ihre Umgebung einzutreten.

(Nach Saki Santorelli, University of Massachusetts Medical Center, USA)

### *Erkennen, was ist!*

Die Sache mit der Achtsamkeit hat allerdings einen Haken: Wir brauchen sie für gewöhnlich dann am meisten, wenn es am schwierigsten ist, sich an sie zu erinnern. Denn wenn wir im Stress sind, tendieren wir dazu, in alte schädliche Muster zurückzufallen. Stress und Ängste, Sorgen und unsere To-do-Liste werfen uns immer wieder aus unserer Achtsamkeit heraus.

In solchen Momenten ist es besonders wichtig, Präsenz im gegenwärtigen Moment zu leben. Das hilft, aus den alten Mustern auszusteigen. Zum Beispiel mit der folgenden Kurzmeditation, deren Abfolge Sie sich am besten an eine Wand oder einen Schrank hängen:

- *Werden Sie präsent: Nehmen Sie einfach wahr, was Sie spüren und fühlen.*

- *Erlauben Sie sich, so zu fühlen: Erlauben Sie, was ist.*
- *Dann betrachten Sie Ihr Fühlen und Denken mit liebevoller Aufmerksamkeit.*
- *Identifizieren Sie sich nicht damit, sondern lassen Sie es vorbeiziehen wie eine Wolke.*
- *Seien Sie wieder präsent mit dem nächsten Augenblick und beobachten Sie, was nun passiert.*

### *Der Body Scan*

Mit dieser gezielten Reise durch Ihren Körper fördern Sie Ihre Fähigkeit zur konzentrierten Selbstwahrnehmung. Dabei nehmen Sie den Körperinnenraum von den Füßen aufwärts bis zum Scheitel Schritt für Schritt in den Fokus Ihrer Aufmerksamkeit. Obwohl die Aufmerksamkeit bewusst gerichtet und geführt wird, stellt sich eine Tiefenentspannung ein, die von vielen Menschen als erholsamer erlebt wird als ein Mittagsschlaf. Die Aufmerksamkeit bleibt dabei ganz wach, und zugleich entspannen sich Geist und Körper. Ein solcher Zustand wird unter den Bedingungen des beschleunigten Lebens, unter denen wir fast alle leben, sonst kaum erreicht. Entweder sind wir wach und stehen unter Spannung, oder wir schlafen, und der Körper kann sich entspannen. Wachheit bei gleichzeitigem Entspanntsein ermöglicht es, in der Gegenwart zu verweilen. In diesem Zustand erlauben wir den selbstregulativen Fähigkeiten von Geist und Körper, wirksam zu werden. Der Geist kann das endlose Gedankenkarussell zur Ruhe kommen lassen und wird frei für kreative Einfälle. Die Muskeln entspannen sich, und parasympathisch ablaufende Prozesse wie Atmung, Herzschlag, Verdauung und Sexualfunktionen erholen sich.

*Legen Sie sich bequem auf den Rücken und decken Sie sich zu. Mit einem bewussten tiefen Ein- und Ausatmen lassen Sie die Muskelspannung los. Dann richten Sie Ihre Aufmerksamkeit auf*

*Ihren Körper. Spüren Sie, wie er auf dem Boden aufliegt. Nehmen Sie die Atembewegungen des Körpers wahr. Führen Sie nun die Aufmerksamkeit zu den Füßen und bis zu den Zehenspitzen. Von dort bewegen Sie den Fokus der Aufmerksamkeit langsam zu den Fußsohlen, Fußrücken und Fußgelenken. Von dort weiter zu den Unterschenkeln, Knien, Oberschenkeln bis zum Becken. Sie nehmen Ihr Gesäß wahr, die Hüften und Leisten. An der Bauchdecke spüren Sie vielleicht die Atembewegungen. Dann treten nacheinander der Rücken in den Fokus der Aufmerksamkeit, der Brustkorb und die Schultern. Sie nehmen Ihre Arme wahr bis zu den Händen und Fingern. Sie spüren den Hals und den Kopf. Zum Abschluss lassen Sie die Aufmerksamkeit im gesamten Körperinnern verweilen und spüren, wie der Körperraum sich mit dem Atem verändert. Mit einem bewussten langen Ausatmen beenden Sie die Reise.*

### *Psychobiotische Ernährung: achtsames Essen – mit Genuss*

Um achtsam zu essen, sollten wir nichts anderes tun als essen. Was scheinbar einfach daherkommt, sieht im Alltag aber meist anders aus. Denn viel zu oft essen wir nebenbei, stopfen die Mahlzeiten achtlos in uns hinein. Zwischen den Terminen schnell ein Croissant vom Bäcker im Gehen verzehrt, ein wahlloser Griff in den Kühlschrank gegen den kleinen Hunger, ein berufliches Problem mit den Kollegen am Kantinentisch diskutiert, und beim Abendbrot läuft der Fernseher, oder wir vertiefen uns ins Lesen.

Das Essen wird so zur Nebensache degradiert. Viele Menschen haben es verlernt, Verantwortung für ihre Ernährung zu übernehmen, und hören nicht mehr auf die körpereigenen Signale für Hunger und Sättigung. Sie essen zu viel, zu beiläufig und zu unkontrolliert. Achtsames Essen ist eine Möglichkeit zur Entschleunigung des Alltags und verhindert, dass wir mehr zu uns nehmen, als wir benötigen, um unseren Hunger zu stillen.

Genussaspekte, langsames und achtsames Kauen sowie die Art und Weise, wie die Mahlzeit mit allen Sinnen wahrgenommen und mit welchen Gedanken sie belegt wird, haben einen direkten Einfluss auf unsere Psyche. Riechen Sie an den Kräutern und Gewürzen, bevor Sie diese ins Essen streuen. Kneten Sie Teig mit den Händen, berühren Sie Obst und Gemüse, spüren Sie das kalte Wasser auf den Händen beim Waschen – all das sendet Signale an das Gehirn, welche eine positive Stimmung auslösen.

*Egal, ob Sie sich fünf oder dreißig Minuten Zeit nehmen möchten: Schenken Sie Ihrem Essen ab nun Ihre volle Aufmerksamkeit und ignorieren Sie alles, was Sie davon ablenken könnte. Schalten Sie den Fernseher aus, legen Sie Lesestoff, Tablet und Smartphone außer Reichweite. Versuchen Sie, länger zu kauen, als Sie es normalerweise tun, um den Prozess des Kauens und Schmeckens vollständig »auszukosten«. Nehmen Sie jeden Impuls wahr, Ihren Mund schnell zu leeren, weil Sie schon den nächsten Bissen zu sich nehmen wollen. Bleiben Sie im gegenwärtigen Augenblick!*

Auf diese Weise können Sie Ihre Aufmerksamkeit auch darauf richten, wie viel Sie essen, wie schnell, wie sich Ihr Körper während und nach der Mahlzeit anfühlt, und Ihnen wird dabei bewusst, warum Sie überhaupt essen – als Reaktion auf bestimmte Ereignisse in Ihrem Leben, auf Frust, Langeweile oder Stress? Und nicht vergessen: Bedanken Sie sich bei der Köchin oder dem Koch! Fragen Sie sich nach jeder Mahlzeit: War dies eine stärkende und nährende Mahlzeit für mich, oder fühle ich mich kalt und schlapp? Spüren Sie in Ihren Körper hinein, und bald wissen Sie immer besser, welche Ernährung Ihnen wirklich guttut. Achten Sie auf die Signale Ihres Körpers.

*Bewegung tut gut*

Stellen Sie sich in dieser Woche eine persönliche Mischung aus Morgenbewegung, Walking und Kraftübungen zusammen, und geben Sie sich jeden Tag eine halbe Stunde Zeit, um Körper und Geist in Bewegung zu bringen. Setzen Sie wieder ein Smiley unter jede Bewegungseinheit, die Sie erledigt haben, um sich selbst für jeden Fortschritt zu loben.

| | | | | | | | |
|---|---|---|---|---|---|---|---|
| Wochentag | | | | | | | |
| Uhrzeit | | | | | | | |
| Bewegungsart/ Sport | | | | | | | |

# Woche 5:

## Stressverschärfende Gedanken wahrnehmen und verändern

In dieser Woche geht es darum, dass Sie eine Sensibilität für Ihre individuellen stressverschärfenden Gedanken entwickeln, um diesen entgegenzusteuern. (Sollten Sie merken, dass dies nicht gelingt, und Ängste und Depressionen ein anhaltender Teil Ihrer Gedanken- und Gefühlswelt bleiben, dann empfehlen wir Ihnen eine psychologisch begleitete kognitive Verhaltenstherapie.)

Zu Beginn lesen Sie sich diesen Satz laut vor, den bereits der griechische Stoiker Epiktet formulierte: »Nicht die Dinge selbst beunruhigen die Menschen, sondern die Meinungen und die Urteile über die Dinge.« Unsere Art und Weise, wie wir Informationen wahrnehmen, interpretieren und bewerten, beeinflusst unsere Gefühle und unser Handeln. Die von Epiktet angesprochenen Meinungen und Urteile gehören zu unserem Denken. Es umfasst Erinnerung, Lernen, Planen, Organisieren, Imagination, Hypothesen, Antizipationen, Grundhaltungen und Lebensphilosophien. Sie können bewusst oder unbewusst ablaufen, das ist von Ihrer persönlichen Konstitution und Ihren Erfahrungen geprägt. Viele Menschen lernen schon sehr früh, alles durch eine negative Brille zu sehen. In unseren Selbstgesprächen sind wir häufig negativ eingestellt und entwickeln uns selbst gegenüber eher ein Verstärken von Vorurteilen. Anstatt unsere Gedanken zu überprüfen, nehmen wir nur noch selektiv wahr und sehen nur das, was unsere Meinung bestätigt. Das ist die Macht der negativen Gedanken.

Fragen Sie sich Folgendes:

- Welchen inneren Dialog führe ich mit mir?
- Bin ich mir gegenüber kritisch und negativ? Habe ich Zweifel an mir und meinem Tun?

Beobachten Sie in dieser Woche Ihren inneren Selbstdialog und versuchen Sie, kleine positive Veränderungen vorzunehmen in Ihrem selbstkritischen Denken.

### *Negative Automatik*

> *Versuchen Sie zunächst zu entdecken, ob und wann Sie Gedanken haben, die Sie als belastend erleben, die Ihr Stresslevel weiter erhöhen und auch nicht hilfreich sind.*
> *Sagen Sie sich: »Aha, da ist wieder dieser Gedanke, der meinen Stress hochfährt.« Häufig sind das individuell ganz typische Sätze, die Sie schon in- und auswendig kennen und die meistens nicht weiterhelfen.*

In einem zweiten Schritt können Sie versuchen, sich einen anderen Gedanken für diese Situation zu suchen, der auch stimmt, aber hilfreicher für Sie ist (nach dem Motto: Ist das Glas halb voll oder halb leer?).

Am Anfang ist das nicht leicht, doch mit ein bisschen Übung werden Sie immer öfter erkennen, dass es meistens auch andere Perspektiven gibt. Mit dieser Erkenntnis gehen Sie bald flexibler mit belastenden Gedanken um und sind ihnen nicht so schutzlos ausgeliefert.

Beispiele hierfür können sein:

| Belastend | Entlastend |
|---|---|
| Mein Leben wird nie wieder so sein, wie es war. | Das ist auch eine Chance, Dinge zu verändern. |
| Ich habe Angst, nicht gut genug für meinen neuen Job zu sein. | Ich werde viel Neues und Interessantes lernen. |
| Werde ich alles verlieren? | Es werden sich neue Möglichkeiten auftun, es wird auch Hilfen geben. |

Solche spontanen negativen Selbstgespräche bezeichnet man in der Psychologie als automatische Gedanken. Es sind reflexartige Reaktionen auf individuelle Stressauslöser, kein Resultat von Überlegungen, sie folgen auch keiner Absicht. Meistens sind diese Gedanken unrealistisch negativ und verzerrt. Sie entstehen schnell und sind sehr kurzlebig. Wir werden uns ihrer meist gar nicht bewusst und bemerken auch nicht, wie sie uns beschweren.

### *Gedankenfallen erkennen*

Wenn Sie merken, dass Sie von negativen automatischen Gedanken verfolgt werden, gibt es eine einfache Technik. Sagen Sie sich: »Stopp und atme!« Sie können sich darauf programmieren, diese Pausen immer dann einzulegen, wenn Sie merken, dass Ihre Stimmung schlechter wird und negative automatische Gedanken auftauchen. Manchmal hilft es, tatsächlich ein kleines Stoppschild zu malen und dieses im Portemonnaie zu haben. Dann erinnern Sie sich öfter daran. Nach dem inneren »Stopp« atmen Sie tief ein und aus, bis es Ihnen ein wenig besser geht. Danach können Sie überlegen, in welche Gedankenfalle Sie gekommen sind:

- **Alles-oder-nichts-Denken:** Die Dinge sind schwarz oder weiß. Wenn eine Leistung nicht absolut perfekt ist, sehen Sie sich als totalen Versager. Stehen Sie zum Beispiel im Supermarkt an der langsamsten Kasse, denken Sie sich: »Ich wähle immer die falsche Schlange!«

- **Übertriebene Verallgemeinerung:** Sie nehmen ein einzelnes Ereignis als nie endendes Muster von Niederlagen. Wenn jemand aus Ihrer Umgebung einen Vertrauensbruch begeht, denken Sie sich: »Man kann einfach niemandem mehr vertrauen.«
- **Geistiger Filter:** Sie fokussieren sich auf einen einzigen negativen Aspekt und beschäftigen sich nur noch damit. Dieser aber verstellt den Blick auf die Realität, genau wie ein Tropfen Tinte einen ganzen Becher Wasser einfärbt. Zum Beispiel haben Sie viel Spaß auf einer Party, bis jemand Sie fragt, ob Sie in letzter Zeit zugenommen haben. Nun ist der ganze Abend für Sie verdorben.
- **Abwehr des Positiven:** Sie weisen eine positive Erfahrung ab, weil sie aus irgendeinem Grund nicht »zählt«. Jemand lobt Sie etwa für eine getane Arbeit, und Sie denken oder sagen sogar: »Das hätte doch jeder schaffen können.«
- **Voreilige Schlussfolgerungen:** Sie ziehen negative Schlüsse, auch wenn die Beweise dafür fehlen. Zum Beispiel sehen Sie einen Nachbarn im Supermarkt, der Sie nicht grüßt, und Sie denken automatisch, dass er Sie nicht mag. Oder Sie entscheiden sich, einen Freund nicht um Hilfe zu bitten, weil er ohnehin »Nein« sagen wird.
- **Übertreiben (Katastrophisieren)/untertreiben:** Sie überschätzen oder unterbewerten die Bedeutung bestimmter Dinge. Sie müssen zu einem wichtigen Termin, aber der Bus kommt nicht, und Sie sagen sich: »Ich halte diesen Stress nicht aus!« Das ist eine Übertreibung. Umgekehrt lassen Sie positive persönliche Qualitäten oder Ereignisse schrumpfen, bis sie trivial erscheinen: »Was bedeutet es schon, eine freundliche Person zu sein? Man ist der Idiot der anderen.«
- **Vermutungen als Fakt nehmen:** Ein Beispiel ist der Gedanke »Ich fühle, dass mich hier keiner mag«.

- **Abstempeln:** Sie beschreiben ein Ereignis mit unpräziser, gefühlsmäßig aufgeladener Sprache. Wenn Ihnen ein Vorhaben einmal nicht gelingt, sagen Sie sich: »Ich bin ein absoluter Versager.« Wenn das Handeln einer anderen Person Sie ärgert, denken Sie: »Er ist ein kompletter Vollidiot.«
- **Dinge persönlich nehmen:** Sie glauben, für ein Ereignis verantwortlich zu sein, obwohl Sie damit in Wirklichkeit gar nichts zu tun haben. Fällt Ihr Kind durch eine Prüfung, denken Sie: »Ich bin eine schlechte Mutter/ein schlechter Vater.«
- **Anerkennung suchen:** Sie haben die Vorstellung, dass alle Menschen in Ihrem Leben Sie immer lieben und alles gutheißen müssen, was Sie tun. Dann aber trifft es Sie schwer, wenn es mal zu Konflikten kommt.

Diese Art von Gedanken können Ängste und Missstimmungen auslösen. Deshalb ist es von hohem Wert für Ihre psychische Gesundheit, sich damit auseinanderzusetzen. Begegnen Sie sich dabei aber mit Selbstmitgefühl und Achtsamkeit, anstelle sich für diese negativen Gedanken zu verurteilen.

### *Umdenken (Reframing)*

In fünf Schritten lassen sich angsterzeugende Bewertungen in realistische Einschätzungen verwandeln, um Ihre Psyche zu stärken:

- Beobachten Sie sich selbst.
- Erkennen Sie, welche Gedanken verzerrt, unlogisch oder unwahr sind.
- Fordern Sie diese negativen Gedanken heraus und hinterfragen Sie diese kritisch.
- Ersetzen Sie negative Gedanken durch realistischere.
- Üben Sie diesen neuen inneren Dialog.

### *Heart Coherence™ Technique*

Diese Technik hilft, Stresserlebnisse ganz spontan und aus dem Moment heraus abzuschwächen. Mit etwas Üben können Sie die Methode bald, immer, an jedem Ort und egal, in welcher stressbelasteten Situation, für sich ausführen.

*Bringen Sie Ihre Aufmerksamkeit in die Region Ihres Herzens. Stellen Sie sich vor, dass Ihr Atem durch Ihr Herz oder Ihren Brustkorb ein- und ausfließt. Versuchen Sie, tiefer und langsamer zu atmen als sonst. Es ist egal, ob Sie dabei stehen, liegen oder sitzen. Wichtig ist nur, dass Sie ungestört sind.*

- *Aktivieren Sie nun ein* ***positives Gefühl****: Holen Sie sich eine Situation oder Person in Ihre Erinnerung zurück, die Sie mit einem warmen, positiven Gefühl verbinden. Zum Beispiel eine Umarmung eines geliebten Menschen oder das Erlebnis eines Sonnenaufgangs am frühen Morgen. Halten Sie dieses positive Erlebnis für zwei bis drei Minuten vor Ihrem geistigen Auge.*
- *Nehmen Sie wahr,* ***wie Ihre Energie sich verändert*** *und Ihr Herz sich öffnet. Atmen Sie noch einige Atemzüge weiter und kehren Sie dann erfrischt und mit einer entspannteren Herzfrequenz zu Ihren Alltagstätigkeiten zurück. Vielleicht empfinden Sie auch ein Gefühl von Dankbarkeit, dass Sie diese schöne Situation erleben konnten.*

Notieren Sie hier:
Welche der Achtsamkeitsübungen hat Ihnen in dieser Woche am besten gefallen?

______________________________

______________________________

______________________________

______________________________

In welchen Situationen wollen Sie diese Übung in Ihrem Alltag noch einmal anwenden?

---

---

---

---

### *Psychobiotische Ernährung: Öle und Fette*

Indem Sie ausreichend Obst und Gemüse essen, führen Sie Ihrem Körper Antioxidantien zu. Diese schützen die mehrfach ungesättigten Fettsäuren der Öle, die wir Ihnen nun empfehlen. Sie sollten Fette aus tierischen Lebensmitteln sowie gehärtete Fette in industriell hergestellten Nahrungsmitteln und Frittierwaren deutlich reduzieren und durch pflanzliche Öle ersetzen.

*Überprüfen Sie Ihren Fettkonsum! Wie viel Fett aus tierischen Lebensmitteln nehmen Sie zu sich? Darunter fallen alle Fleischsorten, besonders die roten, aber auch fette Milchprodukte und Käse. Reduzieren Sie tierische Fette drastisch. Kaufen Sie zum Beispiel in Zukunft nur noch 1,5-prozentige Milchprodukte und wählen Sie reife, kräftige Käsesorten mit geringerem Fettgehalt. Davon nehmen Sie nur noch die Hälfte. Verwenden Sie keine Margarine mit gehärteten Fetten, essen Sie wenig Fettgebackenes und nur ab und zu Produkte aus Blätterteig. Reduzieren Sie Wurst, Fleisch, Butter, industriell verarbeitete Fertigprodukte (Pizza und Paniertes enthalten viele versteckte und gehärtete Fette). Aufs Brot oder Brötchen kommt am besten eine Margarine mit reichlich Rapsöl, ab und zu auch mal ein Stückchen Butter.*

*Sie können auch eine Olivenöl-/Raps-/Leinölbutter herstellen, wenn Sie den Geschmack von Butter gerne mögen und nicht darauf verzichten wollen.*
*Drei Viertel des Gesamtfettkonsums sollten Sie als einfach ungesättigte Fettsäuren beziehen: Besonders geeignet sind dafür Olivenöl und Rapsöl. Omega-3-Fettsäuren sind wichtig für eine stabile Gehirnfunktion und damit für die psychische Gesundheit wichtig. Kaufen Sie ein gutes, kalt gepresstes Olivenöl, extra vergine, oder Rapsöl und verwenden Sie beide zum Kochen. Das Öl sollte nicht über 160 Grad erhitzt werden, da sonst die wertvollen Fettsäuren wie auch die sekundären Pflanzeninhaltsstoffe verloren gehen. Zum Braten nehmen Sie ausschließlich natives Bio-Kokosöl oder ein Bratöl aus hitzestabilen Pflanzenölen. Leinöl, Walnussöl oder Hanföl enthalten die meisten der wertvollen Omega-3-Fettsäuren. Sie sind jedoch sehr oxidationsanfällig und wärmeempfindlich. Verwenden Sie diese Öle nur kalt, geben Sie sie in Smoothies, übers Müsli, auf Salat und Gemüse. Werfen Sie alle Öle weg, die das Haltbarkeitsdatum mit mehr als drei Monaten überschritten haben: Sie enthalten gesundheitsschädliche Oxidationsprodukte.*

### *Bewegung nicht vergessen!*

Stellen Sie sich auch für diese Woche Ihre persönliche Mischung aus Morgenbewegung, Walking und Kraftübungen zusammen, und gönnen Sie Ihrem Körper jeden Tag eine halbe Stunde Zeit dafür. Ein Smiley belohnt Sie. ☺

| | | | | | | | |
|---|---|---|---|---|---|---|---|
| Wochentag | | | | | | | |
| Zeit | | | | | | | |
| Bewegungsart/Sport | | | | | | | |
| | ○ | ○ | ○ | ○ | ○ | ○ | ○ |

# Woche 6:

## Achtsamer Umgang mit Gefühlen

Es gibt immer wieder Situationen in unserem Leben, die uns deprimieren, stressen oder Angst machen. Psychische Belastungen wie zum Beispiel die Corona-Pandemie verunsichern uns und bringen viele verstörende Emotionen und Gefühle hervor. Sich in solchen Zeiten Sorgen zu machen ist völlig normal. Die Frage ist nur, ob wir bereit sind, auch diese Gefühle liebevoll anzuerkennen, oder ob wir sie lieber verdrängen möchten.

In dieser Woche ist es Ihre Aufgabe, Ihre Gefühle genauer kennenzulernen, sich für die »schlechten« wie auch die »guten« zu öffnen und zu lernen, Gefühle als das zu sehen, was sie sind: Energien, die durch den Körper fließen. Viele Menschen haben nämlich den Kontakt zu ihren eigenen Gefühlen verloren. Das Unterdrücken oder Verdrängen unseres inneren Erlebens ist genauso problematisch wie ein hemmungsloses Ausleben. Beides schadet unserer seelischen Gesundheit und Vitalität.

Gehen Sie deshalb achtsam mit Ihren Gefühlen um, und versuchen Sie, ihnen mit Freundlichkeit, Selbstmitgefühl und möglichst ohne Wertung zu begegnen. Gelingt es uns, unsere Gefühle wahrzunehmen, sie nicht zu bewerten, sondern zu nutzen und auch wieder loszulassen, zeigen sie uns einen Weg, den es sich zu gehen lohnt.

Vielleicht sind Ihnen schon einmal die komplizierten Hand- und Fingerstellungen auf dem Bild einer indischen Gottheit oder einer

Buddha-Statue aufgefallen. Mudras nennt man diese anmutigen Gesten, deren Sinn darin liegt, sich besser konzentrieren zu können. Das Wort Mudra stammt aus der altindischen Sprache Sanskrit und bedeutet übersetzt »Das, was Freude bringt«. Im Alltag geschehen die meisten Bewegungsabläufe unbewusst. Die folgende einfache Handgeste kennen Sie sicher, jeder von uns hat sie schon einige Male gemacht. Nun soll sie Ihnen aber bewusst werden. Beginnen Sie in dieser Woche den Morgen mit einer kleinen Fünf-Minuten-Übung.

### *Hand aufs Herz*

*Egal, ob Sie im Moment sitzen oder stehen: Richten Sie nun Ihren Rücken so gerade wie möglich auf. Schließen Sie die Augen – das geht auch sehr gut für einen Moment im Büro, am Schreibtisch oder in der U-Bahn – und dann legen Sie sanft Ihre rechte Hand auf Ihren Brustkorb. Die Handfläche sollte über dem Herzen liegen. Spüren Sie dort die Wärme Ihrer Hand. Atmen Sie einige Male tief ein und aus. Diese Geste des Schutzes signalisiert Ihrem Unterbewusstsein, dass Sie gut auf sich selbst aufpassen. Ein leise gesprochenes Wort – »Ruhe« oder »Stille« – verstärkt das positive Gefühl, das durch diese Geste eintritt.*

### *Gefühle anerkennen*

Nicht alles, was wir »negativ« bewerten, ist schlecht. Solche Gefühle können uns motivieren, Schwierigkeiten aus dem Weg zu räumen und zu einem neuen Ziel zu gelangen. Jedem Gefühl – ob positiv oder negativ – sollte deshalb mit Achtsamkeit und einer inneren Erlaubnis begegnet werden. Denn es erfüllt eine bestimmte Aufgabe. Realistische Sorge zum Beispiel ermöglicht uns, uns in schwierigen Situationen angemessen zu verhalten. Geben Sie ihr also Raum. Manchmal hilft es, Gefühle aufzuschreiben, sich mit anderen darüber auszutauschen oder sich auf kreativem Weg, zum Beispiel durch Malen, damit auseinanderzusetzen.

Wissenschaftler an der University of Chicago ließen gestresste Studenten zehn Minuten lang ihre Sorgen, Ängste und innersten Gedanken aufschreiben und stellten physiologische und immunfördernde Reaktionen fest.

### *Expressives Schreiben*

*Schreiben Sie für fünf bis zehn Minuten alle Gedanken und Gefühle auf, so spontan wie möglich, ohne weiter darüber nachzudenken und ohne auf Rechtschreibfehler und Grammatik zu achten. Dann legen Sie den Zettel ungelesen zur Seite und machen eine kurze Atempause: Ziehen Sie dreimal die Schultern auf und ab und atmen Sie kräftig ein und aus.*

Ziel der folgenden Übung ist es, weniger Zeit ins Grübeln zu stecken, aber dennoch den belastenden Gefühlen Raum zu geben. Sie ist besonders für Menschen geeignet, denen aktuelle Probleme im Kopf umhergehen, die sich zu einer belastenden Spirale verdichten.

### *Der Gedankenstuhl*

*Machen Sie für sich eine feste Zeit aus, zum Beispiel jeden Mittag nach dem Kaffee, 30 Minuten. Hier dürfen Sie so viel grübeln, sich grämen und Probleme wälzen, wie Sie mögen. Wenn die Zeit aber abgelaufen ist, dann legen Sie diese Gedanken und Gefühle sinnbildlich auf einen »Stuhl« und lassen sie dort liegen. Danach recken und strecken Sie sich, schütteln den ganzen Körper und kehren zurück in Ihren Alltag. Für heute ist genug Zeit mit Grübeln vergangen, morgen beschäftigen Sie sich wieder für genau 30 Minuten mit Ihren Sorgen. Vielleicht wird dann Neues entstehen. Eventuell bringt die Pause kreative Lösungen. Auf jeden Fall gewinnen Sie so viel Zeit für andere gute Gedanken und Gefühle.*

Notieren Sie:
Welche Übung zum Umgang mit negativen Gedanken hat Ihnen am besten gefallen?

_______________________________________________

_______________________________________________

In welchen Situationen wollen Sie diese Übung in Ihrem Alltag noch einmal anwenden?

_______________________________________________

_______________________________________________

### *Psychobiotische Ernährung: bunt und vielfältig*

Eine Vielfalt an Gemüse und Obst liefert nicht nur mehr Geschmack, sondern auch viele wertvolle Substanzen. Alle Farben sollten enthalten sein, besonders tief dunkelgrünes Gemüse, das viel Folsäure enthält, sowie Rot und Orange, die Antioxidantien signalisieren. Knoblauch, Zimt und die mediterranen Gewürze wie Oregano, Rosmarin und Thymian haben ebenfalls einen positiven Effekt auf das Gemüt.

Wer saisonal isst, lebt automatisch gesünder. Unser Körper ist klimatisch an bestimmte Nahrung angepasst – Erdbeeren zu Weihnachten gibt es zwar aus Glashäusern, aber so richtiges Verlangen hat man im Winter nicht danach. Obst und Gemüse sollten aus der Region bezogen werden – sie müssen nicht unreif gepflückt, in Klimakammern nachgereift und dann über weite Strecken transportiert werden. Es ist keine Chemie nötig, um sie zu konservieren. Fast Food und Fertignahrung werden durch Frisches ersetzt, Früchte und Gemüse »als Ganzes« verzehrt, also mit allen bioaktiven Inhaltsstoffen, denn dann liefern sie dem Organismus alles, was er benötigt.

- *Essen Sie, wann immer es geht, Obst und Gemüse, auch als Snack zwischendurch.*
- *Versuchen Sie, auf fünf bis sieben Portionen pro Tag zu kommen.*
- *Je nach Verträglichkeit können Sie die Hälfte roh essen oder auch eine größere Menge gedünstet oder im Wok gegart.*
- *Gehen Sie mit der »Ampelregel« einkaufen: jeden Tag etwas Grünes, Gelbes und Rotes.*
- *Verdoppeln Sie jede Portion »Grün«. Wenn Sie zum Beispiel bisher mittags eine Portion Gemüse oder Rohkost (wie etwa Salat) gegessen haben, dann verdoppeln Sie diese. Dasselbe gilt für die anderen Mahlzeiten. Keine Sorge, davon werden Sie nicht zunehmen.*
- *Haben Sie schon einmal frische Keime gezüchtet? Die kleinen Nährstoffpakete können Salate, Gemüse oder Suppen verfeinern.*

## Petersilienaufstrich

› *50 g Sonnenblumenkerne*
› *50 g Cashewkerne (ungesalzen)*
› *2 Bund Petersilie*
› *2 Knoblauchzehen*
› *3 EL Parmesan, frisch gerieben*
› *2–4 EL kaltgepresstes Olivenöl*
› *1 EL Zitronensaft*
› *Meersalz · weißer Pfeffer, frisch gemahlen*

**Zubereitung:** Sonnenblumen- und Cashewkerne in einer trockenen Pfanne bei mittlerer Hitze rösten, bis sie goldgelb sind. Auskühlen lassen und am besten mit einer Küchenmaschine fein mahlen.

Die Petersilie waschen, trocken schwenken, von den groben Stielen befreien und fein hacken. Den Knoblauch abziehen und ebenfalls fein hacken. Gemahlene Sonnenblumen- und Cashewkerne, zerkleinerte Petersilie, gehackten Knoblauch und Parmesan nach und nach unter Zugabe von Olivenöl portionsweise im Mixer zu einer glatten Paste verarbeiten.

Zum Schluss mit Zitronensaft, Salz und Pfeffer pikant abschmecken.

**Tipp:** Im Kühlschrank und luftdicht verschlossen, mit etwas Olivenöl überschichtet, ist die italienische Petersilienpaste bis zu zwei Wochen haltbar!

**Reich an:** Eisen, Kalzium, Kupfer, Magnesium; Vitamin B1, Biotin; ungesättigten Fettsäuren ...
Sehr günstiger Glyx!

### *Auch diese Woche: Bewegung*

Stellen Sie sich in dieser Woche eine halbe Stunde zusammen. ☺

| | | | | | | | |
|---|---|---|---|---|---|---|---|
| Wochentag | | | | | | | |
| Zeit | | | | | | | |
| Bewegungsart/ Sport | | | | | | | |
| | ○ | ○ | ○ | ○ | ○ | ○ | ○ |

# Woche 7:

## Dankbarkeit kultivieren und anderen helfen

Dankbarkeit in jeder Situation unseres Lebens zu entwickeln scheint eine unserer stärksten Ressourcen gegen die Belastungen der Seele zu sein. Beginnen Sie diese Woche mit einer Atemmeditation und werden Sie sich bewusst über alles im Leben, wofür Sie dankbar sein können. Mit dieser Meditationsform üben Sie, aus dem Gedankenkarussell auszusteigen – auch wenn der nächste Gedanke nicht weit ist. Doch über die Konzentration auf den Atem kehren Sie immer wieder in die Gegenwart zurück. Dabei verbessern Sie Ihre Selbstwahrnehmung. Durch den Fokus auf den gegenwärtigen Augenblick entfällt vieles von dem, was Sie im Alltag von sich selbst ablenkt. Sie spüren beispielsweise schneller, wann Sie eine Pause brauchen oder dass es Ihrem Nacken guttun würde, etwas bewegt zu werden.

### *Atemmeditation und Dankbarkeit*

*Sie können sitzen, stehen oder liegen. Richten Sie Ihre Wirbelsäule auf und entspannen Sie Ihre Schultern. Richten Sie Ihre Aufmerksamkeit auf den Atem. Beim Einatmen können Sie spüren, wie die Luft in den Körper einströmt und sich dort ausdehnt. Beim Ausatmen spüren Sie, wie die Luft wieder den Körper verlässt. Als nächsten Schritt legen Sie die Hände auf den Bauch oder auch eine auf den Brustkorb. Spüren Sie die Atembewegungen.*

*Tauchen Gedanken auf, so ist das ganz normal. Doch verlieren Sie sich nicht darin, sondern lassen Sie die Gedanken einfach wie Wolken am Himmel vorbeiziehen. Kehren Sie immer wieder zu der Atembewegung zurück. Beenden Sie nach einer Weile diese Meditation ganz bewusst mit einem Atemzug. Bewegen und strecken Sie sich und fragen Sie sich, wie Sie die Meditation erlebt haben. Wie fühlt sich Ihr Körper an? Wie Ihr Geist? Dann atmen Sie noch dreimal tief ein und aus und rufen sich ins Gedächtnis, wofür Sie in Ihrem Leben alles dankbar sein können.*

Die Forschung zeigt, dass es verschiedene Facetten von Dankbarkeit gibt. Im Greater Good Science Center an der University of California, Davis, USA, erklärt der Psychologieprofessor Robert Emmons, dass es ein kurzes Gefühl der Dankbarkeit gibt, zum Beispiel, wenn man ein Geschenk erhält oder sich mit etwas belohnt. Tiefe Dankbarkeit aber ist eine Lebenseinstellung. Das Leben wird als Geschenk empfunden. Bei schlimmen Erfahrungen ist das mitunter eine Herausforderung. Doch dann bleiben immer noch kleine Momente der Dankbarkeit, etwa das Lächeln eines fremden Menschen oder die Unterstützung, die man von anderen bekommt. Wenn man lernt, solche Momente zu kultivieren, dann empfindet man Dankbarkeit in allen Lebenslagen. Erinnern Sie sich an das Ritual der Glücksmomente (siehe Woche 1).

### *Glück schenken ohne Gegenleistung (Random Acts of Kindness)*

In den USA gibt es einen Tag, an dem alle Amerikaner dazu aufgerufen sind, »random acts of kindness« zu praktizieren, zufällige gute Taten. Die Universität Yale konnte zeigen, dass glückliche Menschen motivierter sind, etwas Gutes für andere zu tun. Sie fühlen sich dadurch noch besser als vorher. Das Geben wirkt auf beide Seiten positiv.

In dieser Woche lade ich Sie ein, sieben unterschiedliche Freundlichkeitsakte zu leisten. Es ist egal, ob Sie dies an einem Tag tun oder verteilt über die ganze Woche. Es geht auch nicht darum, viel Zeit zu investieren, allerdings sollten die Taten wirklich eine Hilfe für andere Menschen sein. Sie könnten zum Beispiel einem Kollegen am Computer helfen oder einen kleinen Geldbetrag an eine Organisation spenden, von deren Handeln Sie überzeugt sind, Blut spenden, jemandem ein Kompliment machen oder eine kleine Dankbarkeitsnotiz schreiben.

Wichtig: Am Ende jedes Tages sollten Sie diese Taten, die Sie für andere getan haben, aufschreiben, dann nach dieser Woche Bilanz ziehen und sich vergegenwärtigen, wie viel Glück und Freundlichkeit Sie in diese Welt getragen haben. Diese Übung hilft Ihnen gegen Gefühle der Hilflosigkeit und Ohnmacht.

Zum Schluss dieser Woche kommt noch eine Übung, die einen großen Einfluss auf Ihre Zufriedenheit haben wird.

### *Dankbarkeitsbrief*

*Denken Sie an eine (lebende) Person, die einen großen Unterschied in Ihrem Leben gemacht hat. Dann nehmen Sie sich eine halbe Stunde Zeit und schreiben ihr einen Brief aus dem Herzen heraus. Sie beschreiben, warum sie Ihr Leben berührt hat und so bedeutungsvoll wurde. Sie können den Brief für sich behalten und der Wirkung des Gefühls der Dankbarkeit nur für sich selbst nachspüren. Am wirksamsten ist es jedoch, wenn Sie die Person besuchen gehen und ihr diesen Brief persönlich vorlesen – wenn das nicht möglich ist, bleiben das Telefon oder ein Videogespräch. Ein solcher Dankbarkeitsbrief ist ein kraftvolles Medium, er kann das Leben eines Menschen verändern.*

### *Metta-Meditation für sich selbst*

Diese Meditation der liebevollen Güte (Metta) hilft dabei, mehr Akzeptanz und Wohlwollen für sich selbst zu entwickeln. Sie öffnet das Herz für mehr Dankbarkeit, Zufriedenheit und Glück.

Indem man seinen Geist auf die »Metta-Wünsche« ausrichtet, verhindert man, dass er sich mit negativen Gedanken füllen kann. Mit der Metta-Übung schafft man eine Basis von kontinuierlichem Wohlwollen, die in allen Begegnungen des Lebens und Beziehungen zum Tragen kommt.

- *Nehmen Sie eine Meditationshaltung ein, in der Sie sich besonders entspannt und ruhig zugleich fühlen. Sie können sich im Schneidersitz hinsetzen oder sich auf eine weiche Unterlage legen. Stellen Sie sich vor, dass die Sonne auf Ihren Körper scheint und Sie sich warm und geborgen fühlen.*
- *Tasten Sie mit Ihrer Aufmerksamkeit die Auflagefläche Ihres Körpers auf dem Boden ab, und zeichnen Sie in Ihrer Vorstellung die Umrisse der Berührungsfläche nach.*
- *Jetzt wandern Sie mit Ihrer Aufmerksamkeit zu dem Bereich in Ihrem Körper, den Sie »mein Herz« nennen. Wo liegt in Ihrer Vorstellung Ihr Herz? Es muss nicht der Ort sein, wo Ihr körperliches Herz schlägt. Spüren Sie diesen Raum um Ihr Herz herum und lassen Sie ihn weit und offen werden.*
- *Stellen Sie sich vor, dass Ihr Herzraum von Sonnenlicht durchströmt wird und dass dort eine wunderschöne Blüte aufgeht. Betrachten Sie die Blüte in ihrer Schönheit und natürlichen Vollkommenheit. Welche Farbe hat sie? Wie ist ihr angenehmer Duft? Nehmen Sie wahr, wie Ihr Herzraum von der Farbe und dem angenehmen Duft dieser Blüte durchströmt wird und sich weiter öffnet.*
- *Aus der Tiefe Ihres Herzens sagen Sie nun zu sich selbst: »Möge ich glücklich sein.« Wiederholen Sie diesen Satz ein paar Mal. Ist er*

*stimmig? Wenn Ihnen diese Wortwahl nicht passt, könnten Sie auch sagen: »Möge ich in Frieden leben.«*

Wenn dieser Satz nach einigen Minuten stimmig klingt, wenden Sie sich dem zweiten Metta-Satz zu. Nun geht es um den Wunsch, gefahrenfrei zu leben. Eine Version lautet: »Möge ich frei von inneren und äußeren Gefahren leben.« Sie können sich aber auch sagen: »Möge ich mich beschützt fühlen.« Oder: »Möge ich in Sicherheit und Geborgenheit leben.« Oder »Möge ich mich sicher und geborgen fühlen.«

- *Probieren Sie verschiedene Versionen des Satzes aus, um herauszufinden, welche Formulierung Ihnen innere Sicherheit vermittelt. Wenn Sie eigene Worte wählen möchten, dann bilden Sie einen positiven, kurzen und knapp formulierten Wunsch.*
- *Sobald der zweite Satz stimmig klingt, fügen Sie ihn an den ersten an und wiederholen Sie beide Wünsche mehrfach nacheinander: »Möge ich glücklich sein. Möge ich mich sicher und geborgen fühlen.«*

Auch wenn es sich vielleicht anfangs seltsam anfühlt: Sprechen Sie sich so an, dass Sie spüren, Sie sind wirklich selbst gemeint. Welche Empfindungen löst das im Körper aus? Welche Gefühle tauchen auf? Die Sätze bekommen allmählich einen natürlichen Rhythmus, und Sie merken, dass Sie kaum mehr an anderes denken. Sie üben Konzentration. Es treten immer weniger negative Gedanken in Ihr Gewahrsein, da Sie mit positiven Gedanken beschäftigt sind.

*Lassen Sie nun die beiden Sätze für einen Moment ruhen und wenden Sie sich dem dritten Metta-Satz zu: »Möge ich gesund sein.« Wiederholen Sie diesen Satz für einige Minuten.*
*Dann fügen Sie ihn den beiden ersten Metta-Sätzen an:*
*»Möge ich glücklich sein. Möge ich mich sicher und geborgen fühlen. Möge ich gesund sein.«*

*Schließlich kommt der vierte Satz: »Möge ich unbeschwert leben.« Oder: »Möge ich unbeschwert durchs Leben gehen.« Vielleicht auch: »Möge ich leichten Herzens gut für mich selbst sorgen.« Probieren Sie diesen Satz so lange aus, bis er sich stimmig anfühlt.*
*Nun fügen Sie diesen Satz an die ersten drei Wünsche an und sprechen alle vier Sätze nacheinander, immer in der gleichen Reihenfolge:*
*»Möge ich glücklich sein.«*
*»Möge ich mich sicher und geborgen fühlen.«*
*»Möge ich gesund sein.«*
*»Möge ich unbeschwert leben.«*

Vielleicht beobachten Sie, dass Sie bestimmte Sätze immer wieder vergessen, dass die Reihenfolge durcheinandergerät oder dass Sie sich plötzlich partout nicht mehr erinnern können, wie der nächste Satz noch mal hieß. Diese Konzentrationsschwierigkeiten sind Teil der Übung. Sie bemerken einen Fehler, fahren aber fort, ohne sich zu verurteilen, und Sie suchen stets aufs Neue die einfache, klare Abfolge der vier Metta-Wünsche.

Metta-Wünsche können Sie so lange und so oft sprechen, wie Sie sich das wünschen. Einige Menschen bekommen dabei ein schlechtes Gewissen. Sie fürchten, egozentrisch zu werden. Egoismus aber basiert auf innerer Leere und Sehnsucht nach Liebe. Metta heilt die Sehnsucht nach Aufmerksamkeit. Wer Metta übt, gibt sich selbst Aufmerksamkeit und wird dadurch automatisch auch den Mitmenschen gegenüber aufgeschlossener und liebevoller.

Notieren Sie:

Welche der Dankbarkeitsübungen hat Ihnen diese Woche am besten gefallen?

________________________________________

________________________________________

________________________________________

Gibt es jemanden, dem Sie diese Übung weiterempfehlen würden?

________________________________________

________________________________________

________________________________________

### *Psychobiotische Ernährung: tierisches Eiweiß reduzieren*

Die psychobiotische mediterrane Vollwerternährung ist nicht explizit vegetarisch oder vegan. Fleisch und Fisch werden zwar nicht ausdrücklich empfohlen, aber toleriert – ein bis zwei Mal Fleisch, am besten aus Bio-Haltung, auch zwei bis drei Eier die Woche. Zu Wurst verarbeitetes Fleisch ist allerdings meistens zu fett und enthält Salz sowie schädliches Häm-Eisen und Nitrosamine.

Ob solch ein mäßiger Fleischkonsum gesundheitlich nachteilig ist, ist nicht erwiesen. Ein hoher Fleischkonsum allerdings führt dem Körper größere Menge an Arachidonsäure zu, die Entzündungen fördert. Eine amerikanische Studie bringt das mit einem signifikanten Anstieg an Selbstmord und Episoden von Depression in Verbindung.

Generell jedoch scheint der gesamte Ernährungs- und Lebensstil weitaus bedeutsamer zu sein als die Frage, ob gar kein oder wenig Fleisch auf den Tisch kommt. Dennoch sollten tierische Proteine deutlich reduziert und durch pflanzliches Protein ersetzt werden:

**Machen Sie Ihren individuellen Check:**

- Essen Sie jeden Tag Fleisch? Essen Sie regelmäßig Wurstprodukte? Bei welchen Mahlzeiten könnten Sie diese Lebensmittel durch pflanzliche ersetzen?
- Suchen Sie gezielt Rezepte mit Hülsenfrüchten, wie Linsen, Erbsen oder Bohnen, und ersetzen Sie damit eine Fleischmahlzeit.
- Mögen Sie Fisch? Zweimal pro Woche könnten bei Ihnen Lachs (unbedingt biologisch, auch wenn es teurer ist), Hering, Makrele, Sardine und Forelle auf dem Tisch stehen – mit wertvollen Omega-3-Fettsäuren.
- Kaufen Sie bevorzugt fettarme Milch und Milchprodukte und wählen Sie unter den zahlreichen Käsesorten diejenigen mit niedrigerem Fettgehalt aus – zum Beispiel Hüttenkäse, Feta, Mozzarella oder Parmesan. Diese Produkte haben im Verhältnis zum Fett einen höheren Eiweißgehalt.
- Suchen Sie auch eiweißreiche Produkte ohne tierischen Anteil. Probieren Sie Tofu oder einen Kokos- oder Sojajoghurt. Diese Produkte sind ökologisch nachhaltiger als tierische Produkte.

### *Und wieder: Bewegung*

Wie geht es Ihnen mit Ihrer persönlichen Mischung aus Morgenbewegung, Walking, anderen Bewegungseinheiten und/oder Kraftübungen?

| | | | | | | | |
|---|---|---|---|---|---|---|---|
| Wochentag | | | | | | | |
| Datum | | | | | | | |
| Bewegungsart/ Sport | | | | | | | |

# Woche 8:

## Soziale Kontakte pflegen und Liebe zulassen

Verbundenheit funktioniert in beide Richtungen – Verbundenheit mit sich selbst und Verbundenheit mit anderen. Die Fähigkeit, mit sich selbst liebevoll und ohne kritische Wertung umzugehen, ermöglicht Ihnen, auch anderen in Verbundenheit zu begegnen. Das ist wichtig für Ihre seelische Ausgeglichenheit.

In dieser letzten Woche laden wir Sie deshalb ein, Ihr soziales Netz besser kennenzulernen und sich Gedanken über Ihre Beziehung zu anderen Menschen, Liebe und Selbstliebe zu machen. Das ist ein großes Kapitel, das alleine schon einen 8-Wochen-Kurs verdiente. Sie finden hier eine Auswahl wirkungsvoller Übungen.

### *Inneres Lächeln*

*Wählen Sie in dieser Woche eine bestimmte Wegstrecke aus, um eine kleine Übung zu praktizieren – das kann der Weg zum Bus sein oder die kurze Strecke zum Bäcker nebenan. Senken Sie heute nicht den Blick, wenn Sie einem anderen Menschen begegnen. Versuchen Sie Ihr Herz zu öffnen, indem Sie jedem Menschen, der Ihnen entgegenkommt, ein unsichtbares inneres Lächeln schenken.*

*Wenn Sie mögen, gehen Sie noch einen Schritt weiter und wünschen Sie den Menschen, denen Sie begegnen, innerlich einen schönen Tag oder eine schöne Begegnung. Das wirkt – probieren Sie es aus – positiv auf Ihr eigenes Gefühlsleben. Die andere Person braucht davon gar nichts zu merken, es geht in erster Linie um Sie selbst. Die hohe Kunst dieser Meditationsübung ist es, bewusst auch unangenehmen oder Ihnen eher unsympathischen Menschen etwas Gutes zu wünschen. Denken Sie daran: Lächeln ist die beste Art, die Zähne zu zeigen.*

Bei der nächsten Übung geht es nicht um die Zahl, sondern um die Qualität Ihrer Beziehungen. Es gibt Menschen, die viele Personen kennen und sich trotzdem einsam fühlen. Andere leben alleine und sind damit sehr zufrieden. Und es gibt Beziehungen, die nach außen sehr eng und verbunden aussehen, aber bei genauer Betrachtung eine ziemliche Belastung für die Beteiligten darstellen. Um die Selbstheilungskräfte zu stärken, lohnt es sich, das soziale Netz anzusehen und sich zu verdeutlichen, wo dessen Stärken und Schwachstellen liegen. Vielleicht hilft Ihnen diese Reflexion, dabei auch mit Mitgliedern Ihres sozialen Netzes ins Gespräch zu kommen.

### *Das soziale Netz visualisieren*

*Visualisieren Sie Ihr soziales Netz, Ihre Freunde, Beziehungen, Kollegen, Menschen, mit denen Sie täglich zusammen sind. Zeichnen Sie dieses Netz auf ein Blatt Papier: Malen Sie einen großen Punkt oder ein Symbol in die Mitte, das sind Sie selbst. Dann malen Sie die Menschen, die Ihnen nahe sind, in einem intuitiv gewählten Abstand dazu.*

*Prüfen Sie sich dann – stimmen die Abstände? Vielleicht haben Sie den Wunsch, bestimmte Menschen näher an sich heranzuholen und mehr Zeit mit ihnen zu verbringen? Gibt es auch Menschen, die Sie belasten, die Ihnen nicht guttun, die Sie weiter wegschieben sollten?*

*Es kann aufschlussreich für Sie sein, unterschiedliche Pfeile in beide Richtungen – von Ihnen zu einer Person auf dem Papier und umgekehrt – zu zeichnen. Auch die Dicke kann variieren. Dies kann Ihnen verdeutlichen, wie viel Energie Sie für eine Beziehung aufwenden und wie viel Zuwendung Sie von der anderen Person empfangen.*

*Was fällt Ihnen auf, wenn Sie Ihr soziales Netz betrachten? Tauchte etwas auf, das Ihnen bislang nicht bewusst war? Sind Sie mit Ihrem sozialen Netz zufrieden? Gibt es etwas, das Sie gerne ändern würden?*

Notieren Sie:
Mit wem würden Sie in Zukunft gerne mehr Zeit verbringen?

Welche flüchtigen Bekanntschaften würden Sie gerne näher kennenlernen?

## *Im Gefühl der Liebe ankommen*

Für das Mysterium dieses menschlichen Lebens ist die Ausbildung der Achtsamkeit ein großes Geschenk der Lebendigkeit und Verbindung. Achtsamkeit und Selbstfürsorge haben Sie in den vergangenen Wochen intensiv geübt. Nun können Sie dies mit offenem Herzen weitergeben und dabei Seele und Psyche stärken. Die Kombination von wahrer Aufmerksamkeit und Freundlichkeit öffnet die Türen für neue Erkenntnisse im Leben. Eine davon ist die Erkenntnis der alles verbindenden Liebe.

In unserer Klinik für Naturheilkunde haben wir die Erfahrung gemacht, dass es vielen Patienten sehr guttut, liebevolle Güte für sich und dann auch für andere zu entwickeln. Wir erleben oft, wie sich dabei sogar verwickelte Beziehungen entwirren. Die Meditation der liebevollen Güte, die Sie in einer Form bereits in Woche 7 kennengelernt haben, ist eine Kunst, bei der es um die Entwicklung von Herzensgüte und Vergebung geht. Sobald Sie die wohltuende Wirkung der Metta-Meditation für sich selbst erfahren haben, können Sie diese auch an andere weitergeben.

### *Meditation zur liebevollen Güte für andere*

- *Nehmen Sie eine Meditationshaltung ein, in der Sie sich besonders entspannen können und sich zugleich wahrnehmen. Stellen Sie sich vor, dass die Sonne angenehm warm auf Ihren Körper scheint und Sie sich geborgen fühlen.*
- *Tasten Sie mit Ihrer Aufmerksamkeit die Auflagenfläche Ihres Körpers auf dem Boden ab und zeichnen Sie in Ihrer Vorstellung die Umrisse der Berührungsfläche nach.*
- *Richten Sie Ihre Aufmerksamkeit auf Ihren Herz-Raum. Er kann mit jedem Atemzug weicher und weiter werden.*
- *Wenn Sie mögen, legen Sie eine Hand auf diesen Bereich und spüren Sie die Wärme. Die Berührung unterstützt Sie dabei, sich Ihnen selbst liebevoll und fürsorglich zuzuwenden.*
- *Sprechen Sie nun für eine Weile Ihre vier Metta-Sätze – entweder diejenigen, die Sie für sich gefunden haben, oder auch die vier traditionellen Sätze:*
- *»Möge ich glücklich sein.«*
- *»Möge ich mich sicher und geborgen fühlen.«*
- *»Möge ich gesund sein« oder: »Möge ich Heilung finden«.*
- *»Möge ich unbeschwert leben« oder: »Möge ich mit Leichtigkeit durchs Leben gehen«.*
- *Die Wärme, die aus Ihrem Herzen fließt, kann das Umfeld Ihres Körpers und den Raum, in dem Sie sich befinden, erfüllen. So wie Lichtstrahlen sich mühelos in alle Himmelsrichtungen verbreiten, so können auch Ihre Metta-Wünsche sich ausbreiten und all die Wesen berühren, die Sie mit besonderer Aufmerksamkeit bedenken möchten.*

- *Erinnern Sie sich nun an einen Menschen, der Ihnen viel Gutes gegeben hat, jemanden, der Sie zu fördern wusste und Sie akzeptieren konnte, so wie Sie sind. Vielleicht hatten Sie einen Mentor/eine Mentorin? Vielleicht erinnern Sie sich an eine Lehrerin oder einen älteren Freund oder Verwandten, die oder der einen Weg für Sie geebnet hat.*
- *Vielleicht entsteht dabei auch ein Gefühl von Dankbarkeit für das, was diese Person für Sie getan oder Ihnen ermöglicht hat. Dann verweilen Sie bei diesem Gefühl. Es kann Sie dabei unterstützen, sich und Ihr Herz für andere zu öffnen.*
- *Stellen Sie sich vor, wie diese Person vor Ihnen sitzt, in einem Abstand, der angenehm ist und zugleich das Gefühl der Erreichbarkeit bewahrt.*
- *Richten Sie nun die Metta-Sätze, die Sie sich selbst gesagt hatten, an Ihre ausgewählte Person, in der Du-Form und von Ihrem Herz-Raum aus. Spüren Sie dabei den Fluss des Wohlwollens zwischen Ihnen.*
- *Wiederholen Sie also in ruhigem Rhythmus mit klarem Bezug zu Ihrem inneren Gegenüber Ihre oder die vier klassischen Metta-Sätze:*
  *»Mögest du glücklich sein.«*
  *»Mögest du dich sicher und geborgen fühlen.«*
  *»Mögest du gesund sein« oder: »Mögest du Heilung finden«.*
  *»Mögest du unbeschwert leben.«*
- *Wählen Sie nun einen Freund oder eine Freundin aus Ihrem alltäglichen Umfeld. Schenken Sie dieser Person Ihre Metta-Wünsche in der gleichen Weise.*
- *Wenn es für Sie stimmig ist, können Sie Metta-Wünsche auch weiteren Personen schicken oder an eine Gruppe von Menschen, Kolleginnen oder Kollegen am Arbeitsplatz, vielleicht dem Operationsteam im Krankenhaus, das Ihnen oder einer Ihnen wichtigen Person in einer schwierigen Situation geholfen hat.*

- *Wenn Sie das Gefühl bekommen, dass der Radius zu groß wird, können Sie ihn wieder verkleinern. Sie können auch jederzeit mit den guten Wünschen zu sich selbst zurückkehren.*
- *Wenn Sie mögen, weiten Sie den Kreis weiter aus. Schicken Sie die Metta-Wünsche an alle Menschen, die in diesem Moment an Schmerzen leiden, an alle, die im Gefängnis sitzen, an alle, die jetzt geboren werden oder ihr Leben beenden.*
- *Lassen Sie Ihrer Intuition freien Lauf. Je weiter sich Ihr Herz in die Welt hinausdehnt, desto weniger genau können Sie sehen, an wen Sie sich wenden. Das ist völlig in Ordnung. Denken Sie an Menschen, Tiere, Pflanzen – an alle, die Ihrer Zuneigung und Aufmerksamkeit bedürfen. Wenn Ihnen dieser Radius zu groß ist, halten Sie ihn kleiner und bleiben Sie mehr in Ihrer Nähe, bei konkreten Personen.*

Die Klarheit Ihrer Metta-Gedanken wird früher oder später Früchte tragen, und Sie werden im jeweiligen Moment wissen, welche Früchte das sind – wenn Sie Geduld oder Großzügigkeit gegenüber Menschen zeigen, wo Sie sonst eher verschlossen sind, wenn Sie anderen aufmerksam zuhören, einem unglücklichen Freund mitfühlend zur Seite stehen oder sich bedingungslos für jemanden freuen können.

### *Psychobiotische Ernährung: den Küchenschrank ausmisten!*

Haushaltszucker unterscheidet sich von fast allen Lebensmitteln durch das vollständige Fehlen jeglicher vorteilhaften Inhaltsstoffe. Zudem verbraucht er – ebenso wie Auszugsmehle – zu seinem Abbau verschiedene Nährstoffe, besonders die Vitamine aus der B-Gruppe. Zucker steckt nicht nur in Süßigkeiten, sondern auch in vielen Fertiglebensmitteln wie Würsten, Ketchup, Räucherlachs, Käsecremes oder Salzstangen. Fruktose ist keine Alternative, weil sie eine Fettleber begünstigt. Besonders ungünstig sind industriell zugesetzte Iso-Glukose oder der Glukose-Fruktose-Sirup. Sie stehen im Verdacht, auf Zellebene Schäden hervorzurufen, und sollten strikt gemieden werden.

*Kaufen Sie keine Produkte mehr, bei denen Zucker, Glukose oder Fruktose an erster, zweiter oder dritter Stelle der Inhaltsstoffe stehen, also den größten Teil des Lebensmittels ausmachen. Zucker wird auch als chemische Namen getarnt, zum Beispiel als Mannose oder Laktose (achten Sie auf die Endung »-ose«). Besonders viel Zucker ist in Frühstücksgetreiden enthalten, die viele Menschen irrtümlich für gesund halten. Auch Joghurts und Quarkprodukte sind häufig stark gezuckert. Von chemischen Süßungsmitteln, wie zum Beispiel Asparagin oder Phenylalanin, raten wir ab. Gehen Sie auch mit kalt geschlagenem Honig, Agaven- oder Birnendicksaft und Ähnlichem sparsam um. Die Lösung liegt nicht darin, isolierten Zucker durch die gleiche Menge Honig, Sirup oder Süßstoff zu ersetzen, sondern durch allmähliche Umgewöhnung die Schwelle für die Geschmacksempfindung »süß« zu senken. Verwenden Sie statt Zucker lieber frisches Obst, Kompott, eingeweichtes Trockenobst und (in Maßen) nicht wärmebehandelten Honig. All diese Zucker enthalten zusätzlich wertvolle Nährstoffe.*

Nehmen Sie sich einen Vormittag oder Abend Zeit und entrümpeln Sie Ihre Küche. Werfen Sie weg, was erhebliche Mengen an Zucker oder die genannten Sirupe und Süßstoffe enthält. Achten Sie auch auf die Zugaben von den sogenannten E-Stoffen: Am besten, Sie entfernen alle Produkte aus Ihrem Vorrat, die mehr als zwei oder drei chemische Zusatzstoffe neben dem Zucker auf der Kennzeichenliste stehen haben.

### *Nicht aufhören mit: Bewegung*

Wir hoffen, dass Sie inzwischen Spaß an der Bewegung und Ihre richtige Mischung gefunden haben. Je öfter Sie Ihre Aktivitäten draußen in der freien Natur machen können, desto besser.

Planen Sie auch diese Woche Ihre Bewegung, und setzen Sie einen Smiley unter jede Einheit, die Sie erledigt haben, um sich selbst für jeden Fortschritt zu loben.

| | | | | | | | |
|---|---|---|---|---|---|---|---|
| Wochentag | | | | | | | |
| Datum | | | | | | | |
| Bewegungsart/ Sport | | | | | | | |

## Ausblick: Und jetzt ...?

Nun sind Sie am Ende unseres 8-Wochen-Programms für die gestresste Seele angekommen. Wir hoffen, Sie waren erfolgreich, haben sich wohlgefühlt und viel gelernt. Konnten Sie die Übungen so in Ihr Leben integrieren, dass Sie diese nun fortführen möchten? Dieses Buch kann Ihnen immer wieder als Nachschlagewerk dienen, um noch mal etwas Neues auszuprobieren oder eine bestimmte Übung zu vertiefen.

Durch die Übungen sind Sie sich selbst nähergekommen, haben Mitgefühl für sich entwickelt, Achtsamkeit kennengelernt und Ihre Ernährung verändert. Wenn Sie sich auch noch bewegt haben, dann haben Sie alles dafür getan, dass es Ihnen psychisch und seelisch besser geht. Um das zu überprüfen, laden wir Sie zum Schluss ein, die Skala, die Sie bereits am Anfang beantwortet haben, ein weiteres Mal auszufüllen. Sie sind sicher gespannt, ob sich Ihre Punktzahl im Vergleich zum Anfang des 8-Wochen-Programms verändert hat.

Nachfolgend sind einige Aussagen über Gefühle und Gedanken aufgelistet. Bitte kreuzen Sie die Antwortmöglichkeit an, die Ihre Erfahrung während der letzten zwei Wochen am besten beschreibt.

| AUSSAGEN | Während der letzten 2 Wochen | | | | |
|---|---|---|---|---|---|
| | Niemals | Selten | Manchmal | Oft | Immer |
| 1. Ich habe mich in Bezug auf die Zukunft optimistisch gefühlt | 1 | 2 | 3 | 4 | 5 |
| 2. Ich habe mich nützlich gemacht | 1 | 2 | 3 | 4 | 5 |
| 3. Ich habe mich entspannt gefühlt | 1 | 2 | 3 | 4 | 5 |
| 4. Ich habe mich für andere Menschen interessiert | 1 | 2 | 3 | 4 | 5 |
| 5. Ich hatte viel Energie | 1 | 2 | 3 | 4 | 5 |
| 6. Ich bin mit Problemen gut umgegangen | 1 | 2 | 3 | 4 | 5 |
| 7. Ich konnte klar denken | 1 | 2 | 3 | 4 | 5 |
| 8. Ich habe mich wohlgefühlt | 1 | 2 | 3 | 4 | 5 |
| 9. Ich habe mich anderen Menschen nahe gefühlt | 1 | 2 | 3 | 4 | 5 |
| 10. Ich habe mich zuversichtlich gefühlt | 1 | 2 | 3 | 4 | 5 |
| 11. Ich war in der Lage, Entscheidungen zu treffen | 1 | 2 | 3 | 4 | 5 |
| 12. Ich habe mich geliebt gefühlt | 1 | 2 | 3 | 4 | 5 |
| 13. Ich habe mich für Neues interessiert | 1 | 2 | 3 | 4 | 5 |
| 14. Ich habe mich fröhlich gefühlt | 1 | 2 | 3 | 4 | 5 |

Nach: Warwick-Edinburgh Mental Well-Being Scale (WEMWBS)

## Auswertung

Zählen Sie all Ihre Punkte zusammen, und notieren Sie sich hier die Gesamtpunktzahl, mit der Sie das 8-Wochen-Programm abgeschlossen haben.
Gesamtpunktzahl: ______________________

Blättern Sie auf Seite 179 und vergleichen Sie Ihre Punktzahl mit der zu Beginn des Programms.

Wenn Sie regelmäßig geübt haben, können Sie sicher schon erste Erfolge in Richtung einer größeren Ausgeglichenheit verzeichnen. Sie können all diese Übungen immer wieder wiederholen und so mehr und mehr zu einem zufriedenen Leben kommen.

Behalten Sie alles, was sich in den letzten Wochen für Sie als hilfreich herausgestellt hat, bei. Nun haben Sie gesunde Routinen in der Achtsamkeit, Ernährung, Bewegung und positiver Ausrichtung der Gedanken aufgebaut, die Ihren Alltag bereichern werden.

Damit verabschieden wir uns und wünschen Ihnen von ganzem Herzen alles Gute.

## Ziele, Aufgaben und Zeitaufwand des 8-Wochen-Übungsprogramms

| Woche 1 | Thema | Übungen | Jeden Tag | Psychobiotische Ernährung |
|---|---|---|---|---|
| | Mit sich selbst freundlich sein und für sich sorgen | Mini-Entspannung | 20–30 Minuten Bewegung | Ballaststoffreiche Kost für ein gesundes Mikrobiom |
| | | Morgenbewegung / Qigong / Meridiane abklopfen/ Gelenke bewegen | Tägliche Morgenroutine | |
| | | | Glücksmomente in Tagebuch schreiben | |

| Woche 2 | Thema | Übungen | Jeden Tag | Psychobiotische Ernährung |
|---|---|---|---|---|
| | Pausen von belastenden Themen und »Happiness projects« planen | Versteckte Pausen nutzen | 20–30 Minuten Bewegung | Pre- und Präbiotika |
| | | Handmassage oder Fußmassage | Tägliche Morgenroutine | |
| | | Gute Strategien entwickeln | Glücksmomente in Tagebuch schreiben | |
| | | Anleitung zum Walking | | |

| Woche 3 | Thema | Übungen | Jeden Tag | Psychobiotische Ernährung |
|---|---|---|---|---|
| | Chronobiologie: Tagesrhythmus, Struktur und Schlaf | Lavendel-Herz-Auflage Warmes Lavendelbad Pflanzliche Mittel aus der Naturheilkunde | 20–30 Minuten Bewegung | Wie Ernährung den Schlaf fördert |
| | | Notfalltechniken für nachts | Tägliche Morgenroutine | |
| | | Schlaftee | Glücksmomente in Tagebuch schreiben | |
| | | Routinen und Strategien rund um den Schlaf | | |
| | | Akupressur Selbstbehandlung mit 5 Punkten | | |
| | | Ausführliche Anleitungen für Alltagskraftübungen | | |

| Woche 4 | Thema | Übungen | Jeden Tag | Psychobiotische Ernährung |
|---|---|---|---|---|
| | Achtsamkeit: Dort ankommen, wo du bist | Gehmeditation | 20–30 Minuten Bewegung | Achtsames Essen – mit Genuss |
| | | Alltagsachtsamkeit | Tägliche Morgenroutine | |
| | | Body Scan | Glücksmomente in Tagebuch schreiben | |
| | | | Tägliche Achtsamkeitsübung oder Meditation | |

| Woche 5 | Thema | Übungen | Jeden Tag | Psychobiotische Ernährung |
|---|---|---|---|---|
| | Stress-verschärfende Gedanken wahrnehmen und verändern | Belastender Gedanke / hilfreicher Gedanke<br><br>Reframing | 20–30 Minuten Bewegung | Die richtigen Öle und Fette |
| | | Stopp / Atme Verzerrungen erkennen | Tägliche Morgenroutine | |
| | | Heart Coherence Technique | Glücksmomente in Tagebuch schreiben | |
| | | | Tägliche Achtsamkeits-übung oder Meditation | |

| Woche 6 | Thema | Übungen | Jeden Tag | Psychobiotische Ernährung |
|---|---|---|---|---|
| | Achtsamer Umgang mit Gefühlen | Hand aufs Herz | 20–30 Minuten Bewegung (Einüben von MB, Walking, Kraftübungen nach persönlichen Vorlieben) | Die Ernährung bunt und vielfältig gestalten |
| | | Expressives Schreiben | Tägliche Morgenroutine | |
| | | Der Gedanken-stuhl | Glücksmomente in Tagebuch schreiben | |
| | | | Tägliche Acht-samkeitsübung oder Meditation | |

| Woche 7 | Thema | Übungen | Jeden Tag | Psychobiotische Ernährung |
| --- | --- | --- | --- | --- |
| | Dankbarkeit kultivieren und anderen helfen | Atemmeditation und Dankbarkeit | 20–30 Minuten Bewegung | Tierisches Eiweiß reduzieren |
| | | Ritual der Glücksmomente Vertiefung und Erinnerung | Tägliche Morgenroutine | |
| | | Dankbarkeitsbrief | Glücksmomente in Tagebuch schreiben | |
| | | Metta-Meditation für mich | Tägliche Achtsamkeits-übung oder Meditation | |

| Woche 8 | Thema | Übungen | Jeden Tag | Psychobiotische Ernährung |
| --- | --- | --- | --- | --- |
| | Soziale Kontakte pflegen und Liebe zulassen | Inneres Lächeln: Übung zu mehr Zufriedenheit und Ausgeglichenheit | 20–30 Minuten Bewegung | Den Küchen-schrank ausmisten! Zucker und Süßigkeiten |
| | | Beziehungs-netzwerk/ soziales Atom | Tägliche Morgenroutine | |
| | | Metta-Meditation für andere | Glücksmomente in Tagebuch schreiben | |
| | | | Tägliche Achtsamkeits-übung oder Meditation | |

# Danksagung

Eine unserer wichtigsten Erkenntnisse der vergangenen Jahre aus der klinisch-wissenschaftlichen Arbeit meines Lehrstuhls und der Klinik für Naturheilkunde und Integrative Medizin in Essen ist die positive Wirkung von Therapien der Naturheilkunde und Mind-Body-Medizin auf Gefühle und das seelisches Wohlbefinden unserer Patienten. Ein ungewöhnliches Buch sollte dies werden – schließlich denkt nicht jeder bei Naturheilkunde gleich an die Psyche – also haben wir viele ungewöhnliche Diskussionen geführt, nämlich quer zu und mit allen Disziplinen.

Da war es hilfreich, dass an unserer Klinik in der Forschungsabteilung sowie im Bereich der Ordnungstherapie viele, auch nichtmedizinische Fachrichtungen vertreten sind – allein sieben Psycholog*innen vom Lehrstuhl und der Klinik für Naturheilkunde: Dennis Anheyer, Holger Cramer, Heidi Haller, Melanie Höxtermann, Maren Hulisz, Anna Katharina Koch und Sonja Wrubel haben wichtige Beiträge zu diesem Buch geliefert. Auch Gesa Jansen-Schauer, leitende Psychologin, und Prof. Dr. Martin Schäfer, der Leiter der Fachklinik für Psychiatrie, Psychotherapie, Psychosomatik & Suchtmedizin, der zudem unser Partner beim Aufbau einer in dieser Form in Deutschland innovativen Integrativen Psychosomatik an den Evangelischen Kliniken Essen-Mitte ist, sei für die fruchtbaren Diskussionen gedankt.

Petra Klose aus der Forschungsabteilung hat ihr Wissen und ihre Recherchen in die Leitlinienarbeit eingebracht. Ohne Anna Paul, Gesundheitswissenschaftlerin und Leiterin der Mind-Body-Medizin an meiner Klinik, wären viele der gesundheitsfördernden und seelenstärkenden Ansätze nie entstanden – sie hat sich viele Gedanken gemacht, wie unser medizinisches Wissen zu einem gesundheitsbewussten und achtsamen Verhalten wird. Mit Christiane Pithan gemeinsam hat sie das Acht-Wochen-Programm entwickelt.

Auch meine Familie hat das Thema nicht losgelassen – meine Frau Karin von Kleist-Dobos, die sich mit Lebensstilfragen und Coaching befasst, und meine Tochter Aniko Dobos als junge Ärztin. Unsere Tochter Marika Dobos hat als Psychologin am Inhalt dieses Buches mitgearbeitet. Mit ihr konnte ich Inhalte diskutieren und meinen Blickwinkel schärfen.

Schließlich gebührt mein Dank Jens Schadendorf, der mir mit seiner langjährigen Erfahrung beratend zur Seite stand, sowie dem Scorpio-Verlag, allen voran Dagmar Olzog. Mein ganz besonderer, großer Dank gilt Petra Thorbrietz, die mit ihrem Wissen und sprachlicher Brillanz die Essenz aus unserer Erfahrung und den Ideen zu diesem Buch in exzellenter Weise zusammengeführt hat.

Allen diesen Menschen möchte ich sehr dafür danken, dass sie mich und das Buch unterstützt haben – Ideen, Vorschläge, Kritik, Visionen eingebracht haben. Unser gemeinsames Ziel war die Vision, Menschen zu helfen, sich seelisch zu stärken, und bei dem guten Spirit, der in dieser Zusammenarbeit entstanden ist, kann das eigentlich nur gelingen.

Herzlichen Dank!

# Literatur

## 0. Ich fühle, also bin ich!

Servant-Schreiber, D.: *Die neue Medizin der Emotionen: Stress, Angst, Depression: Gesund werden ohne Medikamente.* München 2003

## 1. Das Netz der Körpererinnerung

Damasio, A.: *Ich fühle, also bin ich. Die Entschlüsselung des Bewusstseins.* München 2000, S. 73, S. 172 ff, S. 178

ders.: *Der Spinoza-Effekt. Wie Gefühle unser Leben bestimmen.* München 2003, S. 48 ff

Gigerenzer, G.: Interview (online http://www.forschungsnetzwerk.at/downloadpub/Interview-Gigerenzer-bauch-ratio-entscheidung.pdf; Zugriff 5.8.2020)

Kandasamy, N., Garfinkel, S.N., Page, L., Hardy, B.: »Interoceptive Ability Predicts Survival on a London Trading Floor!« *Scientific Reports* 2016. DOI: 10.1038/srep32986

Knutson, B. et al.: »Neural predictors of purchases«. *Neuron* 2007;53(1): 147–156. DOI: 10.1016/j.neuron.2006.11.010

Pollatos, O., Kirsch, W., Schandry, R.: »On the relationship between interoceptive awareness, emotional experience and brain processes«. *Cognitive Brain Research* 2005 b;23:948–962

## 2. Furcht und Freude: die Pole unseres Lebens

Cohen, S., Doyle, W.J., Turner, R.B., Alper, C.M., Skoner, D.P.: »Emotional Style and Susceptibility to the Common Cold«. *Psychosomatic Medicine* 2003;65(4):652–657. DOI: 10.1097/01.psy.0000077508.57784.da

Coles, N.A., Larsen, J.T., Lench, H.: »A meta-analysis of the facial feedback literature: Effects of facial feedback on emotional experience

are small and variable«. *Psychological Bulletin* 2019. DOI: 10.1037/bul0000194
Damasio, A.: *Ich fühle, also bin ich: Die Entschlüsselung des Bewusstseins.* TB. München 2002
Danner, D.D., Snowdon, D.A., Friesen, V.W.: »Positive emotions in early life and longevity: findings from the nun study«. *J Pers Soc Psychol* 2000;80:804–813
Darwin, C.: *The expression of the emotions in man and animals.* 3rd Edition 1998 (Editor: Ekman, P.). London 1872
Enck, P., Frieling, T., Schemann, M.: *Darm an Hirn.* Freiburg im Breisgau 2017
Little, A.C., Jones, B.C., DeBruine, L.M.: »Facial attractiveness: evolutionary based research«. *Philos Trans R Soc Lond B Biol Sci* 2011; 366(1571): 1638–1659. DOI: 10.1098/rstb.2010.0404
Rubinstein, H.: *Heilkraft Lachen.* Bern/Stuttgart 1985
Segerstrom, S.C., Taylor, S.E., Kemeny, M.E., Fahey, J.L.: »Optimism is associated with mood, coping, and immune change in response to stress«. J Pers Soc Psychol 1998;74(6):1646–1655
Sonnby-Borgström, M.: »Automatic mimicry reactions as related to differences in emotional empathy«. Scandinavian Journal of Psychology 2002;43:433–443

### 3. Berührt werden – ein einzigartiges Gefühl

Decety, J., Fotopoulou, A.: »Why empathy has a beneficial impact on others in medicine: unifying theories«. *Front Behav Neurosci* 2014;8 457. Published online 2015 Jan 14. DOI: 10.3389/fnbeh.2014.00457
Enck, P. , Bingel, U., Schedlowski, M., Rief, W.: »The placebo response in medicine: minimize, maximize or personalize?« *Nat Rev Drug Discov* 2013;12(3):191–204. DOI: 10.1038/nrd3923
Field, T. et al.: »Yoga and massage therapy reduce prenatal depression and prematurity«. *J Bodyw Mov Ther* 2012;16(2):204–209. DOI: 10.1016/j.jbmt.2011.08.002. Epub 2011 Sep 23
Goldstein, P. et al.: »The role of touch in regulating inter-partner physiological coupling during empathy for pain«. *Scientific Reports 7,* Article number: 3252 (2017). DOI:10.1038/s41598-017-03627-7
Greenberg, G.: »What If the Placebo Effect isn't a Trick?« *New York Times Magazine,* Sept. 7 2018. (online: https://www.nytimes.com/2018/11/07/magazine/placebo-effect-medicine.html; Zugriff 4.8.2020)
Hall, K.T., Loscalzo, J., Kaptchuk, T.J.: »Genetics and the placebo effect: the placebome«. *Trends Mol Med* 2015;21(5):285–294. DOI: 10.1016/j.molmed.2015.02.009. Epub 2015 Apr 14. PMID: 25883069

Harlow, H.F.: »The nature of love«. *American Psychologist* 1958;13(12): 673–685. DOI: 10.1037/h0047884

Hou, W.-H.: »Treatment effects of massage therapy in depressed people: a meta-analysis«. *J Clin Psychiatry* 2010;71(7):894–901

Schedlowski, M., Enck, P., Rief, W., Bingel, U.: »Neuro-Bio-Behavioral Mechanisms of Placebo and Nocebo Responses: Implications for Clinical Trials and Clinical Practice«. *Pharmacol Rev* 2015;67(3):697–730. DOI: 10.1124/pr.114.009423

### 4. Hochspannung durch Stress

Haller, H., Cramer, H., Lauche, R., Dobos, G.: »Somatoform disorders and medically unexplained symptoms in primary care – a systematic review and meta-analysis of prevalence«. Dtsch Arztebl Int 2015; 112(16):279–287. DOI: 10.3238/arztebl.2015.0279

Porges, S.W.: *The Polyvagal Theory: Neurophysiological Foundations of Emotions, Attachment, Communication, and Self-Regulation.* New York 2011

Roth, G., Strüber, N.: *Wie das Gehirn die Seele macht.* Stuttgart 2014

Stubbs, B. et al.: »An examination of the anxiolytic effects of exercise for people with anxiety and stress-related disorders: A meta-analysis«. *Psychiatry Res* 2017;249:102–108. DOI: 10.1016/j.psychres. 2016.12. 020. Epub 2017 Jan 6

### 5. Psyche und Körperabwehr

D'Acquisto, F., Rattazzi, L., Piras, G.: »Affiliations expand. Smile—It's in your blood!« *Biochem Pharmacol* 2014;91(3):287–292. PMID: 25107703. DOI: 10.1016/j.bcp.2014.07.016

D'Acquisto, F.: »Affective immunology: where emotions and the immune response converge«. *Dialogues Clin Neurosci* 2017;19(1): 9–19

Pressman, S.D., Cohen, S.: »Does Positive Affect Influence Health?« *Psychological Bulletin* 2005;131(6):925–971

Rosenkranz, M.A. et al.: »Affective style and *in vivo* immune response: Neurobehavioral mechanisms«. *PNAS* 2003;100(19):11148–11152. DOI: 10.1073/pnas.1534743100

### 6. Lebenslinien: Von Liebeskummer bis Lachfalten

APA Guidelines for Psychological Practice with Boys and Men, August 2018 (online: https://www.apa.org/about/policy/boys-men-practice-guidelines.pdf; Zugriff 12.7.2020)

Baker, B. et al.: »Marital Support, Spousal Contact and the Course of Mild

Hypertension«. *J Psychosom Res* 2003;55(3):229–33. DOI: 10.1016/s0022-3999(02)00551-2
Hendriksen, E.: »How to Fight Toxic Masculinity«. *Scientific American,* 26.7.2019 (online: https://www.scientificamerican.com/article/how-to-fight-toxic-masculinity/; Zugriff 5.8.2020)
Holt-Lunstad, J., et al.: »Loneliness and Social Isolation as Risk Factors for Mortality: A Meta-Analytic Review«. *Perspect Psychol Sci* 2015;10(2): 227–237. DOI: 10.1177/1745691614568352
Klasen, O.: »Liebeskummer ist bei uns verpönt«. SZ, 14.3.2018 (online: https://www.sueddeutsche.de/leben/reden-wir-ueber-liebe-liebeskummer-ist-bei-uns-verpoent-1.3861758; Zugriff 5.8.2020)
Luy, M.: »Warum Frauen länger leben: Erkenntnisse aus einem Vergleich von Kloster- und Allgemeinbevölkerung«. *Materialien zur Bevölkerungswissenschaft* 106. Bundesinstitut für Bevölkerungsforschung (BIB). Wiesbaden 2002
Pressman, S.D., Cohen, S., Miller, G.E., Barkin, A., Rabin, B.S., Treanor, J.J.: »Loneliness, social network size, and immune response to influenza vaccination in college freshmen«. Health Psychology 24(3):297–306. DOI: 10.1037/0278-6133.24.3.297
Suárez Bagnasco, M., Núñez-Gil, IJ.: »Psychological disorders in adults with inherited cardiomyopathies and Takotsubo syndrome«. *Medwave* 2016;16(5):e6460. DOI: 10.5867/medwave.2016.05.6460
Winch, G.: *How to fix a broken heart.* TED books. New York 2018

## 7. Gefühle aus dem Darm

Braniste, V. et al.: »The gut microbiota influences blood-brain barrier permeability in mice«. *Science Translational Medicine* 2014;6(263): 263ra158. DOI: 10.1126/scitranslmed.3009759
Carlson, A. et al.: »Infant Gut Microbiome Associated With Cognitive Development«. *Biol Psychiatry* 2018;83(2):148–159. DOI: 10.1016/j.biopsych.2017.06.021. Epub 2017 Jun 27
Enck, P., Frieling, T., Schemann, M.: *Darm an Hirn.* Freiburg im Breisgau 2017
Gershon, M.: *Der kluge Bauch. Die Entdeckung des zweiten Gehirns.* München 2001
Marshall, J.K. et al.: »Eight year prognosis of postinfectious irritable bowel syndrome following waterborne bacterial dysentery«. *Gut* 2009;59(5). DOI: 10.1136/gut.2009.202234
Winter, G., Hart, R.A., Charlesworth, R.P.G. et al.: »Gut microbiome and depression: what we know and what we need to know«. *Rev Neurosci* 2018; 29:629–643

## 8. Depression: Schwarze Löcher, dunkle Schatten, unklare Symptome


Aalbers, S., Fusar-Poli, L., Freeman, R.E. et al.: »Music therapy for depression«. *The Cochrane database of systematic reviews* 2017;11:Cd004517

Amr, M., El-Mogy, A., Shams, T., Vieira, K., Lakhan, S.E.: »Efficacy of vitamin C as an adjunct to Fluoxetine therapy in pediatric major depressive disorder: a randomized, double-blind, placebo-controlled pilot study«. *Nutr J* 2013;12:31–31

Babyak, M., Blumenthal, J.A., Herman, S. et al.: »Exercise treatment for major depression: maintenance of therapeutic benefit at 10 months«. *Psychosomatic Medicine* 2000;62(5):633–638

Bastiaanssen, T.F.S. et al.: »Gutted! Unraveling the Role of the Microbiome in Major Depressive Disorder«. *Harv Rev Psychiatry* 2020;28(1):26–39. DOI: 10.1097/HRP.0000000000000243

Bauer, J.: *Das Gedächtnis des Körpers. Wie Beziehungen und Lebensstile unsere Gene steuern*. TB, erweiterte 13. Auflage. München 2008

Bluth, K., Gaylord, S.A., Campo, R.A., Mullarkey, M.C., Hobbs, L.: »Making Friends With Yourself: A Mixed Methods Pilot Study of a Mindful Self-Compassion Program for Adolescents«. *Mindfulness* 2016;7(2):479–492

Bo, A., Mao, W., Lindsey, M.A.: »Effects of mind-body interventions on depressive symptoms among older Chinese adults: a systematic review and meta-analysis«. International Journal of Geriatric Psychiatry. 2017;32(5):509–521

Brook, R.D. et al.: »Beyond medications and diet: alternative approaches to lowering blood pressure: a scientific statement from the American heart association«. *Hypertension* 2013;61(6):1360–1383

Chan, Y.Y., Lo, W.Y., Yang, S.N., Chen, Y.H., Lin, J.G.: »The benefit of combined acupuncture and antidepressant medication for depression: A systematic review and meta-analysis«. *Journal of Affective Disorders* 2015;176:106–117

Cipriani, A., Furukawa, T.A., Salanti, G. et al.: »Comparative efficacy and acceptability of 21 antidepressant drugs for the acute treatment of adults with major depressive disorder: a systematic review and network meta-analysis«. *Lancet* 2018;391:1357–1366

Cramer, H., Lauche, R., Langhorst, J., Dobos, G.: »Yoga for depression: a systematic review and meta-analysis«. *Depression and Anxiety* 2013;30(11):1068–1083

DAK Gesundheit: *Psychoreport 2019. Entwicklung der psychischen Erkrankungen im Job. Langzeitanalyse: 1997–2018* (online: https://www.apk-

ev.de/fileadmin/downloads/190805-dak-psychoreport.pdf; Zugriff 12.7.2020)
DGPPN B, KBV, AWMF (Hg.) für die Leitliniengruppe Unipolare Depression. S3: *Leitlinie/Nationale VersorgungsLeitlinie Unipolare Depression – Langfassung.* 2. Auflage 2017. DOI:10.6101/AZQ/000364
Dinan, T.G., Stanton, C., Cryan, J.F.: »Psychobiotics: a novel class of psychotropic«. *Biol Psychiatry* 2013;74(10):720–726. DOI: 10.1016/j.biopsych.2013.05.001. Epub 2013 Jun 10. PMID: 23759244
Dinan, T.G., Cryan, J.F.: »Melancholic microbes: a link between gut microbiota and depression?« *Neurogastroenterol Motil* 2013;25(9):713–719. DOI: 10.1111/nmo.12198
Dwyer, A.V., Whitten, D.L., Hawrelak, J.A.: »Herbal medicines, other than St. John's Wort, in the treatment of depression: a systematic review«. *Alternative Medicine Review: a Journal of Clinical Therapeutic* 2011; 16(1):40–49
Fond, G., Macgregor, A., Leboyer, M., Michalsen, A.: »Fasting in mood disorders: neurobiology and effectiveness. A review of the literature«. *Psychiatry research* 2013;209(3):253–258
Francis, H.M., Stevenson, R.J., Chambers, J.R., Gupta, D., Newey, B., Lim, C.K.: »A brief diet intervention can reduce symptoms of depression in young adults. A randomised controlled trial«. *PLoS One* 2019;14(10): e0222768
Frankl, V.E.: *Trotzdem Ja zum Leben sagen. Ein Psychologe erlebt das Konzentrationslager.* TB. München 2018 (Erstausgabe Wien 1946)
Haller, H., Cramer, H., Lauche, R., Dobos, G.: »Somatoform disorders and medically unexplained symptoms in primary care – a systematic review and meta-analysis of prevalence«. Dtsch Arztebl Int 2015;112(16):279–287. DOI: 10.3238/arztebl.2015.0279
Haller, H., Anheyer, D., Cramer, H., Dobos, G.: »Complementary therapies for clinical depression: an overview of systematic reviews«. *BMJ Open:* first published as 10.1136/bmjopen-2018-028527 on 5 August 2019
Hausenblas, H.A., Saha, D., Dubyak, P.J., Anton, S.D.: »Saffron (Crocus sativus L.) and major depressive disorder: a meta-analysis of randomized clinical trials«. *Journal of Integrative Medicine* 2013;11(6):377–383
Hou, W.H., Chiang, P.T., Hsu, T.Y., Chiu, S.Y., Yen, Y.C.: »Treatment effects of massage therapy in depressed people: a meta-analysis«. The Journal of Clinical Psychiatry 2010;71(7):894–901
Jacka, F.N., O'Neil, A., Opie, R. et al.: »A randomised controlled trial of dietary improvement for adults with major depression (the ›SMILES‹ trial)«. BMC Medicine 2017;15(1):23

Kasper, S.: »Phytopharmaceutical treatment of anxiety, depression, and dementia in the elderly: evidence from randomized, controlled clinical trials«. Wien Med Wochenschr 2015;165(11–12):217–228. DOI: 10.1007/s10354-015-0360-y. Epub 2015 Jun 20.

Kasper, S., Volz, H.-P., Dienel, A., Schläfke, S.: »Efficacy of Silexan in mixed anxiety-depression – A randomized, placebo-controlled trial«. *Eur Neuropsychopharmacol* 2016;26(2):331–340. DOI:10.1016/j.euroneuro.2015.12.002. Epub 2015 Dec 12

Koch, A., Haller, H., Anheyer, D., Cramer, H., Dobos, G.: »Komplementäre und integrative Therapieverfahren bei Depressionen«. eingereicht

Kuyken, W., Warren, F.C., Taylor, R.S. et al.: »Efficacy of Mindfulness-Based Cognitive Therapy in Prevention of Depressive Relapse: An Individual Patient Data Meta-Analysis From Randomized Trials«. *JAMA Psychiatry* 2016;73(6):565–574

Marshall, M.: »The Hidden Links Between Mental Disorders«. *Nature* 2020;581(7806):19–21. DOI: 10.1038/d41586-020-00922-8

Meekums, B., Karkou, V., Nelson, E.A.: »Dance movement therapy for depression«. *The Cochrane Database of Systematic Reviews* 2015(2): Cd009895

Munkholm, K., Paludan-Müller, A.S., Boesen, K.: »Considering the methodological limitations in the evidence base of antidepressants for depression: a reanalysis of a network meta-analysis«. *BMJ Open* 2019;9: e024886. DOI: 10.1136/bmjopen-2018-024886

Smith, C.A., Armour, M., Lee, M.S., Wang, L.Q., Hay, P.J.: »Acupuncture for depression«. *The Cochrane Database of Systematic Reviews* 2018;3: Cd004046

Tian, P. et al.: »Towards a psychobiotic therapy for depression: *Bifidobacterium breve* CCFM1025 reverses chronic stress-induced depressive symptoms and gut microbial abnormalities in mice«. *Neurobiol Stress* 2020;12: 100216. DOI: 10.1016/j.ynstr.2020.100216. eCollection 2020 May

Tuunainen, A., Kripke, D.F., Endo, T.: »Light therapy for non-seasonal depression«. *The Cochrane Database of Systematic Reviews* 2004(2): Cd004050

Wellenzohn, S., Proyer, R.T., Ruch, W.: »Humor-based online positive psychology interventions: A randomized placebo-controlled long-term trial«. *The Journal of Positive Psychology* 2016;11(6):584–594

Zick, S.M., Sen, A., Wyatt, G.K. et al.: »Investigation of 2 Types of Self-administered Acupressure for Persistent Cancer-Related Fatigue in Breast Cancer Survivors: A Randomized Clinical Trial«. *JAMA Oncol* 2016;2(11):1470–1476

## 9. Gefühle regulieren – Heilung anregen

Chan, Y.Y., Lo, W.Y., Yang, S.N., Chen, Y.H., Lin, J.G.: »The benefit of combined acupuncture and antidepressant medication for depression: A systematic review and meta-analysis«. *Journal of Affective Disorders* 2015;176:106–117

Cramer, H., Lauche, R., Langhorst, J., Dobos, G.: »Yoga for depression: a systematic review and meta-analysis«. *Depression and Anxiety* 2013;30(11):1068–1083

Cramer, H. et al.: »Randomised clinical trial: yoga vs written self-care advice for ulcerative colitis«. *Aliment Pharmacol Ther* 2017;45(11): 1379–1389

Cunsolo, A., Neville, R.E.: »Ecological grief as a mental health response to climate change-related loss«. *Nature Climate Change* 2018;8:275–281

Dinan, T.G., Cryan, J.F.: »Melancholic microbes: a link between gut microbiota and depression?« *Neurogastroenterol Motil* 2013;25(9):713–719. DOI: 10.1111/nmo.12198

Flachskampf, F.A. et al.: »Randomized trial of acupuncture to lower blood pressure«. *Circulation* 2007;115:3121–3129

Goleman, D.J., Schwartz, G.E.: »Meditation as an intervention in stress reactivity«. *J Consult Clin Psychol* 1976;44(3):456–466

Haller, H., Anheyer, D., Cramer, H., Dobos, G.: »Complementary therapies for clinical depression: an overview of systematic reviews«. *BMJ Open* 2019;9(8):e028527

Hansen, M.M., Jones, R., Tocchini, K.: »Shinrin-Yoku (Forest Bathing) and Nature Therapy: A State-of-the-Art Review«. *Int J Environ Res Public Health* 2017;14(8):851

Hoffman, B.M., Babyak, M.A., Craighead, W.E., Sherwood, A., Doraiswamy, P.M., Coons, M.J., Blumenthal, J.A.: »Exercise and pharmacotherapy in patients with major depression: one-year follow-up of the SMILE study«. *Psychosom Med* 2011;73(2):127–133. DOI: 10.1097/PSY.0b013e31820433a5. Epub 2010 Dec 10

Hüther, G.: »Die Sicht der Neurobiologie: Heilung ist immer Selbstheilung«, in: Dobos, G., Paul, A.: *Mind-Body-Medizin. Integrative Konzepte zur Ressourcenstärkung und Lebensstiländerung.* München 2019, S. 36 ff

Kord-Varkaneh, H. et al.: »The Influence of Fasting and Energy Restricting Diets on Blood Pressure in Humans: A Systematic Review and Meta-Analysis«. *High Blood Press Cardiovasc Prev* 2020;27(4):271–280. DOI: 10.1007/s40292-020-00391-0. Epub 2020 Jun 20

Kuyken, W., Warren, F.C., Taylor, R.S. et al.: »Efficacy of Mindfulness-Based Cognitive Therapy in Prevention of Depressive Relapse: An Individual

Patient Data Meta-Analysis From Randomized Trials«. *JAMA Psychiatry* 2016;73(6):565–574
Lakkireddy, D. et al.: »Effect of yoga on arrhythmia burden, anxiety, depression, and quality of life in paroxysmal atrial fibrillation: the YOGA My Heart study«. *J Am Coll Cardiol* 2013. DOI: 10.1016/j.jacc.1012.11.060
Langhorst, J. et al.: »Efficacy and safety of meditative movement therapies in fibromyalgia syndrome: a systematic review and meta-analysis of randomized controlled trials«. *Rheumatol Int* 2013;33(1):193–207. DOI: 10.1007/s00296-012-2360-1. Epub 2012 Feb 15
Lassale, C., Batty, G.D., Baghdadli, A. et al.: »Healthy dietary indices and risk of depressive outcomes: a systematic review and meta-analysis of observational studies«. *Molecular Psychiatry* 2019;24(7):965–986
Levine, P.: *Sprache ohne Worte. Wie unser Körper Trauma verarbeitet und uns in die innere Balance zurückführt.* München 2011
de Lorgeril, M. et al.: »Mediterranean alpha-linolenic acid-rich diet in secondary prevention of coronary heart disease«. *The Lancet* 1994;343(8911): 1454–1459
Macbeth, A., Gumley, E.: »Exploring compassion: A meta-analysis of the association between self-compassion and psychopathology«. *Clin Psychol Rev* 2012;32(6):545–552
Manchishi, M. et al.: »Effect of caloric restriction on depression«. *J Cell Mol Med* 2018;22(5): 2528–2535. Published online 2018 Feb 21. DOI: 10.1111/jcmm.13418
Mayer, E.A., Knight, R., Mazmanian, S.K., Cryan, J.F., Tillisch, K.: »Gut microbes and the brain: paradigm shift in neuroscience«. *J Neurosci* 2014;34(46):15490-6. DOI: 10.1523/JNEUROSCI.3299-14.2014. PMID: 25392516
Ng, Q.X., Koh, S.S.H., Chan, H.W., Ho, C.Y.X.: »Clinical Use of Curcumin in Depression: A Meta-Analysis«. *Journal of the American Medical Directors Association* 2017;18(6):503–508
Ng, Q.X. et al.: »Clinical Use of *Hypericum perforatum* (St John's Wort) in Depression: A Meta-Analysis«. *J Affect Disord* 2017;210:211–221
Parks, T.: *Die Kunst stillzusitzen. Ein Skeptiker auf der Suche nach Gesundheit und Heilung.* München 2012
Piet, J., Hougaard, E.: »The effect of mindfulness-based cognitive therapy for prevention of relapse in recurrent major depressive disorder: a systematic review and meta-analysis«. *Clin Psychol Rev* 2011;31(6):1032–1040. DOI: 10.1016/j.cpr.2011.05.002. Epub 2011 May 15
Sbarra, D.A., Smith, H.L., Mehl, M.R.: »When leaving your ex, love yourself

observational ratings of self-compassion predict the course of emotional recovery following marital separation«. *Psychol Sci* 2012;09567961 1429466

Smith, C.A., Armour, M., Lee, M.S., Wang, L.-Q., Hay, P.J.: »Affiliations expand Acupuncture for Depression«. *Cochrane Database Syst Rev* 2018;3(3):CD004046

Strauss, C., Cavanagh, K., Oliver, A., Pettman, D.: »Mindfulness-based interventions for people diagnosed with a current episode of an anxiety or depressive disorder: a meta-analysis of randomised controlled trials«. *PLoS One* 2014;9(4):e96110–e96110

Tagalidou, N., Distlberger, E., Loderer, V., Laireiter, A.-R.: »Efficacy and feasibility of a humor training for people suffering from depression, anxiety, and adjustment disorder: a randomized controlled trial«. *BMC Psychiatry* 2019;19(1):93–93

Wang, F. et al.: »The effects of qigong on anxiety, depression, and psychological well-being: a systematic review and meta-analysis«. *Evid Based Complement Alternat Med* 2013;152738

Wang, F. et al.: »The effects of tai chi on depression, anxiety, and psychological well-being: a systematic review and meta-analysis«. *Int J Behav Med* 2014;21(4):605–617

Wang, H. et al.: »Is Acupuncture Beneficial in Depression: A Meta-Analysis of 8 Randomized Controlled Trials«. *J Affect Disord* 2008;111(2–3): 125–134

Wellenzohn, S., Proyer, R.T., Ruch, W.: »Humor-based online positive psychology interventions: A randomized placebo-controlled long-term trial«. *The Journal of Positive Psychology* 2016;11(6):584–594

### 10. Sich selbst lieben lernen und gesund bleiben

Joseph, S., Sagy, S., in: Mittelmark, M.B. et al. (Hrsg.): *Positive Psychology in the Context of Salutogenesis. The Handbook of Salutogenesis* [Internet]. Cham (CH): Springer; 2017. Chapter 10. PMID: 28590639

### 11. Das 8-Wochen Programm

Benson, H.: *The wellness Book. The comprehensive Guide to maintaing health and treating Stress related illness.* Boston 1992

Brähler, C.: *Selbstmitgefühl entwickeln.* München 2018

Dobos, G., Paul, A. (Hrsg.): *Mind-Body-Medizin. Integrative Konzepte zur Ressourcenstärkung und Lebensstilveränderung.* München 2018

Roth, V., Pithan, C.: *Hilfe bei Schlafstörungen.* München 2018

Seligman, M.: *Learned Optimism: How to Change Your Mind and Your*

*Life and Authentic Happiness: Using the New Positive Psychology to Realize Your Potential for Lasting Fulfillment.* New York 1990

Zick, S.M. et al.: »Investigation of 2 Types of Self-administered Acupressure for Persistent Cancer-Related Fatigue in Breast Cancer Survivors: A Randomized Clinical Trial«. *JAMA Oncol* 2016;2(11):1470–1476. DOI: 10.1001/jamaoncol.2016.1867

Ein ausführliches Literaturverzeichnis finden Sie auf der Webseite vom Scorpio-Verlag unter https://scorpio-verlag.de/buecher/351/DiegestressteSeele.html und auf der Website des Lehrstuhls für Naturheilkunde an der Universität Duisburg-Essen: https://www.uni-due.de/naturheilkunde/

# Weitere Bücher von Gustav Dobos

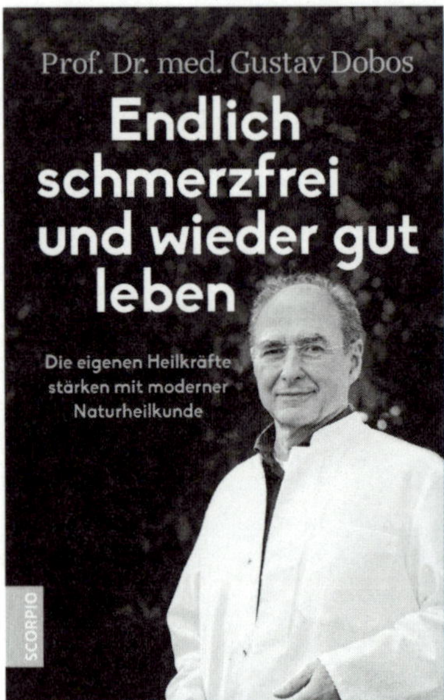


320 Seiten, gebunden, zweifarbig
ISBN 978-3-95803-169-2

Chronische Schmerzen müssen nicht sein: Prof. Gustav Dobos zeigt, wie es mithilfe der Naturheilkunde gelingen kann, die Selbstregulation des Körpers wieder zu aktivieren und chronische Schmerzen zu lindern.

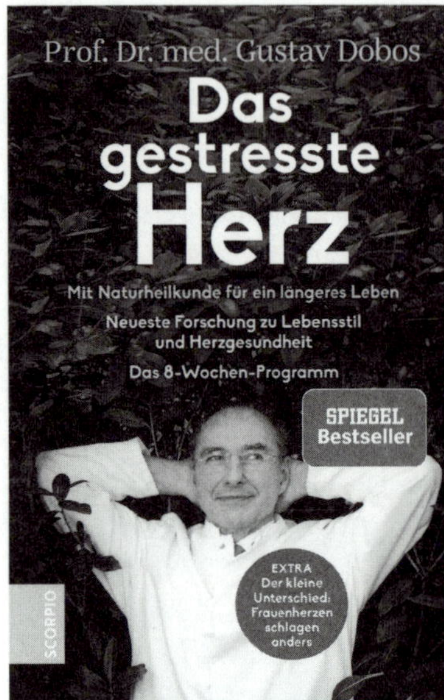


272 Seiten, gebunden, zweifarbig
ISBN 978-3-95803-233-0

Das Herz reagiert besonders sensibel auf Emotionen, Stress und Überanstrengung. Aber wir können einiges tun, um es zu schützen. Mit einem individuell anpassbaren 8-Wochen-Plan für einen gesünderen Lebensstil.

*www.scorpio-verlag.de*

**SCORPIO**